Maigrir
c'est dans
la tête

DU MÊME AUTEUR

Apprendre à Changer,
Robert Laffont, 1980.

Vivre Mince,
Robert Laffont, 1983.

Pas de Panique ! Manuel à l'usage des phobiques, des angoissés et des peureux,
Hachette, 1986.

Kilos de Plume, kilos de Plomb,
Yaich J-L, Apfeldorfer G.,
Seuil, 1988.

Je mange, donc je suis. Surpoids et troubles du comportement alimentaire,
Payot, 1991.

Traité de l'alimentation et du corps,
Flammarion, 1994.

Anorexie, boulimie, obésité,
Flammarion, 1995.

Roman :
Folie @ Trois
Odile Jacob, 1999.

Maigrir, c'est fou !
Odile Jacob, 2000.

Les Relations durables. Amoureuses, amicales et professionnelles,
Odile Jacob, 2004.

Dr GÉRARD APFELDORFER

Maigrir c'est dans *la tête*

NOUVELLE ÉDITION
REVUE ET AUGMENTÉE

Odile Jacob

Ouvrage proposé par le Dr Jacques Fricker

15, rue Soufflot, 75005 Paris

www.odilejacob.fr

ISBN 2-7381-1463-6

Quelques années après la première parution de *Maigrir, c'est dans la tête*, je constate que certains aspects de ma pratique ont passablement évolué, ce qui m'a conduit à réviser cet ouvrage.

La meilleure façon de manger avec modération est sans doute de manger lorsqu'on a faim, de s'abstenir de manger quand on n'a pas faim, de s'arrêter de manger dès qu'on est modérément rassasié.

Cela peut paraître simpliste. Pourtant de telles idées sont aux antipodes de tout ce qu'on conseille habituellement aux personnes qui désirent perdre du poids.

Je remercie les médecins, psychologues et diététiciens qui, militant au sein du Groupe de réflexion sur l'obésité et le surpoids (ou GROS), ont permis à ces idées de mûrir. Je remercie tout particulièrement le docteur Jean-Philippe Zermati, promoteur de ces concepts.

Sommaire

Préface

Ce livre a pour vocation d'être un manuel. C'est-à-dire un ouvrage qu'on commence par parcourir, en zigzag, puis dont on approfondit certains chapitres. On l'abandonne parfois, mais c'est pour mieux le reprendre plus tard. On surligne des passages, on griffonne dans les marges, on y colle des post-it, on exprime ses accords et ses désaccords, en somme on dialogue avec le texte.

Certaines pages donnent matière à réflexion. On se pose des questions. D'autres pages apportent des réponses et on regrette de les avoir négligées à la première lecture. À moins, peut-être, qu'à ce moment-là, on n'ait pas été prêt à les prendre en considération...

Le livre comporte aussi des conseils pratiques, des exercices à faire. On s'y essaie et parfois, ô surprise, cela fonctionne. Du coup, ses attitudes vis-à-vis de la nourriture, des autres, de soi-même s'en trouvent bouleversées. Renversement de perspective : maigrir n'est pas ce qu'on croyait, maigrir ne se passe pas de la façon dont on croyait...

D'autres fois, les exercices se révèlent impossibles à faire : c'est donc qu'on s'est trompé de chapitre, qu'on n'est pas à la bonne page, celle qui va permettre d'avancer. Il faut donc reprendre les choses, fouiller, farfouiller.

Parfois, la lecture, des tentatives de mise en pratique, font prendre conscience qu'on ne s'en sortira pas tout seul, qu'il convient de consulter un professionnel qui saura aider à franchir les embûches.

Il arrive aussi que ce soit le médecin, le diététicien qui prescrive ce livre : lisez d'abord cela, nous en reparlerons ensuite, disent-ils à leur patient. Et, de fait, le dialogue s'établit ensuite sur d'autres bases. Le patient, la patiente, comprend que son désir d'amaigrissement n'a peut-être pas de réponse aussi simple qu'il ou elle le pensait au départ, que le chemin sera plus long et plus difficile que prévu. Voilà qui permet souvent de ne pas s'engager dans de douloureuses impasses, dont il faudra ensuite du temps pour se sortir.

Tout cela, ce n'est pas moi qui le prétends, mais ce que m'en ont dit les lecteurs, ceux en tout cas qui m'ont écrit, ou avec qui j'ai eu l'occasion de m'entretenir lors de forums et de conférences. C'est aussi ce que m'en disent certains confrères médecins, diététiciens, psychologues, que je rencontre lors de réunions professionnelles.

J'en suis ravi. Puisse ce livre vous aider vous aussi à trouver votre chemin !

Introduction

Vous qui désirez tant maigrir, vous qui y aspirez depuis si longtemps sans jamais y parvenir, vous qui passez votre temps à perdre et à reprendre du poids, acceptez de regarder la vérité en face : pour devenir mince, perdre des kilos ne suffit pas.

Si tel était le cas, tout se résumerait à une simple affaire de diététique. On parviendrait à mincir en suivant un régime, en éliminant temporairement ces aliments diaboliques et tentateurs que sont les gâteaux, le chocolat ou les pommes de terre frites. Une fois mince, les portes, jusque-là restées closes, de la vraie vie, s'ouvriraient, et on pourrait alors réaliser ses désirs, mettre en pratique des rêves longtemps chéris, qu'on osait à peine s'avouer à soi-même.

D'où vient que les choses se passent fort rarement ainsi ? Pourquoi la plupart, mis en joie par les premiers kilos perdus, se dépêchent-ils de fêter cette réussite en faisant bombance, annulant ainsi les résultats des efforts précédents ? Pourquoi les plus tenaces, celles et ceux qui parviennent, à force de dures privations, à perdre la plus grande partie de leur surpoids – quoique appréciant infiniment le fait d'être enfin minces – ressentent-ils une pénible impression de déception, un sentiment de mal-être, des angoisses toutes neuves ? Pourquoi tant d'entre eux ont-ils tout à coup envie de tout abandonner, de se noyer à nouveau dans un océan de nourriture ?

Il est clair aujourd'hui que les méthodes amaigrissantes classiques sont, quand on les considère sur plusieurs années, une énorme déception. On estime habituellement que 75 à 95 % des personnes – les statistiques en la matière sont bien incertaines... – qui s'essaient à maigrir n'y parviennent pas durablement : la plupart abandonnent en cours de route, et celles qui parviennent jusqu'au poids qu'elles se sont fixé reprennent leurs kilos dans les mois ou les années qui suivent.

Il me semble que tout cela provient d'un formidable malentendu. L'idée selon laquelle on devient mince simplement en perdant des kilos est une fausse évidence, qui procède d'une vision étriquée et réductionniste du problème. Un gros qui perd des kilos ne devient pas un mince pour autant, mais, au mieux, ce qu'on nomme un « obèse maigre ». Bien que le corps se soit aminci, les problèmes subsistent : l'obèse maigre, qui n'a pas intériorisé son amaigrissement, persiste à vivre son corps comme gros, se sent comme dans un corps d'emprunt. Manger continue à être une difficulté de tous les instants, les relations avec autrui et avec soi-même sont des plus problématiques. En fait, l'état d'obèse mince est tout aussi inconfortable que celui d'obèse gros. On peut même dire que, d'une certaine façon, il l'est davantage : au moins, quand on est gros, on sait pourquoi on est malheureux et on peut entretenir l'espoir qu'en maigrissant, tout s'arrangera...

Devenir une personne mince, ce n'est donc pas seulement peser le poids que définissent les tables en fonction de sa taille et de l'épaisseur de son squelette, c'est aussi vivre son corps autrement, tisser de nouvelles relations avec ses semblables, avec soi-même. Devenir une personne mince, c'est sans aucun doute changer en profondeur, évoluer, grandir, mûrir.

Dans la suite de ce livre, je ferai donc cette distinction, fondamentale, entre « perdre des kilos » et « devenir mince ».

On l'aura compris, ce livre est destiné à vous accompagner dans cette transformation essentielle, cette mutation qui consiste, pour un gros, une grosse, à devenir un ou une mince ; la perte des kilos n'est que l'aspect visible de cette évolution, la partie émergée de l'iceberg.

Il s'agit d'un long périple, d'une formidable aventure : l'accès à la minceur est barré par une porte comportant sept serrures. Sept Clefs seront donc nécessaires avant que la porte ne s'ouvre :

• *La Clef de la décision de devenir mince.* La première Clef est destinée à vous permettre de mettre au clair votre décision de devenir une personne mince. Le fait que vous vouliez maigrir vous paraît peut-être comme allant de soi : est-il seulement imaginable qu'on puisse être gros et qu'on veuille le rester ? Bien sûr, la majorité des personnes en surpoids souhaitent maigrir. Mais pour qui, pour quoi ? Comment prennent-elles leur décision ? Ont-elles bien mesuré ce qu'implique la décision de se lancer dans cette aventure, ou bien ne font-elles que s'illusionner sur la difficulté de la tâche et leurs chances de réussite ? Préciser ces réponses est nécessaire pour avoir quelque chance d'aboutir.

• *La Clef du comportement alimentaire.* Une fois la décision prise, il convient de considérer en détail la façon dont on se nourrit. Le principal obstacle sur lequel butent les aspirants à la minceur est leur incapacité à modifier durablement leurs comportements alimentaires. On veut ne pas manger, et on se retrouve à manger malgré tout, malgré soi, sans trop savoir comment on en est arrivé là. La Clef du comportement alimentaire s'avère pour la plupart d'entre vous une étape incontournable, qui devrait permettre d'identifier les obstacles qui parsèment votre route. Ces embûches peuvent être de plusieurs ordres : il s'agit parfois d'une restriction alimentaire trop sévère, qui déclenche des frénésies boulimiques en retour, instituant un cercle vicieux. Dans d'autres cas, les éléments déterminants sont d'ordre psychologique.

• *La Clef de la modération.* Elle vise à installer de nouvelles façons de manger, à modérer ses appétits sans pour autant renoncer aux aliments qu'on aime.

• *La Clef de la nutrition.* Elle permet de mincir sans nuire à sa santé.

• *La Clef de l'existence de soi.* Il est fréquent qu'on ne soit pas d'emblée apte à manger de tout un peu, que faire son deuil de certaines nourritures soit au-dessus de ses forces. Car, bien souvent, on ne mange pas simplement pour satisfaire ses besoins corporels. Avaler de la nourriture est pour certains une façon de faire face à des émotions qui les débordent, des situations qu'ils ne se sentent pas capables de maîtriser. La nourriture peut aussi être un refuge, la dernière satisfaction qui reste dans un monde hostile, étranger à soi-même. Ce peut être encore un moyen d'oublier à quel point on est fâché avec soi-même. Ou bien, enfin, certaines personnes se révèlent-elles incapables de supporter tout ce qui a un caractère contraignant, obligé, et passent-elles leur temps à désobéir à leurs propres règles. Devenir une personne mince nécessite donc de profondes transformations.

• *La Clef du corps.* Lorsqu'on mincit, le corps devient autre. Cette métamorphose d'un corps dont on s'est coupé, qu'on en est arrivé à haïr, n'est pas sans poser des problèmes. Il vous faudra sans doute renouer avec votre corps, l'habiter. Votre aspect extérieur se modifiant, les autres se comporteront avec vous différemment. C'est bien là ce que vous souhaitiez, mais il est très possible que vous soyez conduit à constater que c'est en même temps une chose des plus désarçonnantes. À cela aussi, il faut se préparer.

• *La Clef de la vie.* Le long labeur qui consistait à débloquer ces serrures grippées au moyen des Clefs adéquates est en route. Plus à l'écoute de vous-même et de votre corps, ayant compris beaucoup de choses à propos de vous-même, vous avez alors profondément changé. Vous êtes prêt à perdre vos kilos superflus, et vous les perdez. Pouvez-vous considérer qu'il ne vous reste plus qu'à savourer votre réussite ? En partie seulement. Car vous devez vous souvenir que rien, jamais, n'est définitivement gagné. C'est là l'objectif de la Clef de la vie : mincir est bien, rester mince et profiter de ce bonheur est mieux.

La Clef de la décision de *devenir mince*

Être gros crée déjà bien des problèmes sans qu'il soit besoin d'y ajouter le désagrément de se trouver sempiternellement en situation d'échec. Car devenir une personne mince est une tâche des plus rudes, un travail de longue haleine ; tenter de maigrir et n'y point parvenir, ou bien maigrir et regrossir tout de suite après, sont des épreuves dont on a le plus souvent du mal à se remettre : on est alors confronté à sa propre impuissance, son incapacité à mener à bien quelque chose qu'on estime être primordial. Le monde entier clame autour de vous que, si vous êtes gros, c'est que vous êtes faible, veule, sans volonté, que vous vous complaisez dans votre graisse, que vous payez là votre péché de gourmandise (un des sept péchés capitaux...). Vous n'auriez donc que ce que vous méritez.

L'échec de vos efforts d'amaigrissement est la preuve tangible du bien-fondé de ce discours, si bien qu'à chaque tentative qui avorte, vous êtes confortés un peu plus dans cette idée : vous êtes faible, incapable, un être sans valeur. Chaque bouchée que vous mangez vous conduit alors à vous déprécier, vous détester un peu plus. Comme vous vous haïssez chaque jour davantage, la satisfaction que vous procure la nourriture devient de plus en plus irremplaçable, seul plaisir qui vous reste, seul moment d'oubli de votre détestation de vous-même, de vos échecs.

On sait aussi que s'imposer des privations alimentaires excessives et faire des régimes plus ou moins bien conduits sont, à la longue, néfastes à la santé. Maigrir et regrossir sans discontinuer ne sont pas non plus ce qu'on peut faire de mieux et l'effet sur l'organisme de ce poids en yoyo est sans doute plus préjudiciable que le fait d'être gros et de le rester...

Mieux vaut donc, tant du point de vue physique que psychologique, ne pas maigrir que tenter de maigrir et échouer. La Clef de la décision de devenir mince est destinée à éclaircir vos motivations, mesurer vos attentes, évaluer vos chances de succès.

AVEZ-VOUS RAISON DE VOUS TROUVER TROP GROS ?

Ainsi qu'aurait pu le dire Monsieur de La Palice, seuls ceux qui sont gros peuvent améliorer leur état de santé en maigrissant. Médecins et statisticiens définissent un *poids idéal*, censé vous mettre sur orbite pour une vie longue et exempte de maladies de pléthore et vous procurer un état de santé optimal. Diverses tables établies par des compagnies d'assurances indiquent le poids idéal pour une taille donnée, avec des facteurs correctifs selon que vous avez un squelette fin ou épais ; le poids idéal peut aussi se calculer au moyen d'une formule mathématique, la formule de Lorentz. Peut-être encore entendrez-vous votre médecin parler d'indice de masse corporelle (IMC), ou, s'il est anglophile, de BMI, pour *Body Mass Index*.

En fait, tout cela est beaucoup moins précis qu'il n'y paraît. À titre d'exemple, une personne de sexe féminin – appelons-la Étiennette – mesurant 1,70 m a un poids idéal de 68,5 kg selon les tables de la compagnie Metropolitan de 1983 (soit un IMC de 23,7), de 60 kg selon la formule de Lorentz (soit un IMC de 20,7). Or l'IMC optimum du point de vue santé est, pour les femmes, de 22,4 ; dans cette perspective, Étiennette devrait donc peser idéalement 64,7 kg...

On parle d'obésité moyenne pour un surpoids de 120 % (dans notre exemple, 72 kg), d'obésité massive à partir de 140 % (84 kg...), de super-obésité si le surpoids est supérieur à 200 % (pour Étiennette, 120 kg). Si on se réfère à l'indice de masse corporelle, les médecins estiment que le risque pour la santé devient important à partir d'un indice de 30 (soit, pour Étiennette, 86,7 kg), et on parle d'obésité morbide pour un IMC supérieur à 35 (101 kg, toujours pour Étiennette). Tout cela se réfère pour l'essentiel à l'individu jeune, car le poids ayant tendance à s'élever avec l'âge pour la majeure partie de la population, divers facteurs correctifs sont à introduire selon la classe d'âge...

Ces imprécisions ont conduit les médecins à développer diverses techniques de mesure afin de déterminer si, pour une personne donnée, il y a véritablement lieu de maigrir, et de combien. On sait aujourd'hui mesurer la composition corporelle, préciser le pourcentage de masse grasse, localiser précisément les excès de graisse grâce à des techniques sophistiquées (et coûteuses) tels la résonance magnétique nucléaire, l'échographie, le scanner ou l'impédancemétrie.

Retenons de tout cela que les notions de poids idéal et d'indice de masse corporelle ne fournissent que des indications générales, à adapter à la situation de chacun. Il est clair qu'Étiennette, si elle pèse plus de 80 kg, a sans doute intérêt à maigrir, d'un point de vue strictement médical. On ne saurait toutefois dire précisément à quel poids elle devrait se stabiliser, toujours d'un strict point de vue médical : sans doute

en dessous de 70, sans toutefois descendre à moins de 60.
Tout se complique encore lorsqu'on considère, non plus les aspects médicaux du problème, mais aussi l'esthétique corporelle. La plupart des médecins s'y refusent, considérant que leur travail consiste à aider leurs patients à préserver leur santé ou à la rétablir, et non pas à devenir plus beaux. Mais si, en fait, c'est justement parce qu'ils ne se trouvent pas beaux que les gens gros sont malheureux? Et si ce qu'ils désirent avant tout, c'est, faute d'être beau ou belle, cesser au moins d'être un objet de répulsion pour leurs congénères? La beauté ne répond pas à des impératifs pondéraux, mais plutôt à des impératifs de silhouette. Et l'aspiration à la beauté est sans doute encore plus difficile à satisfaire que l'aspiration à la minceur.
Il est clair que les standards actuels de beauté sont plus exigeants que les standards médicaux. Si les médecins ne trouvent rien à redire face à une Étiennette avoisinant les 70 kg, il y a fort à parier que l'intéressée souhaiterait, quant à elle, peser plutôt entre 55 et 60 kg. Non seulement cela, mais aussi affiner ses cuisses et ses fesses sans pour autant décharner le haut de son corps... La quadrature du cercle. Mais nous en reparlerons.

CE QUE VOUS ATTENDEZ DE VOTRE AMAIGRISSEMENT

Les motivations qui poussent à maigrir sont généralement multiples. L'important n'est pas d'en avoir de nombreuses, mais d'en avoir de solides.

Amélioration de l'état de santé

Si vous souffrez de diabète ou de goutte, si votre médecin a décelé un cœur en mauvais état, si votre tension est nettement trop élevée et que cela entraîne des maux de tête ou des bourdonnements d'oreille, si votre colonne vertébrale, les articulations de vos hanches ou de vos genoux, trop sollicitées, vous font souffrir, si votre surpoids entraîne des difficultés respiratoires et une mauvaise oxygénation sanguine, si tels sont vos motifs de perdre du poids, ils paraissent *a priori* fort raisonnables. Maigrir devrait avoir des effets immédiats et sensibles sur votre santé.
Mais peut-être ne souffrez-vous de rien pour le moment. Toutefois, votre médecin vous annonce que votre taux de cholestérol est trop élevé, ou que votre glycémie dépasse la normale et que vous risquez un jour de vous réveiller diabétique. Ou encore que votre taux

d'acide urique est bien trop haut et que la goutte et les calculs rénaux ou biliaires vous guettent, ou encore que votre tension artérielle atteint des sommets, ce qui n'est pas trop bon pour votre cœur et vos vaisseaux. Le diabète, l'hypertension artérielle, les troubles du cholestérol, tous ces facteurs augmentent le risque qu'un jour, une de vos artères se bouche et que vous fassiez par exemple un infarctus du myocarde ou un accident vasculaire cérébral. Il faut aussi compter avec la possibilité d'une opération chirurgicale : les personnes en surpoids courent un risque opératoire plus grand que les personnes minces. Vous n'êtes pas actuellement malade, mais il est probable que, si vous parveniez à maigrir et à ne pas regrossir, cela augmenterait vos chances de rester plus longtemps en bonne santé.
Il se peut aussi que votre examen clinique et que vos examens biologiques soient parfaitement normaux : vous êtes donc en bonne santé. Néanmoins votre médecin (ou votre assureur, ou votre concierge), arguant de statistiques bien établies qui prouvent que les gros vivent moins longtemps que les maigres, vous conseille de vous transformer en maigre afin d'avoir les statistiques avec vous.

En fait, les choses sont plus nuancées.
• *Il faut tout d'abord tenir compte de votre âge :* plus vous êtes jeune et plus maigrir sans regrossir est bon pour votre santé. Mais si vous avez plus de 65 ans, maigrir risque au contraire de nuire à votre santé : le problème, lorsqu'on avance en âge, est la plupart du temps de conserver un bon appétit, de ne pas déséquilibrer ses repas, pour ne pas souffrir de carences et risquer de dépérir. Mieux vaut, à cet âge, conserver ses kilos et manger ce que l'on aime.
• *Le second point à prendre en considération est votre type d'obésité.* On distingue les obésités gynoïdes et les obésités androïdes. Dans les obésités gynoïdes, les graisses sont surtout localisées au niveau des seins, du bas du ventre, des hanches, des fesses et des cuisses. La cellulite, qui est une graisse du tissu sous-cutané donnant l'aspect d'une peau d'orange, est un des aspects que peuvent prendre les obésités gynoïdes. Les obésités gynoïdes, comme leur nom l'indique (le préfixe gyné signifie féminin), sont plus fréquentes chez les femmes. Les obésités androïdes concernent le haut du ventre, le thorax, les épaules et les bras et sont plus fréquentes chez les hommes. L'obésité androïde est la plus préjudiciable à la santé, parce qu'elle révèle la présence d'une grande quantité de graisses profondes, proches du foie et de la circulation sanguine. L'obésité gynoïde est bien moins nocive pour la santé et, concernant la cellulite, le préjudice est de nature essentiellement esthétique.
• *Enfin, il faut aussi tenir compte de vos antécédents :* si vos parents sont gros, sont décédés jeunes ou sont gravement malades du fait de leur obésité, maigrir est une façon de ne pas les suivre sur ce chemin. Inversement, si vous avez des parents âgés et en parfaite santé, quoique gros, il n'y a pas lieu de s'inquiéter outre mesure.

Le corps médical fait souvent du zèle, question obésité, poussant à maigrir des gens pour qui ce n'est pas forcément le bon choix. Lorsqu'on est gros et en bonne santé, il convient de se rappeler que, s'il est scientifiquement démontré que les individus obèses vivent moins longtemps que les individus de poids normal, il n'est pas prouvé que les individus en surpoids ont forcément intérêt à faire des régimes amaigrissants.

Peut-être êtes-vous surpris par une telle affirmation. Mais, songez-y : la majorité des personnes qui cherchent à perdre du poids, soit ne parviennent pas à maigrir, soit regrossissent après avoir maigri. Et, je l'ai déjà dit, passer son temps à maigrir et regrossir est encore plus mauvais pour l'état de santé que rester gros ; du point de vue psychologique, ces échecs répétés ont un effet désastreux, conduisant à se dévaloriser, à douter de soi, à déprimer.

> VOULOIR AMÉLIORER SON ÉTAT DE SANTÉ OU SON ESPÉRANCE DE VIE est le plus souvent un motif légitime et motivant pour maigrir.
>
> MAIS ÉCHOUER RÉGULIÈREMENT dans ses efforts d'amaigrissement, perdre et reprendre du poids, sont mauvais pour la santé et destructeurs pour le moral.
>
> MIEUX VAUT NE PAS MAIGRIR que sempiternellement maigrir et regrossir.
>
> C'EST EN ÉVOLUANT EN PERSONNE MINCE, et non en perdant temporairement des kilos, qu'on améliorera véritablement sa santé.

Que vous ayez une affection avérée, ou des examens biologiques anormaux, ou simplement conscience qu'être gros diminue votre espérance de vie ne signifie pas pour autant que maigrir soit la meilleure des stratégies. Tel est le but de notre première Clef, la Clef de la décision de devenir mince : vous aider à déterminer si, dans votre cas particulier et à ce moment particulier de votre vie, maigrir est véritablement la chose à faire.

Amélioration du bien-être physique

Vous vous sentez lourd, pataud. Certains mouvements, que la plupart des gens font sans y penser, sont difficiles pour vous, voire impossibles : croiser les jambes, les bras, se pencher à droite ou à gauche, se baisser pour enfiler une paire de chaussures ou nouer ses lacets, s'accroupir, se gratter le dos. Marcher, monter un escalier, *a fortiori* sauter ou courir nécessitent des efforts disproportionnés. Votre colonne vertébrale, vos articulations de hanches, des genoux et des chevilles peinent ; elles sont fragilisées par l'effort permanent qui leur est demandé, et sont le siège de douleurs. Vos muscles ne suffisent pas à compenser votre excès de masse, si bien que, par exemple dans les transports en commun, vous avez tendance à perdre l'équilibre. Vous transpirez au moindre effort ; votre peau forme des bourrelets, siège de frottements pénibles, d'irritations cutanées.

Maigrir, à n'en pas douter, améliorerait votre bien-être physique. Mettons malgré tout un bémol à votre enthousiasme et rappelons qu'il est fréquent que l'excès de graisse aille de pair avec une insuffisance de muscles. Il y a plusieurs raisons à cela : tout d'abord, le fait d'être gros rend l'exercice physique particulièrement déplaisant, et bien des personnes en surpoids mènent une vie des plus statiques. Ensuite, la pratique de régimes amaigrissants déséquilibrés et carencés en protéines, vitamines et en sels minéraux, de même qu'une alimentation anarchique faite de périodes de jeûne entrecoupées d'excès, tout cela provoque une déperdition de la masse maigre, c'est-à-dire surtout de muscles.

Si tel est votre cas, sachez que si perdre des kilos, incontestablement, allégera votre charge, vous risquez, si vous vous en tenez là, d'évoluer en maigre mou. Certes vous serez plus léger, mais vous serez sans énergie, sans vitalité. Est-ce vraiment cela dont vous avez envie ? Perdre des kilos ne suffit pas pour devenir une personne mince. La sixième Clef, la Clef du corps, est indispensable pour ouvrir la porte du bien-être physique.

> MAIGRIR (ET NE PAS REGROSSIR) améliore le confort physique.
>
> MAIS POUR RESSENTIR UN BIEN-ÊTRE PHYSIQUE, maigrir ne suffit pas : il est aussi souvent nécessaire de fortifier ses muscles.

Amélioration de l'esthétique

Votre objectif n'est peut-être pas seulement de vous sentir à l'aise dans votre corps, mais aussi d'en améliorer l'esthétique. Vous rêvez d'être de ces personnes qui ont du chic, du chien, une sorte d'élégance naturelle, qu'un rien habille et met en valeur. Il s'agit certes de plaire aux autres, de les séduire, mais c'est avant tout à soi-même qu'on souhaite plaire. Se sentir beau ou belle permet de s'aimer davantage. Pour les femmes, la beauté est encore plus importante que pour les hommes car elle constitue un des aspects essentiels de la féminité : une femme qui se trouve belle se sentira d'autant plus féminine.

Or l'esthétique corporelle est loin d'être une simple affaire de kilos. Il existe des femmes rondes, grasses, crémeuses, perçues comme belles et séduisantes. À l'inverse, vous connaissez à n'en pas douter des personnes, non pas minces, mais maigres, osseuses, des femmes sans une once de féminité, des hommes secs, sans charme. Perdre des kilos ne vous conférera pas automatiquement le galbe et la tonicité souhaités. D'autres Clefs vous seront nécessaires, en particulier la Clef du Corps.

Ce qui fait dire d'une personne qu'elle est belle, séduisante, c'est aussi, c'est sans doute, surtout, une certaine façon de se mouvoir, d'être à l'aise dans son corps, quelque chose dans le regard. Ce qui est en jeu, c'est la relation qu'on entretient avec soi-même, sa façon de s'affirmer face aux autres. Nous aborderons ces aspects avec la Clef de l'existence de soi.

> MAIGRIR PERMET d'être plus conforme aux critères esthétiques de notre époque.
>
> MAIGRIR NE SUFFIT CEPENDANT PAS POUR ÊTRE BELLE OU BEAU : il est aussi souvent nécessaire de tonifier son corps.
>
> MAIGRIR NE SUFFIT PAS POUR ÊTRE SÉDUISANT : séduire implique diverses transformations d'ordre psychologique.

Être comme tout le monde

Vous êtes gros ou grosse. Cette anormalité est visible et on ne se prive pas de vous le faire savoir. Vous dérangez. Dans les lieux publics, vous vous sentez épié, scruté, jaugé, jugé. Vous ne pouvez pas manger en société de façon naturelle et normale : que vous mangiez de bon appétit et on juge autour de vous qu'il n'est guère étonnant que vous soyez gros, avec tout ce que vous dévorez ; que vous vous priviez et l'on s'étonne que vous ne maigrissiez pas. Vos amis, vos collègues vous font sentir que votre surpoids est non seulement un handicap, mais une faute, un aveu de faiblesse de votre part. De nombreux amis bien intentionnés vous conseillent de maigrir, vous citent en exemple telle ou telle personne, voire eux-mêmes, qui sont parvenus à perdre leur surpoids en partie ou en totalité. On vous donne sans cesse des conseils : il vous faudrait manger ceci et non cela, suivre tel régime, prendre tel ou tel médicament, faire telle ou telle cure, aller voir tel ou tel faiseur de miracles. Bref, votre surpoids n'est en aucune façon une souffrance privée, mais un fait public, abondamment commenté.

L'impression que vous avez d'être la victime d'un rejet social n'est aucunement le fruit de votre imagination. Différentes études psychosociologiques récentes, conduites par des psychologues américains, ont permis d'objectiver le rejet dont les obèses, et en particulier les femmes obèses, sont l'objet. Les résultats de ces enquêtes ont montré que les personnes grosses de sexe féminin sont jugées globalement moins intelligentes, plus solitaires, assoiffées d'affection et dépendantes des autres. Elles font régulièrement l'objet d'une discrimination et d'un jugement négatif lors d'examens oraux, lorsqu'elles postulent pour un emploi, ou même lorsqu'elles doivent passer devant un tribunal. Des réticences existent lorsqu'il s'agit de nouer des relations amicales. La minceur étant, sous nos climats, assimilée à un signe de beauté et de féminité, les femmes en surpoids sont jugées moins belles et moins féminines. On comprend que, dans ces conditions, l'obésité représente un handicap – non insurmontable, mais un handicap malgré tout – à l'établissement de relations amoureuses.

Le phénomène de rejet semble bien moins marqué en ce qui concerne les hommes gros. Mais il n'est pas sûr que cette différence ne soit pas en train de s'effacer : déjà, dans le monde professionnel, le surpoids est considéré comme le signe d'un laisser-aller, d'un manque de volonté et de dynamisme, au point qu'il constitue un handicap de plus en plus important dans la recherche d'un emploi.

> ÊTRE GROS représente un désavantage très réel sur le plan social.
>
> AMÉLIORER SA SILHOUETTE peut s'avérer un atout décisif, tant dans la vie privée que dans la vie professionnelle.
>
> MAIS ÊTRE COMME TOUT LE MONDE ne saurait constituer un but en soi.

Plaire, séduire, être aimé

Il est logique que vous aspiriez à mincir, à devenir comme tout un chacun. Mais est-ce bien là ce que vous désirez ? Souhaitez-vous vraiment devenir mince pour passer inaperçu, vous fondre dans la foule, devenir une personne au physique anonyme au milieu d'autres personnes au physique tout aussi anonyme ? Ou bien ce à quoi vous aspirez, n'est-ce pas vous banaliser, mais au contraire plaire, séduire ? Comme nous le verrons dans un prochain chapitre, les deux choses sont fondamentalement différentes.
Lorsqu'une personne en surpoids maigrit, dans un premier temps, son entourage l'approuve et la félicite. On lui dit qu'elle devient plus belle, plus attrayante. Mais une fois le tour de taille stabilisé, les gens s'habituent à cette nouvelle conformation. Elle n'est alors plus qu'une personne ordinaire, mince certes, mais cela n'est guère original. Bien des personnes qui ont maigri vivent fort mal cette banalisation, si mal qu'elles dépriment et finissent par reprendre du poids. La vérité est que ces personnes ne veulent pas « être comme tout le monde », mais, tout au contraire, qu'elles ont besoin qu'on les remarque et, si possible, qu'on les aime.
Bien des gens en surpoids ont tendance à penser que le fait de mincir fera automatiquement d'eux des êtres fêtés et adulés. Les prétendants se presseront en nombre, les offres d'emploi, les promotions ne manqueront pas. Rien ne pourra leur être refusé. Rappelons à ces enthousiastes que le monde est plein de personnes minces et sans la moindre séduction, de personnes minces et timides, empruntées, solitaires, de personnes minces et ne réussissant pas à faire grand-chose de leur vie. Maigrir ne saurait suffire à résoudre la totalité des difficultés de l'existence. Disons aussi un mot de la séduction. Nous verrons dans la suite du livre que séduire n'est que partiellement une affaire d'apparence. Il est en fait peu probable que perdre des kilos suffise à faire de vous un séducteur ou une séductrice. Une évolution psychologique est nécessaire afin que vous soyez en mesure de réussir votre vie sentimentale.
Si vous avez des difficultés de relation dans votre travail ou avec vos amis, maigrir ne les annulera pas comme par magie. Si vous ne savez pas comment vous y prendre pour séduire une personne du sexe opposé, maigrir ne vous transformera pas spontanément en Lovelace. Si vous ne vous aimez guère, il

y a fort à parier que la satisfaction d'avoir réussi à maigrir n'améliorera l'estime que vous vous portez que de façon toute temporaire. Maigrir ne permet pas de réussir automatiquement aux examens, n'ajoute pas de compétence particulière à vos talents professionnels, ne fait pas gagner au Loto, ne rend pas votre cadre de vie plus beau ou plus confortable, ne fait pas forcément revenir les époux volages, ne rajeunit pas, ne gomme pas les erreurs passées, ne permet pas à lui tout seul de recommencer une nouvelle vie.

La vérité est que le surpoids n'est sans doute qu'un élément de vos problèmes et n'en constitue pas la totalité. Reportez-vous à la Clef de l'existence de soi.

Gagner sa propre estime et s'aimer davantage

Comment peut-on avoir de l'estime pour soi-même, s'aimer un tant soit peu, alors qu'on se sent laid et sans grâce, perpétuellement soupçonné du péché de gourmandise, de passivité, de manque de volonté ? Vous pensez qu'ayant minci, il vous sera plus facile de vous aimer et de vous estimer.

Faisons une fois de plus la différence entre perdre des kilos et devenir mince. En règle générale, perdre du poids ne suffit pas pour qu'on s'aime et qu'on s'estime davantage. On est certes fier d'avoir réussi la prouesse qui consiste à perdre tous ces kilos, mais la vie se charge rapidement de vous faire prendre conscience que rien n'a véritablement changé. Il arrive parfois qu'une personne ayant maigri rapidement ait l'impression de vivre un mensonge : elle se sent comme un gros qui se serait déguisé en mince. Elle perçoit qu'au-dedans d'elle-même, rien de fondamental n'a bougé.

Se fixer un objectif plus ambitieux que celui de seulement perdre des kilos, viser à devenir mince aussi à l'intérieur de soi modifient radicalement les perspectives. Ce travail sur soi-même pourrait bien être en effet quelque chose comme un voyage initiatique, l'occasion d'évoluer dans un sens favorable. Précisons toutefois qu'il se pourrait bien que, comme tous les voyages initiatiques, il soit parsemé de surprises. Les qualités qui, chez vous, demandent à être développées ne sont peut-être pas celles que vous croyez. Volonté, détermination, discipline, dites-vous ? Et si tel n'était pas le problème ?

Se purifier ou se punir

Vous concevez l'amaigrissement comme une épreuve, l'occasion de prouver votre détermination. Vous serez ainsi obligé de faire preuve de constance, de discipline.

Vous vous sentez impuissant, faible, dépourvu de volonté, mais vous pensez que si vous parvenez à maigrir, plus rien ne sera jamais comme avant. Vous aurez donné la preuve que vous êtes capable d'accomplir quelque chose de grand, d'admirable. Le long voyage initiatique de l'amincissement transformera votre corps, mais aussi votre mental. Maigrir, pensez-vous, vous endurcira, vous ouvrira toutes les portes, vous rendra capable de relever tous les défis.

Il est clair pour vous que maigrir consiste à résister à sa faim, à être capable de la dominer, à cesser d'être l'esclave de son corps. Peu à peu, pensez-vous, se forgera une volonté sans faille, qui devrait vous rendre capable de soulever des montagnes. Dans le même temps, votre esprit, se dégageant de la gangue des besoins corporels, se purifiera, se mettra à briller d'une flamme intense.

Mais peut-être y a-t-il aussi derrière tout cela une recherche de punition : cette passivité, cette faiblesse, ces divers excès alimentaires sont autant de preuves de votre veulerie, de votre ignominie. N'oublions pas, tout de même, que la gourmandise est l'un des sept péchés capitaux. Les privations que vous comptez bien vous infliger durant votre amaigrissement seront donc une forme de pénitence. Maigrir sera une façon de vous laver de vos péchés, alimentaires ou autres.

Ces désirs de rédemption et de purification sont monnaie courante chez les personnes qui tentent de maigrir. Lorsqu'il s'agit de personnes en surpoids, on n'y trouve habituellement rien à redire. Mais lorsqu'il s'agit de personnes de poids normal ou de personnes déjà très maigres, on s'affole et on parle d'anorexie mentale ou de boulimie. On peut aussi voir là la raison du succès des régimes privatifs, qui interdisent toutes les bonnes choses et les remplacent par des nourritures insipides et monotones : des légumes à l'eau, des bouillies de céréales que les populations du tiers-monde mangent faute de mieux, des liquides nutritifs vendus à prix d'or en pharmacie et dont ne voudrait aucun cosmonaute, des biscuits étouffe-chrétien que même un chien refuserait...

Je consacre une partie importante de ce livre à montrer que cette conception des choses est une erreur tragique : ce dont a besoin la personne en surpoids – de même d'ailleurs que la personne anorexique ou boulimique – n'est pas de se débarrasser d'on ne sait quelles scories intérieures, de faire le vide, mais tout au contraire d'acquérir de la substance à l'intérieur de soi. C'est en prenant conscience de sa richesse intérieure, en la développant, qu'on réduit le besoin de se remplir de nourriture, et non pas en rigidifiant sa volonté.

Être maître de son alimentation et de son poids

Certes, c'est peu de dire que votre surpoids est une gêne pour vous. Mais ce qui vous navre encore plus est l'impression de n'avoir aucun contrôle sur votre alimentation et votre poids. Vous décidez de ne pas manger et, brusquement, vous prenez conscience qu'une fois de plus, vous avez cédé à vos pulsions. Vous décidez de maigrir et vous faites le contraire. Vous avez l'impression que, parfois, vous cessez d'être vous-même, basculez dans un état second. Sous d'autres climats, on dirait

que vous êtes comme possédé, qu'un démon s'est emparé de vous.
Qui sait, lorsque les choses se mettent à dériver, jusqu'où elles peuvent aller ? Et si vous perdiez le peu de contrôle qui vous reste sur votre alimentation ? Vous deviendriez alors encore plus boulimique que vous ne l'êtes, votre surpoids prendrait des proportions monstrueuses.
Maigrir, c'est avant tout, pour vous, faire repartir le balancier dans l'autre sens, reprendre le contrôle des événements. Il est clair que votre problème n'est pas d'ordre diététique. Différentes clefs vous seront nécessaires. Poursuivez votre lecture.

Réussir sa vie

Votre impression est que votre vie n'a pas véritablement commencé. Vous avez la sensation de vivre un état transitoire, d'être pour le moment comme entre parenthèses. Vous pensez que votre obésité vous condamne à échouer dans tout ce que vous pourriez entreprendre : il ne vous est pas possible d'avoir une véritable vie sentimentale, votre surpoids vous freine du point de vue professionnel, et toute activité physique est un calvaire.
Votre sensation d'échec n'est peut-être pas aussi globale, mais, quoique vous ayez des réussites à votre actif, vous avez le sentiment de vous être peu à peu englué. Votre ménage va mal, votre boulot ne vous convient pas, en fait, rien ne marche véritablement, mais vous tolérez tout cela parce que vous ne sentez pas la capacité de procéder aux changements nécessaires. Peut-être accusez-vous le racisme anti-gros de tous vos maux. Ou bien peut-être, dans vos moments de lucidité, acceptez-vous l'idée que, dans la plupart des cas, c'est vous-même qui vous empêchez de réussir. Quoi qu'il en soit, vous êtes convaincu que, tant que vous serez gros, vous ne ferez rien de bon de votre vie. Maigrir est donc le passage obligé.

> SI MAIGRIR EST POUR VOUS UN MOYEN ET NON UNE FIN, si vous voulez devenir maître de votre alimentation et de votre poids, gagner votre propre estime, devenir capable de plaire et de séduire, tout cela afin de vous donner les moyens de réussir votre vie, alors vous avez indéniablement de puissantes motivations, qui devraient vous soutenir dans vos efforts.
>
> MAIS DES OBJECTIFS AUSSI AMBITIEUX soulignent en même temps la nécessité de progrès dans le domaine psychologique.

Que ne ferez-vous pas quand vous aurez maigri ! Le monde, à n'en pas douter, vous appartiendra. Peut-être échafaudez-vous des rêveries grandioses qui forment un contraste violent avec votre misérable vie actuelle. Ou bien peut-être avez-vous de plus petites espérances : porté par l'élan qui vous aura permis de perdre vos kilos, vous aurez les ressources nécessaires pour faire de nouvelles rencontres ou changer d'employeur. Perdre du poids ne suffit pas pour transformer une vie ratée en vie réussie. Diverses autres petites choses sont nécessaires.

POURQUOI DÉCIDEZ-VOUS DE MAIGRIR MAINTENANT ?

Vous êtes fermement déterminé à devenir une personne mince, mais le moment est-il bien choisi pour commencer à perdre des kilos? Dans certaines situations, mieux vaut différer la perte de poids, se mobiliser sur d'autres Clefs, préparer le terrain. Avant tout, il vous faut mettre au clair ce qui, actuellement, vous a décidé à vous occuper de votre poids. Il convient, de ce point de vue, de distinguer différentes situations :

- Vous avez grossi récemment et vous voulez simplement retrouver votre état antérieur.
- Vous faites partie de ces personnes qui sont perpétuellement en train de tenter de maigrir, et qui se trouvent confrontées en permanence à leur incapacité d'y parvenir ; ou qui maigrissent, mais ne parviennent pas à s'installer dans l'état de minceur.
- Votre poids est trop élevé, mais relativement stable et vous faites, la plupart du temps, contre mauvaise fortune bon cœur.
- Votre poids augmente régulièrement, mais de façon insidieuse, sans à-coups.

Vous avez dans tous ces cas d'excellentes raisons de maigrir, mais la question est de savoir pourquoi vous décidez de le faire maintenant.

Vous décidez de maigrir parce que votre santé se dégrade brutalement

Votre cœur flanche, vos artères sont dans un état pitoyable, vos articulations sont de plus en plus douloureuses, votre glycémie et votre acide urique s'emballent à vous rendre malade. Vous souffrez de votre surpoids dans votre corps et votre médecin enfonce le clou en vous prédisant une vie abrégée si vous ne réagissez pas au plus vite.

Mais ces bonnes, ces excellentes raisons de maigrir ne sont pas forcément suffisantes pour vous permettre d'évoluer en personne mince. Diverses études statistiques montrent que si des problèmes de santé peuvent constituer un élément de motivation pour maigrir, cela ne suffit pas pour qu'on y parvienne, et encore moins pour qu'on ne regrossisse pas ultérieurement.

> IL NE SUFFIT PAS DE DEVOIR MAIGRIR ni de vouloir maigrir, pour y parvenir.
> Un travail sur soi-même est nécessaire.
> Y êtes-vous prêt?

Vous décidez de maigrir à la suite d'un traumatisme de vie

Votre poids est trop élevé, mais la majeure partie du temps, vous faites semblant de n'en rien voir et semblez apparemment vous accommoder de la situation. Vous manifestez bien, de temps à autre, quelques velléités d'amaigrissement, mais il s'agit en règle générale de sursauts sans lendemain, de petits kilos perdus à la va-vite, repris tout aussi rapidement, de régimes de pacotille qui ne résistent pas à la première fringale.

Puis un beau jour, vous décidez que c'en est trop, que la situation est désormais intolérable, qu'elle ne saurait s'éterniser un jour de plus. Il faut maigrir, coûte que coûte, quels que soient les sacrifices nécessaires.

Cette décision de maigrir vous apparaît le plus souvent comme une décision de bon sens et il en va de même pour toutes les personnes à qui vous en parlez, qu'il s'agisse de proches ou de votre médecin. Le surpoids est en effet habituellement considéré comme le signe d'une grande passivité : l'obèse est vu comme un individu en détresse qui s'est laissé submerger, qui se noie dans sa graisse sans réagir. La décision de maigrir est donc saluée comme un sursaut salutaire. Ce qui surprend, ce n'est pas que vous vous décidiez à maigrir, mais que vous ne vous soyez pas résolu à maigrir plus tôt. Enfin, se dit-on, il était temps !

Pourtant, quand on y regarde de plus près, on constate que la décision de maigrir n'apparaît qu'exceptionnellement par génération spontanée. Un traumatisme de vie, une blessure concrète ou d'amour-propre, tout d'abord, peuvent transformer un désir velléitaire en une absolue nécessité. Posez-vous la question : votre désir de maigrir fait-il suite à une déception sentimentale, un accident de parcours professionnel, une désillusion pénible, quelque chose de vraiment dur à avaler ? Ou bien l'événement déclencheur de votre actuelle faim de maigrir est-il d'apparence plus anodine ? S'agit-il d'une réflexion au détour d'une phrase de la part de quelqu'un qui se disait votre ami, d'une remarque blessante, d'un petit événement vécu par vous comme particulièrement humiliant ? Quoi qu'il en soit, vous vous êtes senti déstabilisé, insatisfait de vous-même. C'est alors que vous avez décidé de maigrir.

> TOUT SE PASSE COMME SI, maintenant, vous attribuiez à l'amaigrissement la capacité de réparer le préjudice subi, voire tous les préjudices subis au cours de votre existence.
>
> CETTE ATTITUDE CONSTITUE UNE SOLIDE MOTIVATION, tout en soulignant en même temps la nécessité de progrès dans le domaine psychologique.

Vous décidez de maigrir pour tourner la page

Dans certains cas, l'impression de se trouver à un tournant de sa vie peut déclencher l'envie de maigrir. Perdre des kilos est alors vu comme l'occasion de tourner la page, de recommencer une nouvelle vie, de repartir d'un bon pied. À tout bien considérer, la vie est une longue suite de tournants qu'on négocie l'un après l'autre avec plus ou moins de talent :

• *De dix à vingt ans.* Contrôles et examens à répétition rythment la vie scolaire, tandis que, parallèlement, divers soubresauts trahissent l'apprentissage de la vie sociale et amoureuse ; à l'adolescence, on se sépare de ses parents, on devient un individu autonome, ce qui ne va généralement pas sans mal. Ce moment de l'adolescence est une période difficile de la vie durant laquelle différents éléments se conjuguent qui peuvent aboutir à une prise de poids (nous y reviendrons plus loin). Il est fréquent que l'adolescent voie dans le fait de maigrir une sorte de passage obligé. Maigrir, c'est émerger de l'enfance, devenir celui ou celle qu'on projette d'être.

• *Entre vingt et trente ans.* Il s'agit de poursuivre des études, de trouver un emploi, de se marier ou de cohabiter avec une personne aimée, d'avoir un enfant et d'assumer le rôle de parent. Il est fréquent que l'on se mette à maigrir parce qu'on tombe amoureux. Le bonheur d'aimer et d'être aimé rend la privation alimentaire indolore ; l'esprit est tout entier tourné vers l'objet d'amour et c'est à peine si on s'aperçoit de sa faim. Dans certains cas, la cérémonie du mariage peut être vue comme une échéance : il s'agit alors d'être beau ou belle, mince pour la cérémonie. L'essayage de la robe de mariée ou du complet de marié vient à point pour permettre de mesurer les progrès et pour obliger à tenir les délais. Chez certaines femmes, mincir est aussi un préalable à l'enfantement : le médecin ne souligne-t-il pas le fait que la grossesse comporte plus de risques chez une femme grosse que chez une femme mince ? Maigrir est alors un devoir envers l'enfant à naître. Évoquons aussi le cas où mincir fait partie d'une stratégie de recherche d'emploi. La société n'est pas tendre envers les personnes grosses et le surpoids représente un handicap certain quand on postule pour un nouvel emploi ou lorsqu'on vise une promotion.

• *Entre trente et quarante ans.* Tous ces problèmes peuvent rester d'actualité après la quarantaine. À moins que le tournant fondamental, à ce moment-là, ne consiste à faire le point sur un mariage qui bat de l'aile ; maigrir est vu comme le moyen de renouer les fils rompus, raviver la flamme ou, à l'inverse, comme le passage obligé avant de quitter un conjoint à qui on ne trouve décidément plus d'attrait, et avec qui on ne reste que parce qu'on n'a pas le courage de refaire sa vie. La quarantaine voit le moment du départ des enfants du foyer familial, départ qui signifie pour une femme à la fois la fin de son rôle de mère et l'orée de la vieillesse, et que corroborent les premiers signes de ménopause. Dans tous les cas, maigrir peut être vu à la fois comme une façon de tourner la page et le préalable à une vie nouvelle.

• *Après cinquante ans.* Il en va de même, plus tard, après la cinquantaine, lorsque maigrir apparaît comme le moyen privilégié de refuser de vieillir, et permet de faire la preuve qu'on est encore jeune et plein de ressources.

> TOUT SE PASSE COMME SI vous espériez devenir quelqu'un d'autre, un autre vous-même, différent, meilleur, plus fort, plus dynamique, apte à faire face à la nouvelle vie qui pointe à l'horizon.
>
> CETTE ATTITUDE CONSTITUE UNE SOLIDE MOTIVATION, tout en soulignant en même temps la nécessité de progrès dans le domaine psychologique.

Quel que soit le tournant décisif que vous êtes en train de négocier, peut-être avez-vous l'impression que vous n'êtes pas capable d'y faire face de façon satisfaisante. Maigrir vous apparaît comme la solution : on tourne la page, on remet les compteurs à zéro, on prend un nouveau départ, on recommence une nouvelle vie.

Certes, mais attention : évoluer vers la minceur nécessite des efforts importants. Il n'est pas raisonnable d'envisager une telle remise en question de vous-même si de multiples activités, des problèmes de tous ordres vous accaparent. Vous venez de changer de travail et vos nouvelles activités mobilisent toutes vos énergies ? Vous venez d'accoucher et avez repris votre travail ? Vous vous sentez dépressif, sans le moindre tonus ? Vous venez de perdre un être cher ? Mieux vaut alors différer votre amincissement et vous demander, accessoirement, si ce subit besoin de maigrir n'est pas une façon de ne pas affronter les problèmes du moment.

Cela fait des années que vous essayez en permanence de maigrir sans y parvenir

Votre cas est différent : le désir de maigrir vous tenaille en permanence, ou presque. Vous êtes perpétuellement à la recherche de méthodes amaigrissantes et en avez déjà pratiqué plusieurs. En fait, vous alternez des périodes d'amaigrissement et de reprise pondérale. Le problème est que vous ne parvenez pas à stabiliser votre poids durablement. Lorsque vous êtes pris en charge et stimulé par un médecin, un groupement associatif, une méthode quelconque, tout vous paraît facile et vous perdez du poids. Puis, immanquablement, quelque chose survient, qui vous fait dévier de votre route, et vous reprenez le poids perdu.

Ou bien vous n'appliquez pas de méthode amaigrissante proprement dite, mais vous alternez des périodes de restriction draconienne, durant lesquelles vous perdez du poids, avec des périodes de laisser-aller qui annulent vos efforts précédents. En période de restriction, vous consommez presque exclusivement des aliments dits de régime, tels les légumes verts, les fromages à 0 % de matières grasses, les poissons, les fruits frais, ou du poulet sans sa peau ; les graisses de cuisson sont éliminées, si bien que, quoi qu'on en dise et quels que soient les épices et aromates qu'on ajoute, on ne peut guère parler de gastronomie. Inversement, dans les moments ou les périodes de bombance, ce sont les aliments les plus riches en calories – ceux-là même que vous vous interdisiez auparavant – qui sont consommés : biscuits, confiseries, pâtisseries, viennoiseries, charcuteries, viandes grasses et en sauce, pommes de terre frites.

> VOUS FAITES FAUSSE ROUTE en croyant que vous pourrez résoudre votre problème par davantage de privations.
>
> EN FAIT, VOTRE PROBLÈME n'est pas de l'ordre de la diététique et pour parvenir à maigrir, il vous faudra préalablement ouvrir d'autres serrures.
>
> LA SUITE DE CE LIVRE devrait vous aider à identifier vos différents problèmes, et vous indiquer les voies qui vous permettront de les résoudre.

Ces alternances de régime et d'excès traduisent-elles un désir de maigrir purement velléitaire ? Sont-elles le fait de personnes pour qui maigrir ne serait qu'une décision à mi-temps ? C'est en fait tout le contraire : maigrir constitue l'alpha et l'oméga de votre vie. L'urgente nécessité de perdre du poids vous taraude, et vos échecs répétés font votre désespoir. Vous tentez en permanence de contrôler votre alimentation, mais parfois le contrôle vous échappe et, impuissant, vous sombrez dans des orgies alimentaires.

Vous avez grossi récemment et ne voulez pas vous installer dans pareil état

Jusqu'à une date récente, vous n'aviez pas de problème pondéral ; puis vous vous êtes mis à grossir. Nombreuses sont les situations qui peuvent entraîner une prise de poids :

- *L'arrêt d'une activité sportive* (ou d'une activité qui entraînait une dépense d'énergie non négligeable, tel le jardinage) aboutit souvent à une prise de poids, dès lors qu'on continue à manger autant, voire qu'on se mette à manger plus.
- *L'arrêt du tabac* fait grossir, car fumer coupe l'appétit et représente aussi un coût calorique : quand on ne fume plus, on a davantage envie de manger et ce que l'on mange profite davantage.
- *De nombreux traitements médicamenteux* facilitent la prise de poids : c'est par exemple le cas des traitements à base d'hormones et de bien des pilules contraceptives, de nombre de médicaments psychotropes, qu'il s'agisse de tranquillisants ou de neuroleptiques, de somnifères ou d'antidépresseurs, ou encore des bêtabloquants, médicaments prescrits dans certains troubles cardiaques.
- *La puberté, la grossesse, l'allaitement, la ménopause*, ou encore une

fausse couche, une IVG, l'ablation chirurgicale de l'utérus ou des ovaires sont pour la femme des occasions de prendre du poids.

• *Des situations de stress*, engendrées par le chômage, la retraite, un deuil, un divorce ou une séparation, un déménagement, un surmenage professionnel peuvent également être à l'origine de ce phénomène.

Il se peut que votre prise de poids soit simplement due à de la négligence : vous avez arrêté le sport ou le tabac (ou les deux...), et vous avez fait comme si de rien n'était. Vous avez donc grossi sans vous en apercevoir et, lorsque vous en prenez conscience, vous décidez de réparer votre bévue.

Il se peut aussi que vous ayez tenté de ne pas grossir, mais que vous n'y soyez pas parvenu. Pourtant, il n'est pas inéluctable d'engraisser quand on arrête le tabac, qu'on prend un traitement médicamenteux, qu'on déménage ou qu'on attend un enfant. C'est sans doute parce que ce qui vous arrive a dépassé vos capacités d'adaptation que vous avez grossi. Alors, de deux choses l'une : soit le problème auquel vous êtes confronté est grave, soit il s'agit d'une difficulté normale de l'existence. Dans le premier cas, il convient de s'occuper en priorité du grave problème auquel vous êtes confronté. Tenter de mincir dans ce moment difficile de votre vie n'est pas une bonne idée, car vous ne ferez qu'ajouter du stress au stress. Remettez votre amincissement à des jours meilleurs.

Si vous avez basculé dans le surpoids à la suite d'un événement relativement ordinaire, il est problable que vous êtes particulièrement fragile en ce qui concerne la gestion de votre alimentation. C'est sans doute le cas si, avant l'événement qui vous a fait grossir, vous ne parveniez à rester mince « qu'à la force du poignet », au moyen de sévères privations, d'une attention de tous les instants. L'événement en question n'aura alors été que le déclencheur d'un problème plus profond.

Si tel est votre cas, poursuivez votre lecture afin de mieux cerner les raisons de cette fragilité.

EST-CE VRAIMENT VOUS QUI DÉCIDEZ DE MAIGRIR ?

Tout d'abord, est-ce vraiment vous qui voulez maigrir, ou bien ne faites-vous que céder à différentes pressions ? Remarquons avant toute chose que la société dans son ensemble n'est guère avare de ce type de pressions, et vous percevez sans doute en permanence autour de vous cette désapprobation, ce mépris douloureux. Je reviendrai en détail un peu plus loin sur cet aspect des choses.

Vous maigrissez sous la pression du corps médical

Votre médecin, puissamment relayé par les médias et la société, insiste, à chacune de vos visites, pour que vous perdiez du poids, même lorsque vous le consultez pour un rhume des foins. Nous avons passé en revue les conséquences possibles du surpoids sur l'état de santé, ainsi que les bonnes et moins bonnes raisons médicales de maigrir. Mais on ne maigrit pas (en tout cas pas longtemps) pour être agréable à son médecin. Devenir une personne mince n'est pas, je l'ai dit et j'insiste, une simple affaire de kilos à perdre au prix d'un régime temporaire ; c'est une métamorphose qui ne peut aboutir que lorsqu'elle procède d'une décision personnelle.

Vous maigrissez sous la pression de vos proches

On peut en dire autant lorsqu'on se résout à perdre des kilos sous la pression de ses proches. Il peut s'agir d'un père ou d'une mère, d'un mari ou d'une épouse « qui ne veulent que votre bien ». Face à de tels parents, de tels conjoints, voire dans certains cas une telle progéniture, les personnes grosses oscillent entre deux attitudes contradictoires. La première est une soumission à ces pressions : « Je sais que vous voulez mon bien et puisque moi-même suis dépourvu de volonté, j'accepte que vous vouliez à ma place. Aussi, surveillez-moi et rappelez-moi à l'ordre quand je mange trop, empêchez-moi de manger s'il le faut ! » Mais bien vite, cette position devient intolérable et débouche sur l'agacement, la révolte, qui finissent par conduire à manger en cachette, comme par défi.

> MAIGRIR EST POUR L'ESSENTIEL un acte d'affirmation de soi. Voilà pourquoi il n'est pas possible de maigrir durablement « pour faire plaisir » à quelqu'un.

Mais en fait, parents et conjoints sont-ils si bien intentionnés à votre égard ? Nous approfondirons les relations complexes qui se nouent autour du surpoids dans les familles et dans les couples, dans la Clef de l'existence de soi. Pour le moment, il s'agit de bien vous pénétrer de cette idée : la décision de devenir mince n'a de sens que si elle est pleinement la vôtre.

AVEZ-VOUS LE DROIT DE MAIGRIR ?

Dans une société où maigrir est un devoir sacré, une obligation de nature quasi religieuse, il y a de bonnes chances qu'une telle question apparaisse comme particulièrement saugrenue. Et pourtant...

• *Votre conjoint, vos parents, des amis proches peuvent désirer que vous ne maigrissiez pas.* Il est cependant rare que les choses soient clairement formulées. Dans bien des cas, les proches ne sont eux-mêmes pas pleinement conscients du fait qu'ils ne tiennent pas à vous voir maigrir ; le désir que vous restiez gros ou grosse se traduit alors par différents actes de sabotage – parfois conscients, parfois non – lors de vos velléités d'amaigrissement. Une boîte de délicieux chocolats, une invitation au restaurant quelques jours après que vous avez annoncé que vous entamiez un régime ne sont pas forcément le fruit du hasard... Comment comprendre de tels comportements à votre égard ? Ces différents aspects sont abordés en détail dans la Clef de l'existence de soi.

ÊTRE GROS OU GROSSE peut être interprété par vos proches comme le signe visible de votre fragilité :

PEUT-ÊTRE EST-IL DE L'INTÉRÊT DE CES PERSONNES de vous conserver dans cet état de faiblesse.

PEUT-ÊTRE REDOUTENT-ELLES ce qui se passerait si vous entamiez votre métamorphose. Vous-même, ne le redoutez-vous pas ?

• *Votre famille, votre clan peuvent vivre votre amaigrissement comme une rupture, un désaveu.* Laissez-moi vous raconter une histoire. Il était une fois une famille de Gros. Nous avions là papa Gros, maman Gros, eux-mêmes issus d'une longue lignée de Gros. Aussi, bien entendu, leurs enfants étaient-ils Gros. Un jour, garçon Gros, qui en avait assez d'avoir été l'objet de moqueries à l'école, entravé dans sa vie professionnelle, ridiculisé dans sa vie amoureuse, décida de se mettre au régime. Mais, au fur et à mesure qu'il devenait mince, ses parents, ses frères et sœurs se renfrognaient. Oh, bien sûr, on ne lui faisait pas reproche de chercher à s'améliorer, et même, on le félicitait : « Que tu es devenu beau ! Ce n'est pas comme ta sœur, qui ressemble de plus en plus à une grosse vache, ni comme ton père, qui devrait pourtant s'y mettre, avec son diabète. » Mais le fils Gros sentait que, derrière cette approbation générale, se dissimulait une sourde rancœur, encore plus nette lorsque à table, il refusait de reprendre du gâteau. Plus il devenait mince, et moins il était Gros.

L'ÉTAT DE GROS ne peut se comprendre uniquement en tant que manque, faiblesse, laisser-aller, laideur, déviation de la norme.

LE FAIT D'ÊTRE GROS TRADUIT aussi, dans nombre de cas, des valeurs positives : racines, appartenance à une famille, un clan.

MINCIR, C'EST ROMPRE avec ceux qui vous aiment tel que vous êtes, et à qui vous dites, en maigrissant, qu'ils ont tort de vous aimer, puisque vous-même, vous ne vous aimez pas.

ÊTES-VOUS PRÊT À PAYER LE PRIX DE LA MINCEUR ?

Beaucoup d'individus en surpoids ont tendance à considérer leur obésité comme la cause de tous leurs malheurs. Cette attitude les conduit à perdre de vue le fait qu'être gros leur confère un certain nombre d'avantages, qu'ils perdront lorsqu'ils maigriront.

Certains de ces avantages découlent directement de leur obésité, tandis que d'autres sont liés au fait qu'ils ne mettent pas de frein à leur appétit.

Maigrir, c'est devoir prêter davantage attention à sa façon de s'alimenter

Ne pas se préoccuper de son poids permet de manger à la va-comme-je-te-pousse : quand on ne fait pas attention à sa ligne, on peut consommer sans retenue, se resservir, prendre fromage et dessert, grignoter des gourmandises sucrées ou salées entre les repas.

Maigrir oblige, non pas à se priver de manger, mais à prêter beaucoup d'attention à la façon dont on mange et aux quantités consommées. Comme on le verra, il est tout à fait possible d'y parvenir. Il n'en reste pas moins que c'est là un véritable travail qu'il convient d'entreprendre.

Renoncer à trop manger, c'est devoir affronter divers problèmes d'ordre psychologique

La plupart des personnes en surpoids ne mangent pas seulement par faim : manger constitue aussi un mode de défense, une stratégie d'ajustement souvent des plus efficaces pour faire face aux stress, aux conflits, aux problèmes affectifs. Manger est une technique éprouvée pour réguler les à-coups émotionnels, pour ne pas avoir à prendre conscience de pensées douloureuses, d'aspects de soi-même qui nous répugnent.

Il est clair pour moi que c'est là la principale cause de l'échec des méthodes diététiques : bien des personnes qui commencent un régime tentent de faire abstraction de leurs difficultés psychologiques et relationnelles pour se concentrer sur la perte de poids. Il n'est pas rare qu'elles s'isolent, refusent les invitations, remettent à plus tard les affrontements et les remises en question. Tout sera plus facile, pensent-elles, quand elles auront maigri.

Il n'en est rien. Ces pesonnes se sont contentées de perdre des kilos, mais ne sont pas devenues minces à l'intérieur d'elles-mêmes. Devenir mince, c'est aussi devenir capable de renoncer à cette stratégie ayant fait ses preuves, qui consiste à manger pour gommer les pensées déplaisantes, les difficultés de l'existence.

Renoncer à être gros, c'est se trouver dans l'obligation de devenir autre

L'amaigrissement modifie en profondeur la perception qu'on a de soi, ainsi que l'image qu'on donne à voir aux autres. Bien des individus qui perdent du poids sont surpris et déroutés par ces changements auxquels ils ne s'attendaient pas. Maigrir, pensaient-ils, ne pouvait avoir que des conséquences positives : ils se sentiraient forcément mieux dans leur peau, les relations avec les autres seraient automatiquement améliorées.

Supposons un moment que vous vous mettiez à maigrir : vous ne percevrez plus votre corps de la même façon. Il n'est pas impossible que vous vous sentiez alors gauche et emprunté, mal à votre aise dans ce nouveau corps. Cela est d'autant plus vrai que la perte de poids est rapide et porte sur un nombre important de kilos. Dans le même temps, les autres aussi modifient leur comportement à votre égard : après vous avoir félicité, congratulé, ils se mettent à vous traiter comme tout un chacun. Après tout, n'est-il pas fort banal d'être mince ? Or, justement, vous n'avez pas l'habitude d'être traité comme une personne ordinaire. Être gros faisait de vous une personne hors du commun. Certes, vous souffriez de ces remarques désobligeantes, de ces

regards réprobateurs, mais au moins aviez-vous la sensation d'exister, de ne pas être transparent.
D'un certain point de vue, votre obésité vous fournissait un personnage social qui, si inconfortable qu'il fût, avait le mérite d'exister : peut-être jouiez-vous à l'obèse jovial, personnage au contact facile, sans aspérités, apparemment inoffensif, aimable avec tous, dévoué à la cause des autres quoi qu'il arrive. Vous vous définissiez socialement comme une bonne mère ne pensant qu'à ses enfants, ou bien un conjoint ne vivant que pour sa moitié, ou bien encore un ami un peu trop fidèle et dévoué. Ou bien encore peut-être aviez-vous développé un personnage excessif et bigarré, à la Falstaff, qui s'impose bruyamment à la vue de tous, qui en définitive se nourrit de l'attention que lui portent les autres.
Sur le plan de la vie sentimentale et sexuelle, vous prenez conscience de votre maladresse, voire de votre incompétence. D'un autre point de vue, votre obésité vous protégeait, légitimait votre manque de savoir-faire. La perte de vos kilos joue alors le rôle de révélateur et rend votre solitude plus visible et plus incompréhensible. Comme on le voit, il n'est pas rare que perdre des kilos fasse disparaître le personnage social qui va de pair avec le surpoids, sans permettre pour autant de voir la vie en mince. L'individu, désemparé, risque alors de n'avoir d'autre solution que de regrossir...
Rassurons-nous : ces obstacles ne sont en aucune façon insurmontables, et nous nous attachons dans la suite de ce livre à envisager comment on peut y faire face.

LES DIFFÉRENTES ALTERNATIVES

Nous avons passé en revue les différentes motivations qui peuvent conduire à décider de maigrir. Cela nous aura aussi conduits, chemin faisant, à évoquer les différentes embûches, et elles sont nombreuses, que les personnes qui souhaitent perdre du poids trouvent sur leur chemin. Bien entendu, vous n'êtes pas obligé de me croire sur parole quand je dis que devenir une personne mince nécessite des transformations plus complexes que la simple perte d'un certain nombre de kilos. Vous pouvez choisir de maigrir en suivant un régime ou par toute autre méthode de votre choix. Mais prenons date et disons que si cette méthode échoue, il sera temps, alors, d'envisager les choses sous un autre angle.

Ou bien vous êtes d'accord avec moi pour dire que perdre des kilos ne suffit pas. Mais la complexité de la tâche, les multiples obstacles évoqués vous font peur. Vous n'êtes pas prêt, ou vous ne vous sentez pas capable de faire face au prix à payer pour devenir une personne mince. Avant de baisser les bras, poursuivez néanmoins votre lecture. Peut-être vous rendrez-vous compte que, dans bien des domaines, vous êtes susceptible de progresser. Et qui sait, d'ici quelque temps, peut-être reprendrez-vous espoir. Si vous êtes confronté à d'importantes difficultés de vie, si vous ne vous sentez pas de taille à affronter seul vos problèmes, pourquoi ne vous feriez-vous pas aider ? Les difficultés dans lesquelles se débattent les personnes en surpoids commencent à être mieux comprises : des médecins et des psys spécialisés dans ce domaine peuvent vous aider à progresser.

L'arbre décisionnel de la page 57 résume ces différents choix, afin de vous permettre de trancher : devenir ou ne pas devenir une personne mince, là est la question. Si, à l'issue de ce chapitre, vous êtes prêt à tenter l'aventure de la minceur, bravo ! Les Clefs suivantes sont là pour vous aider à changer en douceur, pas à pas.

Je fais le bilan de mes motivations

Mon poids, ma santé, mon confort physique

Question A. Suis-je gros et à quel point?

HOMME			
TAILLE	Poids recommandé	Obésité modérée à partir de	Obésité massive à partir de
1,56	49 à 61	68	79
1,58	50 à 62	69	81
1,60	51 à 64	71	83
1,62	53 à 66	73	85
1,64	54 à 67	75	87
1,66	55 à 69	77	89
1,68	57 à 71	78	91
1,70	58 à 72	80	93
1,72	59 à 74	82	96
1,74	61 à 76	84	98
1,76	62 à 77	86	100
1,78	64 à 79	88	102
1,80	65 à 81	90	105
1,82	67 à 83	92	107
1,84	68 à 85	94	109
1,86	70 à 86	96	112
1,88	71 à 88	98	114
1,90	73 à 90	100	117
1,92	74 à 92	102	119
IMC	20,1 à 25	27,8	32,3

FEMME			
TAILLE	Poids recommandé	Obésité modérée à partir de	Obésité massive à partir de
1,46	40 à 51	59	66
1,48	41 à 52	61	68
1,50	42 à 54	63	70
1,52	43 à 55	64	72
1,54	44 à 56	66	74
1,56	46 à 58	68	76
1,58	47 à 59	70	78
1,60	48 à 61	71	80
1,62	49 à 62	73	82
1,64	50 à 64	75	84
1,66	52 à 66	77	86
1,68	53 à 67	79	88
1,70	54 à 69	81	90
1,72	55 à 70	83	92
1,74	57 à 72	84	94
1,76	58 à 74	86	96
1,78	59 à 75	88	99
1,80	61 à 77	90	101
1,82	62 à 79	92	103
1,84	63 à 81	94	105
1,86	65 à 82	97	108
IMC	18,7 à 23,8	27,9	31,1

Tables de poids (en kilos) en fonction de la taille et de l'indice de masse corporelle (IMC) recommandé, pour des personnes entre 25 et 59 ans, de squelette moyen.

Je rappelle que les poids indiqués dans le tableau ci-contre ne donnent que des indications générales ; ils ne tiennent pas compte des caractéristiques propres à chaque individu (morphologie du squelette, importance de la musculature, âge, mode de vie, histoire personnelle, psychologie, etc.). Pour une personne donnée, ils ne peuvent servir que d'indication grossière et ne sont surtout pas à considérer comme impératifs.
Je rappelle aussi que le poids corporel n'est pas fixe, qu'il ne cesse de varier. Il n'est pas possible de déterminer son poids avec une précision supérieure à plus ou moins 1 kg, quelle que soit la précision de sa balance.

1 - Mon poids se situe à l'intérieur de la fourchette de « poids recommandé » ☐

2 - Mon poids se situe entre le « poids recommandé » et « obésité modérée » ☐

3 - Mon poids se situe entre « obésité modérée » et « obésité massive » ☐

4 - Mon poids se situe au-delà d'« obésité massive » ☐

Vous avez répondu 1 ou 2.
Vous avez un poids normal (réponse 1) ou un surpoids léger (réponse 2), selon les normes médicales.

Si vous avez répondu 1 ou 2, vous n'améliorerez en rien votre santé en maigrissant. Au mieux, pour vous, maigrir n'aura pas d'incidences sur votre santé et, au pis, vous nuirez à votre état de santé.
La seconde hypothèse est tout particulièrement à redouter :
• *Si vous faites des régimes comportant de multiples interdits alimentaires. Tôt ou tard, vous craquerez. Vous risquez alors d'avoir un poids en yoyo, plus dangereux pour la santé qu'un surpoids modéré. À la longue, vous finirez sans doute par accumuler les kilos et avoir un surpoids tout à fait réel.*
• *Si vous faites des régimes sévères, carencés en protéines, vitamines et minéraux, si vous alternez des périodes de jeûne et d'excès. Vous perdrez alors de la masse maigre, c'est-à-dire des muscles et des tissus vivants. Votre métabolisme de base diminuera, vous deviendrez fatigué ; toutes les conditions seront réunies pour que vous craquiez. Au bout du compte, vous regrossirez et aurez alors échangé du muscle contre de la graisse.*

Quoique votre poids soit normal selon des critères médicaux, il se peut que vous vous trouviez trop gros ou trop grosse, car les critères esthétiques de notre époque sont plus exigeants que les critères médicaux, en particulier pour les femmes.

Si c'est votre cas, rappelez-vous que ce qui compte est non pas votre poids sur la balance, mais votre silhouette dans le miroir ; c'est en grande partie de votre musculature et de sa tonicité que dépend la beauté de votre corps. Dans votre cas, la Clef primordiale est la Clef du corps, page 275.
Peut-être êtes-vous en désamour avec votre corps, et sans doute avec vous-même. Dans votre cas, les Clefs les plus importantes sont la Clef de l'existence de soi et la Clef du corps, pages 209 et 275.

Vous avez répondu 3.
Vous avez une obésité modérée. Il n'est pas certain que maigrir soit nécessaire d'un point de vue médical. La question C vous aidera à déterminer si un amaigrissement se justifie médicalement, ou bien si votre préjudice est de nature esthétique et psychologique.

Vous avez répondu 4.
Vous avez une obésité importante. Votre surpoids peut poser des problèmes de santé et diminue votre espérance de vie. Repasser sous la barre de l'« obésité modérée » permettra de réduire fortement, voire d'annuler le risque médical. Resteront les préjudices esthétique et psychologique qui pourront vous motiver à vouloir maigrir davantage.

Question B. Quel poids dois-je atteindre et à quelle vitesse dois-je maigrir ?

1 – Je dois atteindre mon poids idéal le plus vite possible ☐

2 – Je dois atteindre mon poids idéal, je ne me fixe pas de délai impératif pour cela, mais je dois commencer à maigrir immédiatement ☐

3 – Je dois atteindre mon poids idéal, mais ne me fixe aucun délai pour cela ; j'accepte de ne commencer à perdre du poids que lorsque je me sentirai capable de maîtriser mes conduites alimentaires ☐

4 – Je me contenterai d'un amaigrissement raisonnable, sans forcément atteindre mon poids idéal, mais je dois commencer à maigrir immédiatement ☐

5 – Je me contenterai d'un amaigrissement raisonnable, sans forcément atteindre mon poids idéal ; j'accepte de ne commencer à perdre du poids que lorsque je me sentirai capable de maîtriser mes conduites alimentaires ☐

Vous avez répondu 1.

Vous vous êtes mis en tête de peser un certain poids sur la balance, qualifié de «poids idéal». La notion de poids idéal est tyrannique et dangereuse. Tant qu'on ne l'a pas atteint, cela signifie qu'on est faible et sans valeur. Pour peu qu'on y parvienne, toute reprise de poids, même minime, est interprétée comme une faute, le signe qu'on ne parviendra à rien, jamais. À quoi bon, alors, faire encore des efforts ?

*De même qu'il est déconseillé de s'astreindre à une moyenne horaire lorsqu'on fait un long trajet en voiture, je vous déconseille de vous fixer un objectif pondéral trop précis. Rappelez-vous que l'objectif n'est pas d'*atteindre *un certain poids, mais de* vivre *avec un certain poids. En outre, vous êtes pressé, trop pressé. Commencez par faire le bilan de vos problèmes alimentaires et existentiels, prenez la mesure des difficultés que vous risquez de trouver sur votre chemin. Pouvez-vous attendre d'avoir fini ce livre avant de recommencer à vous serrer la ceinture ?*

Vous avez répondu 2.

Vous êtes obsédé par un poids idéal, vous êtes trop pressé de maigrir, mais vous acceptez de ne pas perdre du poids à un rythme effréné. C'est déjà ça.

Vous avez répondu 3.

Vous êtes obsédé par un poids idéal, mais vous acceptez le principal, à savoir l'idée que perdre durablement du poids ne peut se faire que lentement, et qu'il est aventureux de chercher à maigrir si on n'a pas la maîtrise de ses comportements alimentaires.

Vous avez répondu 4.

Vous acceptez de ne pas vous fixer d'objectif de poids trop précis, ce qui est bien. Mais vous êtes pressé de maigrir. Aïe, aïe, aïe ! J'espère que la lecture de ce livre vous aidera à considérer votre surpoids, non pas comme une difficulté ponctuelle, mais comme un problème de fond.

Vous avez répondu 5.

Bravo ! Vous êtes sur la bonne voie.

Question C. Maigrir est-il nécessaire pour ma santé ?

Ne prenez cette question en considération que si vous avez répondu 3 ou 4 à la question A.

1 – J'ai une obésité modérée ou massive ET une affection déclarée : diabète, goutte, mauvais état cardiaque, hypertension artérielle, mauvais état des artères, mauvais état des grosses articulations ou de la colonne vertébrale, difficultés respiratoires directement dues au surpoids ☐

2 – J'ai une obésité modérée ou massive, pas d'affection déclarée, et des examens biologiques et cliniques anormaux : glycémie trop élevée sans diabète déclaré, acide urique trop élevé sans goutte ou calculs, cholestérol trop élevé, tension artérielle trop élevée sans inconvénient apparent ☐

3 – J'ai une obésité modérée, pas d'affection déclarée, des examens cliniques et biologiques normaux, je n'ai pas dépassé la soixantaine et j'ai des facteurs de risque : mon obésité est de type androïde (ma graisse est principalement localisée sur le haut du ventre, le thorax, les épaules et les bras), mes parents et mes grands-parents sont décédés jeunes ou sont gravement malades du fait de leur obésité ☐

4 – J'ai une obésité massive, pas d'affection déclarée, des examens cliniques et biologiques normaux, je n'ai pas dépassé la soixantaine ☐

5 – J'ai une obésité modérée, pas d'affection déclarée, des examens cliniques et biologiques normaux, je n'ai pas de facteur de risque, et en particulier mon surpoids est de type gynoïde (ma graisse est localisée principalement sur les cuisses et les fesses) ☐

Vous avez répondu 1 ou 2.
Maigrir aura sans doute un effet immédiat sur votre état de santé (réponse 1) ou devrait augmenter vos chances de rester en bonne santé (réponse 2).
Si vous avez répondu 1 ou 2, maigrir se justifie donc médicalement. Mais maigrir n'améliorera votre santé et votre espérance de vie que dans la mesure où vous parviendrez à perdre du poids de façon durable, faute de quoi le remède pourrait s'avérer pire que le mal. C'est pourquoi vous ne pouvez vous contenter de faire un régime. Il vous faut devenir une « personne mince » à part entière. C'est là un travail de longue haleine, et ce livre devrait vous aider à œuvrer dans ce sens.
Si vous ne vous sentez pas capable, dans l'état actuel des choses, de perdre du poids sans le reprendre, mieux vaut ne pas maigrir pour le moment, acquérir les Clefs qui vous rendront bientôt capable de maigrir sans regrossir. Cela ne doit bien entendu pas vous empêcher de vous faire soigner correctement par votre médecin, ou de vous faire suivre régulièrement si votre état de santé ne nécessite pas de soins dans l'immédiat.

Vous avez répondu 3 ou 4.
Maigrir sans regrossir devrait augmenter votre espérance de vie. Rappelons que l'espérance de vie est une donnée statistique : cela ne signifie pas que si vous maigrissez, vous vivrez forcément plus longtemps, ou que si vous restez gros, vous ne vivrez pas jusqu'à un âge avancé. Mais si vous tenez à la vie et désirez mettre toutes les chances de votre côté, cela peut constituer une bonne motivation pour maigrir. Cependant, là encore, maigrir ne présente d'intérêt que si vous parvenez à vous installer définitivement dans la peau d'une personne mince. Votre choix se pose dans les mêmes termes que ci-dessus.

Vous avez répondu 5.
Maigrir ne saurait améliorer votre santé ou votre espérance de vie. Poursuivez votre lecture afin d'identifier vos véritables motivations.

Question D. Maigrir améliorera-t-il mon confort physique ?

Le surpoids peut être une source d'inconfort physique. Ce sera le cas si vous êtes handicapé dans la réalisation de certains gestes qui ne posent pas de problème aux personnes minces (croiser les jambes ou les bras, se pencher, se baisser, s'accroupir), si vous êtes handicapé dans la réalisation de certains mouvements qui ne posent pas de problème aux personnes minces (marcher, sauter, courir, monter un escalier), si vous transpirez ou êtes essoufflé nettement plus qu'une personne mince ne l'aurait été dans des circonstances identiques, si vous avez des douleurs articulaires dues à votre surpoids, si vous avez des irritations cutanées dues à votre surpoids, si votre sommeil est perturbé du fait de votre surpoids.

1 – Mon surpoids est la source d'un inconfort physique invalidant ☐

2 – Mon surpoids est la source d'un inconfort physique important ☐

3 – Mon surpoids est la source d'un inconfort physique modéré ☐

4 – Mon surpoids n'est pas, ou est rarement une source d'inconfort physique ☐

Vous avez répondu 1 ou 2.
Votre corps se rappelle à vous en permanence, ce qui constitue une motivation forte pour maigrir. Perdre du poids devrait en effet vous permettre de retrouver un certain confort physique. Cependant, se sentir bien dans

sa peau nécessite qu'on se réconcilie avec son corps, tenir la forme demande qu'on donne à son corps suffisamment d'exercice. Lisez la Clef du corps page 275.

Vous avez répondu 3 ou 4.
Votre surpoids n'est pas important au point d'engendrer un véritable inconfort, ou bien vous n'attachez pas trop d'importance à cet inconfort. Vos motivations sont donc ailleurs.

Question E. Suis-je mal à mon aise dans mon corps ?

Vous considérerez que vous êtes mal à l'aise dans votre corps si vous avez tendance à vous montrer maladroit, à vous heurter dans les objets ou les personnes, en particulier en raison d'une mauvaise appréciation des distances et des volumes, particulièrement de votre propre volume corporel. Vous pouvez avoir de la difficulté à vous repérer dans des lieux mal connus de vous, à trouver votre chemin, à vous situer sur une carte ou un plan. Vous pouvez être économe de vos gestes et de vos mouvements.

1 – Je me sens fréquemment mal à l'aise dans mon corps ☐

2 – Je me sens parfois mal à l'aise dans mon corps ☐

3 – Je me sens rarement mal à l'aise dans mon corps ☐

4 – Je ne me sens pas mal à l'aise dans mon corps ☐

Vous avez répondu 1 ou 2.
Vous êtes fâché avec votre corps, ne l'habitez pas, le vivez comme étranger à vous-même. Peut-être voyez-vous votre « moi véritable » comme prisonnier de ce corps gros. Peut-être considérez-vous que ce corps gros est à l'origine de vos déboires et le haïssez-vous pour cela. En quelque sorte, il vous le rend bien : la partie de vous que vous considérez comme votre « moi véritable » ne peut que subir l'inconfort qui résulte de ce corps gros et empoté, comme elle ne peut que subir la tyrannie de la faim et de l'envie de manger. Cette hostilité réciproque est une impasse : vous ne vous en sortirez qu'en faisant la paix avec votre corps, en vous réconciliant avec lui. Lisez la Clef du corps page 275.

Vous avez répondu 3 ou 4.
Vous n'êtes que modérément fâché, ou pas fâché du tout avec votre corps. Cela augmente notablement vos chances de parvenir à perdre du poids de façon durable.

Mon apparence

Question A. Quelle est l'importance que j'accorde à mon poids et à ma silhouette ?

Si vous passez en revue les choses qui peuvent influer sur l'opinion que vous avez de vous-même en tant que personne (telles que vos performances dans votre travail ou vos études, votre capacité à être un bon père, une bonne mère, un bon époux ou une bonne épouse, la qualité de vos relations avec les autres) et si vous classez ces éléments par ordre d'importance, à quel niveau situez-vous votre poids et votre silhouette ?

1 – Rien ne me semble plus important que mon poids et ma silhouette ☐

2 – Mon poids et ma silhouette sont essentiels pour moi ☐

3 – Mon poids et ma silhouette sont modérément importants pour moi ☐

4 – Mon poids et ma silhouette sont sans grande importance pour moi ☐

Vous avez répondu 1.
Vous êtes obsédé par votre poids et votre silhouette. Le côté paradoxal de la chose est que plus cela vous obsède, et moins vous parvenez à maigrir et à affiner votre silhouette. Vous prenez manifestement le problème par le mauvais bout. Il faut vous résigner : pour perdre du poids et devenir durablement svelte, il vous faut faire quelques petits progrès dans des domaines qui, apparemment, n'ont rien à voir avec le poids et la silhouette. Lisez (ou relisez) la Clef de l'existence de soi et la Clef du corps pages 209 et 275.

Vous avez répondu 2.
Vous considérez votre silhouette comme quelque chose d'essentiel. À juste titre. Si vous êtes du genre féminin, une silhouette svelte est, sous nos climats et à notre époque, considérée comme un élément de beauté, un aspect de la féminité qu'on ne saurait négliger. Il ne s'agit pas cependant de donner une importance démesurée à la sveltesse et, d'une manière générale, à l'aspect physique, qui ne sont après tout que des qualités (ou des défauts) parmi d'autres. Des qualités éphémères, qui plus est.

Vous avez répondu 3 ou 4.
Vous attachez modérément, ou peu d'importance à votre aspect physique. Vos motivations pour maigrir sont sans doute ailleurs.

Question B. Suis-je honteux de ma corpulence ?

Vous considérerez que vous êtes honteux de votre aspect corporel si vous évitez de vous regarder, ou bien si vous vous sentez mal à l'aise en regardant votre corps, par exemple dans un miroir, dans le reflet d'une vitrine de magasin, en vous habillant ou en prenant un bain ou une douche. Vous pouvez vous sentir mal à l'aise à l'idée que d'autres puissent voir votre corps, par exemple dans des vestiaires communs, à la piscine, ou quand vous portez des vêtements qui montrent vos formes. Vous pouvez vous sentir mal à l'aise à l'idée que votre conjoint ou des membres proches de votre famille voient votre corps. Vous considérerez aussi que vous êtes honteux de votre corpulence si vous évitez les lieux fréquentés, les transports en commun, les salles de spectacle, les restaurants, ou bien si vous vous y sentez mal à l'aise.

1 – Je me sens la plupart du temps honteux de mon aspect corporel ou de ma corpulence ☐

2 – Je me sens fréquemment honteux de mon aspect corporel ou de ma corpulence ☐

3 – Je me sens parfois honteux de mon aspect corporel ou de ma corpulence ☐

4 – Je ne me sens pas honteux de mon aspect corporel ou de ma corpulence ☐

Vous avez répondu 1 ou 2.
Vous êtes un gros honteux. La honte est à la fois une puissante motivation à maigrir, et un handicap pour s'installer durablement dans la minceur. Cette honte va souvent de pair avec une difficulté à s'affirmer face aux autres, et cette difficulté ne disparaît pas comme par enchantement quand on perd des kilos. Lisez la Clef de l'existence de soi et la Clef du corps pages 209 et 275.

Vous avez répondu 3 ou 4.
Vous attachez modérément, ou peu d'importance à votre aspect physique : vos motivations pour maigrir sont sans doute ailleurs. Ou bien vous êtes un gros triomphant, qui utilise son surpoids pour s'affirmer face aux autres. Vous avez construit un personnage associé à votre obésité : vous êtes un bon vivant, une bonne vivante pleins de faconde, vous êtes une bonne maman (ou mamie) crémeuse à souhait. Si vous perdez votre surpoids, vous perdrez aussi ce personnage. Cela demande réflexion, n'est-ce pas ?

Je précise mes attentes.

Question A. Maigrir modifiera-t-il ma relation avec les autres ?

1 – Ce que je désire avant tout, c'est qu'on m'aime. Maigrir est le moyen de devenir beau ou belle, plus séduisant. Lorsque je serai parvenu à maigrir, je serai pleinement satisfait de moi, les autres s'intéresseront à moi, me témoigneront leur affection et m'aimeront. Tout me réussira ☐

2 – Ce que je désire avant tout, c'est qu'on m'aime. Maigrir est le moyen de devenir beau ou belle, plus séduisant(e). Maigrir, je le sais, ne suffira pas à me rendre irrésistible, mais sera un premier pas dans cette direction ☐

3 – Ce que je désire avant tout, c'est me plaire à moi-même ; c'est pourquoi je désire améliorer mon esthétique corporelle ☐

4 – Je n'ai guère d'estime pour moi-même car je suis faible et sans volonté. Une fois mince, je m'aimerai davantage ☐

5 – Maigrir est l'occasion de modifier ou de fortifier ma personnalité, d'exercer ma volonté, de m'endurcir ☐

6 – Maigrir est l'occasion de me purifier, de me laver des erreurs passées. Les privations nécessaires sont méritées ☐

7 – Je souffre d'être l'objet d'attentions particulières. Je désire simplement qu'on me considère comme un individu ordinaire. Tout ce que je demande est qu'on m'oublie, qu'on ne me regarde pas comme une bête curieuse, qu'on ne m'épie pas quand je mange ☐

Vous avez répondu 1.
La Clef de l'existence de soi vous concerne au premier chef (page 209).

Vous avez répondu 2.
Vous êtes un peu plus réaliste. Mais vous confondez néanmoins minceur et séduction. On peut être gros et séduisant, ou mince et peu séduisant. Allez voir du côté de la Clef de l'existence de soi (page 209).

Vous avez répondu 3.
Vous ne voulez pas maigrir pour plaire aux autres, mais pour vous plaire à vous-même. C'est un problème entre vous et vous. Il s'agit d'une excellente façon de voir les choses. Vous êtes sur la bonne voie.

Vous avez répondu 4, 5 ou 6.
La Clef de l'existence de soi est le chapitre important dans votre cas (page 209).

Vous avez répondu 7.
Votre aspiration est légitime et vous ne fondez pas d'espoir démesuré sur votre amaigrissement. Cela augmente notablement vos chances de parvenir à perdre du poids de façon durable.

Question B. Maigrir est-il la solution de mes problèmes ?

Pensez-vous que le fait de maigrir vous permettra de résoudre des problèmes de vie sur lesquels vous butez actuellement (difficultés dans vos relations amoureuses et amicales, dans votre couple, dans votre travail, dans le cadre d'une recherche d'emploi) ?

1 - Maigrir me permettra assurément de résoudre mes problèmes de vie ☐
2 - Maigrir devrait contribuer de façon importante à résoudre mes problèmes de vie ☐
3 - Maigrir devrait en partie contribuer à résoudre mes problèmes de vie ☐
4 - Maigrir ne devrait pas contribuer à résoudre mes problèmes de vie ☐

Vous avez répondu 1 ou 2.
Vous pensez que maigrir fera disparaître vos problèmes de vie. Vous fondez beaucoup d'espoir sur votre amaigrissement. Un peu trop, peut-être.

Vous avez répondu 3 ou 4.
Bravo pour votre lucidité !

CLEF DE LA DÉCISION DE DEVENIR UNE PERSONNE MINCE

DEVENIR UNE PERSONNE MINCE NE CONSISTE PAS SEULEMENT À PERDRE DES KILOS

Je désire changer en profondeur !

- Je sais que je devrai pour cela apprendre de nouvelles façons d'être et de faire, devenir capable de résoudre mes problèmes de vie autrement qu'en mangeant.
- Afin de perdre du poids et ne pas le reprendre, je devrai me contenter de moins de nourriture.

Je me sens motivé et prêt à devenir une personne mince dès à présent.

Le moment n'est pas bien choisi pour devenir une personne mince.

Je ne suis pas prêt à payer le prix de la minceur et préfère renoncer à l'idée de perdre des kilos.

Je renonce (temporairement ou définitivement) à devenir une personne mince.

Je décide de m'assumer tel(le) que je suis. Je m'intéresse aux Clefs de l'existence de soi (p. 211), du corps (p. 77), et de la vie (p. 305), afin d'en devenir capable.

Mes motivations principales sont :
- Améliorer mon état de santé
- Améliorer mon confort physique
- Améliorer mon esthétique corporelle
- Devenir un individu ordinaire

Je poursuis ma lecture par la Clef du comportement alimentaire (p. 59).

Mes motivations principales sont :
- M'estimer davantage
- Fortifier ma personnalité
- Résoudre mes difficultés de vie
- Résoudre mes problèmes relationnels
- Satisfaire des proches qui souhaitent que je mincisse
- Être aimé
- Me purifier et me laver des erreurs passées

Je m'intéresse en priorité à la Clef de l'existence de soi (p. 211).

La Clef du comportement *alimentaire*

Dis-moi comment tu manges et je te dirais qui tu es ! La façon dont vous mangez est un fidèle reflet de votre personnalité – avec ses forces et ses faiblesses –, de vos croyances, plus ou moins rationnelles, mais aussi de votre histoire familiale et personnelle. Vos comportements alimentaires trahissent encore votre adhésion à des traditions culturelles et religieuses ou votre rejet de celles-ci, votre appartenance à une communauté, un pays, une époque, une classe socio-économique. On y décèle votre parcours social, vos fidélités et vos révoltes.

Lire dans les comportements alimentaires peut donc se révéler riche en enseignements. Les objectifs assignés à la Clef du comportement alimentaire sont multiples :

• *Il s'agit en premier lieu d'observer ce que vous mangez, quand, comment et combien.* Accepter de regarder la vérité en face, se confronter avec certains aspects de soi qu'on préférerait oublier est pour beaucoup une douloureuse épreuve. Mieux connaître, dans le détail, comment on se comporte face aux aliments vous permettra d'évaluer votre degré de restriction alimentaire et votre tendance à perdre le contrôle de votre alimentation. Vous pourrez ainsi déterminer le style alimentaire qui est habituellement le vôtre. Tel est l'objectif d'un premier type de carnet alimentaire, le carnet des conduites alimentaires.

• *Il s'agit ensuite de comprendre pourquoi vous mangez plus, alors que vous voudriez manger moins.* Vous avez peut-être constaté que vous éprouvez parfois une attirance irraisonnée pour tel aliment particulier, que vous passez votre temps à tricher avec vous-même, à désobéir aux règles que vous vous êtes vous-même imposées. De telles conduites semblent illogiques, irrationnelles, mystérieuses, incompréhensibles. Nous allons voir qu'il est cependant possible de trouver des causes à tout cela. Tel est l'objectif d'un second type de carnet alimentaire, le carnet explorateur.

LE CARNET DES CONDUITES ALIMENTAIRES

Noter ce qu'on mange est en passe de devenir la tarte à la crème (si j'ose ainsi m'exprimer) des méthodes amaigrissantes : votre médecin généraliste et votre nutritionniste vous le demandent, afin de mieux savoir ce que vous mangez et vous donner un régime adapté ; l'animatrice de votre groupe de surveillance pondérale vous propose de cocher une grille alimentaire afin que vous puissiez vous y retrouver entre ce que vous devez absolument manger et ce que vous ne devez surtout pas manger ; et voilà que même votre psy s'y met afin d'examiner à la loupe vos états d'âme avant, pendant et après vos crises boulimiques.

Est-il vraiment indispensable de tenir un carnet alimentaire ?

Rares sont les personnes qui bondissent de joie à l'idée de tenir un carnet alimentaire ; encore plus rares sont celles qui parviennent à s'y astreindre de façon régulière. Il y a diverses raisons à cela, que nous allons examiner.

• *Tout d'abord, noter ce qu'on mange apparaît à beaucoup de personnes en surpoids comme une activité typiquement nombriliste :* comment est-il possible de tenir un registre de choses aussi futiles, aussi manifestement dépourvues d'intérêt que le fait d'avoir mangé trois biscuits à 16 heures 30 ou repris deux fois du dessert ?

Certes, il n'est pas entièrement faux de dire que, comparés aux problèmes de la guerre, du sous-développement, de la surpopulation, de la crise économique, de la crise des valeurs, du sida, ou du martyr des animaux de laboratoire – selon votre sensibilité –, vos petits dérapages alimentaires ne sont que broutilles. Peut-être ce point de vue est-il défendable, mais il ne me paraît pas véritablement honnête de votre part. Car ces excès alimentaires, ces difficultés de poids sont les vôtres, et si vous ne vous en préoccupez pas, personne ne le fera à votre place. Votre surpoids, en fait, est concomitant d'une difficulté à vivre, d'un désespoir bien réels, qu'il n'y a pas lieu de négliger, même au profit de nobles causes. La vérité est que vous avez de la difficulté à vous intéresser à vous-même et préférez, d'une façon générale, vous oublier. Cette attitude fait partie intégrante de votre problème et nous y reviendrons dans la Clef de l'existence de soi.

• La seconde raison qui rend si difficile la tenue d'un carnet alimentaire est le fait que *noter ses excès alimentaires revient à se confronter de façon répétitive à son incapacité à manger moins.* Ces débordements alimentaires qui mettent en l'air d'un seul coup plusieurs jours d'efforts, ces petits grappillages qui finissent par faire de grandes rivières, comme on aimerait qu'ils n'aient pas existé !... Il est donc tentant de les mettre entre parenthèses, de les gommer de sa mémoire. C'est justement l'une des fonctions du carnet alimentaire : officialiser chaque prise alimentaire. Vous avez mangé ceci et cela, et c'est vrai. Sans doute ne vous en rendez-vous pas compte, mais s'il vous est si facile « d'oublier » ce que vous avez avalé, de faire comme si vous n'aviez pas mangé, c'est que vous êtes la proie d'une incertitude fondamentale, d'une difficulté à distinguer le vrai et le faux, le moi et le non-moi. Vous vous racontez des histoires, vous vous leurrez un peu trop aisément. Et il arrive parfois que vous ne sachiez plus très bien départager réalité et illusion.

Venons-en au côté honteux de la chose : *vous vivez vos excès alimentaires comme autant de fautes morales, de péchés.* « Si j'ai trop mangé, c'est donc que je n'ai pas de volonté, que je ne vaux rien », vous dites-vous. À la culpabilité peut encore s'ajouter la honte : de quoi aurez-vous l'air si, face à des amis, des collègues avec qui vous venez de déjeuner, vous sortez votre petit carnet pour noter, sérieux comme un pape : une assiette de crudités (avec vinaigrette), un steak (150 g à vue d'œil), pommes de terre frites (200 g au bas mot), tarte au citron (la moitié, c'est fou ce que je suis raisonnable) ? Que se passera-t-il si votre conjoint, votre petit (e) ami (e) trouvent ce carnet et y découvrent vos turpitudes : mardi, 18 heures, boulimie incontrôlable (1 plaque de chocolat noir de 100 g, 1 paquet de 200 g de biscuits au chocolat) ? Ne vont-ils pas ricaner, vous mépriser au moins autant que vous vous méprisez vous-même, et pour finir vous abandonner ?

Il arrive fréquemment qu'on tienne scrupuleusement son carnet alimentaire quand tout va bien et qu'on parvient à se montrer raisonnable du point de vue des quantités mangées, puis qu'on cesse de noter lorsqu'on perd le contrôle de son comportement alimentaire. On préfère alors ne pas savoir, oublier au plus vite ces écarts vécus comme autant d'échecs, de signes qu'on est incapable de maîtriser son comportement alimentaire et, à la fin des fins, qu'on est un être sans volonté, fondamentalement sans valeur.

Le carnet doit vous conduire à considérer vos débordements alimentaires, non comme des péchés, des fautes morales, mais comme des problèmes à résoudre, les symptômes de difficultés auxquelles il convient de rechercher des solutions adéquates. Il s'agit là d'un travail de nature personnelle. Il n'y a bien entendu rien de honteux à répertorier ses prises alimentaires, mais il n'est cependant pas utile de le faire en public ou de laisser traîner votre carnet trop en évidence. D'une certaine façon, ce carnet a valeur de journal intime. Prendriez-vous des notes sur votre journal intime en public, ou le laisseriez-vous consulter par quiconque ? Quant à la faute morale que représente le fait d'avoir cédé à ses désirs de nourriture, nous y reviendrons dans la Clef de l'existence de soi. Ceux qui sont prisonniers de tels modes de pensée, au point de ne pouvoir concevoir de tenir un carnet alimentaire, peuvent d'ores et déjà aller faire un tour du côté des pages 209 et suivantes.

Comment procéder sur le plan pratique ?

Première étape : tenir un carnet des conduites alimentaires.

Je vous demande de noter :

- Où et quand vous avez mangé.
- Ce que vous avez mangé.
- Quelles quantités vous avez consommées.

> *QUELQUES MENUS CONSEILS...*
>
> ➤ *Ayez votre carnet avec vous et notez vos prises alimentaires au fur et à mesure, sept jours sur sept.*
>
> ➤ *Ne cherchez pas à manger autrement que vous le faites d'habitude. Il ne s'agit pas de récolter des bons points auprès de la maîtresse d'école, mais de repérer les problèmes alimentaires auxquels vous êtes confronté.*
>
> ➤ *Ne trichez pas, soyez honnête avec vous-même.*
>
> ➤ *Tenez le carnet de vos conduites alimentaires durant au moins une semaine ou, mieux encore, durant une quinzaine de jours.*

Si vous êtes pressé, vous pouvez cependant tricher quelque peu et noter ce que vous avez mangé durant les jours précédents. Soyez néanmoins prudent et évitez de trop faire confiance à votre mémoire : peu de personnes sont capables de se souvenir de ce qu'elles ont mangé à plusieurs jours de distance ; si vous avez, en outre, tendance à « oublier » sélectivement certaines de vos prises alimentaires, mieux vaut noter sagement au jour le jour ce que vous mangez. Souvenez-vous : il ne s'agit pas de perdre trois kilos avant l'été (ou avant Noël, ou avant Pâques). Vous avez décidé, cette fois-ci, d'aller au fond des choses. Vous acceptez l'idée que votre problème est complexe, que tout cela va prendre un certain temps ; vous n'êtes donc pas à quelques jours près.

Faut-il quantifier les quantités consommées ?

Ce qui importe, en ce qui concerne le stockage et le déstockage des réserves de graisse, est le bilan d'énergie de votre organisme, c'est-à-dire la différence entre les apports de nourriture et les besoins de votre organisme, évalués habituellement en calories, ou, si on veut faire moderne, en kilojoules.

Lorsqu'on a une alimentation monotone et régulière, il est relativement facile d'évaluer si on mange plus ou moins que d'habitude. Mais, dès qu'on mange des aliments nouveaux et variés, certains pauvres en calories et d'autres nettement plus riches, il devient beaucoup plus difficile de savoir où on en est. Si tel est votre cas, il peut s'avérer instructif d'évaluer ce que vous mangez du point de vue calorique durant quelque temps, grâce à la table de calories en annexe de ce livre.

Si vous vous décidez à le faire, ne tombez pas dans l'obsession : la mesure des calories est, par nature, imprécise. Les valeurs caloriques indiquées sont variables d'une table à l'autre pour un

même aliment, ce qui n'a rien d'étonnant si on songe que tous les biftecks, ou tous les croissants, ou tous les camemberts ne se valent pas, du point de vue calorique, s'entend.
Je vous conseille aussi d'évaluer la valeur énergétique de votre alimentation, et non pas au jour le jour, mais à la semaine. Il n'y a en effet aucune justification au fait de manger tous les jours les mêmes quantités d'aliments. Faire des excès (raisonnables), suivis de prises alimentaires plus légères est une façon naturelle de manger : la majorité des personnes ayant une bonne régulation pondérale mange davantage durant un ou deux jours (et s'alourdit légèrement) puis mange moins le ou les jours suivants (et s'allège légèrement). De même, les personnes ayant un poids stable n'hésitent pas, lorsque l'occasion se présente, à manger des quantités de nourriture supérieures de 30 % à 40 % en valeur calorique à leur ration alimentaire habituelle. Elles mangent spontanément moins les jours qui suivent.

QUESTIONS-RÉPONSES

« Si je tiens bien mon carnet alimentaire, cela me permettra-t-il de maigrir ? »
Nombreux sont ceux qui commencent leur carnet alimentaire débordant de bonnes résolutions. Durant quelques jours, voire quelques semaines, ils mangent raisonnablement des nourritures diététiques, et les notent scrupuleusement sur le carnet. Ils maigrissent, croient-ils, grâce à leur petit carnet.
Puis vient un jour où, n'y tenant plus, ils craquent, basculent dans les excès, et abandonnent carnet et espérances. À quoi bon noter, pensent-ils, puisqu'ils ne parviennent pas à refréner leurs appétits ?
De telles personnes n'ont rien compris : le carnet alimentaire n'a pas vocation policière. En tout cas, pas celui que je vous demande de tenir. Son objectif est de permettre de repérer les difficultés, et non de les faire disparaître comme par magie. Noter ce qu'on mange n'est en aucun cas censé suffire à résoudre les problèmes, mais doit permettre de les repérer et de les comprendre.

« Tenir un carnet alimentaire est au-dessus de mes forces. Ne me reste-il plus qu'à abandonner ? »
En voilà une idée ! Sachez qu'il est plutôt rare qu'on parvienne d'emblée à tenir régulièrement un carnet alimentaire. On s'y essaie, on abandonne, on y repense, on le reprend... Si vous êtes absolument réfractaire au carnet, ne vous obnubilez pas dessus et passez directement à la Clef de l'existence de soi, page 209.

Deuxième étape : tirer les enseignements de son carnet des conduites alimentaires.

Lorsque vous aurez tenu votre carnet suffisamment longtemps pour pouvoir apprécier les différentes facettes de votre comportement alimentaire, vous devriez être capable de repérer le style dont vous vous rapprochez le plus. Nous allons passer en revue les différents modes alimentaires le plus souvent rencontrés chez les personnes ayant des problèmes pondéraux. Nous chercherons tout particulièrement à savoir si vous êtes de façon habituelle dans un état de restriction alimentaire, et si vous perdez souvent le contrôle de votre alimentation, en quantité ou en qualité. Gardez néanmoins à l'esprit que vous pouvez fort bien avoir – ou que vous avez pu avoir dans le passé – plusieurs modes alimentaires différents, qui alternent ou ont alterné par périodes. Votre problème alimentaire peut prendre des formes différentes selon que vous êtes en période de prise de poids, ou que vous tentez d'en perdre et y parvenez un temps, ou que vous essayez de maigrir sans y parvenir, ou encore que, découragé, vous ne faites que des efforts sporadiques.

Le bon mangeur en surpoids : non restreint, sans perte de contrôle apparente

Votre situation semble en apparence des plus claires : vous avez la sensation de manger à votre faim et ne faites pas d'effort particulier pour manger moins. Vous mangez beaucoup, en tout cas bien plus que les personnes qui peuvent se comparer à vous du point de vue de la taille, du sexe, de l'âge et du mode de vie. Il est donc logique que vous soyez trop gros.

> LE BON MANGEUR EN SURPOIDS
> est celui qui mange plus que la moyenne, sans chercher à se restreindre. Son poids est le plus souvent relativement stable.

Peut-être n'est-ce pas pour vous une surprise. Ou bien, après avoir consciencieusement noté ce que vous mangiez durant une ou deux semaines, découvrez-vous, non sans quelque stupeur, que vous mangez plus que vous ne pensiez. Vous vous êtes en particulier aperçu que vous aviez tendance à vous resservir, ou bien que, sans vous resservir, vous vous octroyiez d'emblée des portions conséquentes, ou encore que vous mangiez nettement plus de pain, que vous buviez plus de vin, de bière, de jus de fruits ou de soda sucré que vous ne croyiez. Il se peut aussi que vous vous aperceviez que ce que vous mangez entre les repas est loin d'être négligeable. Ou encore, sans manger des quantités inouïes de nourriture, vous avez systématiquement tendance à vous orienter vers les aliments riches en calories : les viandes grasses, les fromages, les biscuits et pâtisseries, les aliments frits, les plats préparés avec force matières grasses.

Thérèse : une grosse mangeuse qui n'en a pas conscience

OÙ ET QUAND ?	QUOI ?	COMBIEN ?	*LE COMPTE DES CALORIES*
8 heures, à la maison	Café, 2 sucres Pain beurre	 2 tartines	► *Petit déjeuner : 450 calories*
12 heures, restaurant rapide	Cheeseburger double Frites Tarte aux pommes Coca-Cola	1 1 petite portion 1 1 grand	► *Déjeuner : 1 000 calories*
20 heures, à la maison	Quiche lorraine Bœuf bourguignon Fromages : brie et roquefort Pain Gâteau maison au chocolat Vin	1 portion 2 portions 1 portion de chaque 5 tranches 1 portion 2 verres	► *Dîner : 1 800 calories*
			► *TOTAL DU JOUR : 3 250 calories*

Thérèse, 56 ans, pèse 94 kg pour 1,64 m. Elle n'a pas l'impression de manger plus que les autres. Le 19 décembre, elle a mangé sans doute un peu plus que les autres jours. Elle a déjeuné dans un restaurant rapide car elle accompagnait ses petits-enfants, Charlotte, 14 ans, et Zazou, 8 ans. « Je n'ai pas voulu me singulariser et j'ai pris la même chose qu'eux », explique-t-elle. Pour le soir, elle avait acheté une quiche chez le traiteur et préparé un bœuf bourguignon, ainsi qu'un gâteau. Elle estime cuisiner une pâtisserie une fois par semaine, quand elle reçoit ses enfants. Le reste du temps, elle mange un fruit en dessert. Sa moyenne calorique s'établit aux alentours de 2 700 calories par jour.
(La suite des aventures de Thérèse page 169).

Justin, un bon mangeur qui estime manger « normalement »

OÙ ET QUAND ?	QUOI ?	COMBIEN ?	*Le compte des calories*
8 heures, à la maison	Café, 2 sucres Corn-flakes + lait Biscottes beurrées Jus d'orange	 1 portion 2 1 verre	 ► *Petit déjeuner :* *350 calories*
11 heures, bureau	Café, 2 sucres		*40 calories*
12 heures 30, Restaurant entreprise	Crudités + vinaigrette Lotte aux câpres Pommes vapeur Pain Vin Pomme Café, 2 sucres	1 assiette 1 petite portion 6 petites 2 morceaux 2 verres 1 petite	 ► *Déjeuner :* *750 calories*
Entre 15 et 18 heures, bureau	Seven Up Coke	1 2	► *Boissons* *diverses :* *430 calories*
20 heures 30, domicile	Escalope de veau milanaise Spaghetti, parmesan 2e service de spaghetti Fromages : blanc 20 % MG Pain 2e pomme Vin	 1, taille normale 1 portion 1 portion plus petite 1 portion 3 tranches 1 1 verre	 ► *Dîner :* *1 000 calories*
			► *Total du jour :* *2 530 calories*

Justin a 42 ans, pèse 85 kg pour 1,72 m. Après avoir tenu une semaine son carnet alimentaire, il s'étonne : « Je ne me rendais pas compte que les cafés sucrés et les sodas pris au bureau représentaient autant de calories. Je n'avais pas non plus conscience que souvent, à la maison, je me resservais de la plupart des plats. Je fais pourtant des efforts du point de vue diététique : sur les conseils de mon médecin, je prends un petit déjeuner correct, ce que je ne faisais pas auparavant, et je veille à manger équilibré. »
Certes, l'alimentation de Justin est des plus équilibrées du point de vue nutri-

tionnel. Elle n'est pas excessive pour quelqu'un qui veut conserver le même poids. D'ailleurs, le poids de Justin est stable. Mais un tel style alimentaire ne pourra pas permettre de maigrir.
(La suite des aventures de Justin page 171.)

Le petit mangeur en surpoids : restreint, sans perte de contrôle

Vous semblez être victime d'une abominable injustice : alors que vous picorez à peine dans votre assiette, que vous mangez bien moins que la plupart des personnes qui peuvent se comparer à vous du point de vue de la taille, du sexe, de l'âge et du mode de vie, vous n'en restez pas moins gros. Oh, certes, vous ne grossissez pas, mais ne maigrissez pas non plus.

> LE PETIT MANGEUR EN SURPOIDS est celui qui mange moins que la moyenne, qui s'impose des privations sans parvenir à perdre du poids pour autant.

Vous faites pourtant de louables efforts, et suivez à la lettre les conseils de votre médecin ou de votre conseiller en amaigrissement. Vous mangez sain, hygiénique.
Le petit mangeur en surpoids, sage et obéissant, des années 70-80, mangeait beaucoup de viande rouge et de salade verte, avait banni pain, riz et pâtes. Dans les années 90, il se méfie des viandes et de leurs graisses cachées, consomme pain, céréales et légumes secs, voue aux gémonies les corps gras. Le bourrage de l'estomac à coups de légumes à l'eau et le sempiternel poisson au court-bouillon sont restés de grands classiques. Le petit mangeur en surpoids est tellement imprégné de l'air du temps que non seulement il boit son café ou son thé non sucré, cuisine à la vapeur et sans sauce d'accompagnement, dévore les crudités assaisonnées au jus de citron mais, en plus, en est venu à trouver ça normal, voire bon.
Ou bien, plus fantaisiste dans le choix de vos gourous diététiques, vous suivez tel ou tel régime découvert au détour d'une revue ou d'un livre et qui, la plupart du temps, consiste à interdire avec véhémence ceci et à vivement recommander cela. Ou encore êtes-vous plein de créativité, et vous concoctez-vous des modes alimentaires personnalisés en fonction de vos expériences précédentes. S'il est mille et une façons de se restreindre, ce qui ne varie pas, c'est la façon quasi religieuse avec laquelle vous vous astreignez à obéir à ces différents oukases.

Marie-Noëlle : une petite mangeuse qui conserve ses rondeurs envers et contre tout

OÙ ET QUAND ?	QUOI ?	COMBIEN ?	*LE COMPTE DES CALORIES*
8 heures, chez moi	Thé sans sucre Yaourt maigre Pain + confiture	1 1 1 tranche + une fine couche	► *Petit déjeuner : 150 calories*
12 heures 30, restaurant d'entreprise	Crudités citronnées Saumon frais court-bouillon Riz Petite poire Eau plate	1 portion 150 g 150 g 1	► *Déjeuner : 530 calories*
17 heures, bureau	Yaourts Biscuit	2 1	► *En-cas : 130 calories*
20 heures, chez moi	Poulet sans peau Brocolis vapeur Pomme Eau plate	1 portion 200 g 1	► *Dîner : 350 calories*
			► *TOTAL DU JOUR : 1 230 calories*

Marie-Noëlle, 38 ans, 73 kg pour 1,61 m, ne sait plus à quel saint se vouer : on ne peut lui reprocher de trop manger, ni de ne pas suivre les conseils des professionnels de la nutrition. Elle ferait plutôt, de ce point de vue, de l'excès de zèle ! En fait, à force de faire la chasse aux graisses, elle prive son alimentation de leur apport indispensable, ce qui, à la longue, est nuisible à la santé (voir la Clef de la nutrition, page 183). Question calories, avec une moyenne tournant aux alentours de 1 200-1 400 calories par jour, Marie-Noëlle est au plancher. Mais alors qu'avec un tel régime la plupart des personnes perdent du poids rapidement, Marie-Noëlle reste boulotte.
Marie-Noëlle a tout contre elle : un père très gros, une mère qui, sans être franchement grosse, a toute sa vie fait la chasse aux kilos et reste malgré tout plutôt ronde ; Marie-Noëlle a aussi fait de nombreux régimes, a perdu du poids, l'a repris plus souvent qu'à son tour. À 38 ans, perdre du poids semble être devenu presque impossible.
(La suite des aventures de Marie-Noëlle page 303.)

Albert, le faux petit mangeur

OÙ ET QUAND ?	QUOI ?	COMBIEN ?	*Le compte des calories*
8 heures, domicile	Café, 2 sucres Yaourt aux fruits Biscottes beurrées	1 1 3	► *Petit déjeuner : 400 calories*
11 heures, bureau	Jus d'orange	1	► *Boissons diverses : 70 calories*
12 heures 30, cantine	Salade niçoise Cabillaud sauce béarnaise Riz pilaf Crème caramel Pain Vin	1 petite assiette 150 g 150 g 1 2 tranches 1 verre	► *Déjeuner : 900 calories*
21 heures, domicile	Poulet rôti Frites Brie Pain Vin	1 cuisse 200 g 1 portion 2 tranches 1 verre	► *Dîner : 750 calories*
			► *Total du jour : 2 120 calories*

Albert, 37 ans, 92 kg et 1,78 m, trouve qu'il mange avec beaucoup de modération depuis plusieurs mois. Il a abandonné les apéritifs et les cacahuètes salées, les charcuteries, les pâtisseries, les gros steaks quotidiens et les plats en sauce. Pourquoi ces efforts ne sont-ils pas récompensés ? À y regarder de plus près, Albert mange plus qu'il ne pense : certes, il mange du poisson et de la volaille, mais consomme en fait toujours des portions importantes de plats en sauce et de fritures (le riz pilaf et les pommes de terre frites pèsent nettement plus lourd que le riz et les pommes de terre cuits à l'eau) ; il ne consomme plus de véritables pâtisseries, qu'il remplace par des entremets, mais une portion entière d'entremets représente néanmoins plus de calories qu'une portion entière de fruit. Le week-end, Albert se laisse aller à manger sans se priver. Au total, la moyenne hebdomadaire d'Albert avoisine les 2 500 calories par jour. Certes, il ne grossit plus, mais ne maigrit pas.

Le mangeur binaire en surpoids : restreint, avec pertes de contrôle

La tenue du carnet alimentaire met en évidence chez vous deux types bien différents de comportements face à l'alimentation, qui alternent régulièrement. Le premier d'entre eux ressemble à ce que nous venons de décrire à propos du petit mangeur en surpoids. Durant ces périodes, vous mangez peu : vous faites des repas diététiques, avec force légumes, poissons et laitages maigres, point trop de viandes, sans addition de matière grasse. Ou bien vous remplacez certains repas par des plats cuisinés minceur, des substituts de repas censés effacer les kilos. Ou bien encore vous sautez délibérément certains repas, dans l'espoir que cela vous fera maigrir, ou pour éviter qu'un de vos précédents excès ne vous fasse grossir.

Beaucoup s'assignent un certain nombre d'interdits, de nature différente selon les croyances du moment : le plus souvent, les aliments gras et sucrés tels les chocolats, pâtisseries, confiseries, font l'objet d'une prohibition absolue. Il en va de même pour les fritures (les pommes de terre frites sont particulièrement diabolisées) et les charcuteries, tandis que le sort fait aux viandes et aux fromages, au pain, aux céréales et aux légumes et fruits farineux est plus variable. Il se peut aussi qu'influencé par certains régimes à la mode, on déclare taboues certaines associations d'aliments, par exemple les plats comportant à la fois des glucides et des lipides. Les interdits vont rarement sans leur envers : les aliments obligés. Il peut s'agir d'une alimentation végétarienne, impliquant la consommation obligatoire de tel ou tel légume, de telles ou telles céréales, ou d'aliments riches en fibres. Certains développent une phobie de la pollution et des aliments « industriels », ne consommant plus que des aliments portant la mention « biologique » sur l'étiquette.

Ces repas trop légers ou sautés, ces mets un peu trop diététiques, ces aliments déifiés et ces autres voués aux gémonies caractérisent l'état de restriction alimentaire. Si vous parveniez à maintenir ce type d'alimentation en permanence, vous seriez un petit mangeur en surpoids, gros malgré une ration alimentaire inférieure à la normale ; ou bien vous seriez mince et quelque peu psychorigide (mais personne n'est parfait) ; ou bien encore vous seriez maladivement maigre et catalogué anorexique mental.

> LE MANGEUR BINAIRE EN SURPOIDS tente de se restreindre, mais perd régulièrement le contrôle. Au total, il mange souvent plus que la moyenne. Son poids est le plus souvent instable, en yoyo.

Mais voilà, chez vous, la restriction alimentaire alterne avec des excès. Ceux-ci peuvent prendre la forme de boulimies véritables. Vous perdez alors tout contrôle sur votre alimentation et vous vous mettez à manger de très grosses quantités de nourriture en un minimum de temps. Vous ingurgitez de préférence les aliments que vous considériez comme tabous dans vos phases de

restriction alimentaire : biscuits, gâteaux, chocolat, crèmes glacées, ou, si vous êtes plutôt attiré par le salé : charcuteries, fromages, pain.
Puisque nous parlons de boulimies, il convient de donner quelques définitions : le corps médical réserve actuellement le terme de « boulimie », ou *boulimie nerveuse*, aux personnes qui ont des pertes de contrôle alimentaire fréquentes (deux fois par semaine au moins), durant lesquelles elles ingurgitent d'importantes quantités de nourriture, et qui, de plus, utilisent divers moyens afin de ne pas prendre de poids : vomissements provoqués, prise de laxatifs ou de diurétiques à haute dose, alternance de périodes boulimiques et de périodes de régime strict ou de jeûne quasi total, pratique d'exercices physiques frénétiques... Il en résulte que 70 % des « boulimiques nerveux » ont un poids normal ou une surcharge pondérale très modérée. Ces personnes sont cependant préoccupées à l'extrême par leur poids et les formes de leur corps, dont elles sont toujours insatisfaites. Elles sont donc en permanence en train d'essayer de perdre du poids, sautent pour cela la majorité des repas, voire ne font plus de repas du tout, ce qui ne fait qu'aggraver le problème boulimique.
Certaines personnes boulimiques sont en outre la proie d'autres actes impulsifs : kleptomanie, nymphomanie, actes de violence incontrôlables, alcoolisme ou toxicomanie. Il est aussi fréquent que les personnes boulimiques soient dépressives. La boulimie nerveuse peut donc se révéler être un trouble psychologique majeur, en particulier quand boulimies, vomissements ou autres moyens de contrôle du poids finissent par constituer l'essentiel de la vie de la personne.
Les individus qui font des boulimies véritables et régulières, mais n'utilisent pas de moyen aussi radical que le vomissement provoqué, la prise de médicaments à haute dose ou le sport frénétique pour ne pas prendre de poids sont, fort logiquement, fréquemment en surcharge pondérale. Les psychiatres ont créé pour eux depuis quelques années une nouvelle catégorie, l'hyperphagie boulimique, ou « Binge eating disorder ». On considère habituellement que les troubles psychologiques de ces personnes sont moins intenses, mais de nature semblable à ceux des personnes boulimiques nerveuses.

> *On distingue plusieurs sortes de mangeurs binaires :*
>
> LE BOULIMIQUE est celui ou celle qui consomme de grosses quantités de nourriture dans un temps bref, mais qui parvient à ne pas prendre trop de poids grâce à diverses astuces peu recommandables, comme le vomissement provoqué ou des périodes de jeûne compensatrices.
>
> L'HYPERPHAGE BOULIMIQUE OU « BINGER » est celui ou celle qui consomme de grosses quantités de nourriture dans un temps bref, et à qui cela fait prendre du poids.
>
> LE GRIGNOTEUR en surpoids consomme de petites quantités de nourriture tout au long de la journée, le total finissant par représenter beaucoup.

Passons maintenant au grignotage : quand les quantités avalées goulûment sont moindres et plus disséminées dans le temps, on parle de grignotage et non de boulimie. Là encore, la différence est plus affaire d'intensité que de nature. Chez d'autres encore, les choses basculent au cours du repas : tout commence bien, on suit ses bonnes résolutions, on mange léger ; puis la digue semble lâcher, on se rue sur la corbeille de pain, sur un plat auquel on s'était juré de ne pas toucher, sur les fromages, sur un dessert ruisselant de calories.
Pour certains, l'alternance entre périodes de restriction alimentaire et d'excès incontrôlés se déroule à l'échelle du mois, du trimestre, de l'année. Ce qui se traduit souvent par un poids en yoyo : on perd du poids dans la phase restrictive, on le reprend dans la période d'excès sans frein. Pour d'autres, encore plus mal lotis, le poids reste stable dans les périodes de restriction alimentaire, et monte dans les périodes d'excès.
D'autres individus alternent restriction et excès sur la semaine. Classique est le cas de la personne mangeant modérément les jours ouvrables, puis basculant dans la frénésie alimentaire le week-end. Enfin, pour d'autres, tout se joue dans la journée : le petit déjeuner et le déjeuner sont exagérément diététiques ou carrément sautés sans que la personne en soit affectée. Bien au contraire, l'euphorie règne. Puis, dans l'après-midi ou dans la soirée, les choses dérapent et on bascule dans la boulimie.

Julie, ou la restriction alimentaire débordée

OÙ ET QUAND ?	QUOI ?	COMBIEN ?	*Le compte des calories*
7 heures	Thé sans sucre		► *Petit déjeuner : 0 calorie*
10 heures 30, travail	Barre de céréales (substitut de repas)	1	► *En-cas : 120 calories*
13 heures 30, cantine	Poisson Épinards Yaourt	1 petit morceau 1 petite portion 1	► *Déjeuner : 300 calories*
18 heures 30, voiture	Chocolat Biscuits chocolatés	1 tablette 100 g 1 paquet	► *Compulsion alimentaire : 1 200 calories*
20 heures, domicile avec mon ami	Steak Haricots vapeur	150 g 1 assiette	► *Dîner : 400 calories*
			► *Total du jour : 1 920 calories*

Julie a 24 ans, mesure 1,65 m et pèse 72 kg. Elle se trouve très grosse, est terrorisée à l'idée de rester ainsi. Afin de perdre rapidement du poids, elle saute le petit déjeuner, mange des substituts de repas, fait des déjeuners plus que diététiques au restaurant d'entreprise. Elle craque le plus souvent en rentrant du travail et avale des confiseries chocolatées. Elle vit seule, mais a un petit ami, Jean-Michel. Lorsqu'il est là, elle prépare un repas diététique. Dans le cas contraire, elle se contente de grignoter. Au total, Julie consomme une moyenne calorique quotidienne avoisinant les 2 000 calories, et son poids reste « affreusement stable », selon son expression.
(La suite des aventures de Julie page 144.)

Christine, ou la boulimique un peu ronde

OÙ ET QUAND ?	QUOI ?	COMBIEN ?	*Le compte des calories*
7 heures 20	Thé Céréales avec lait	 1 bol	▶ *Petit déjeuner : 120 calories*
Déjeuner	Rien		
18 heures, mon studio 20 heures	Saucisson Chips Plat cuisiné traiteur Gâteaux (pâtissier) Pain beurré Vomissement volontaire	100 g 2 paquets 1 portion, puis une 2e 3 gâteaux à la crème 1/2 baguette	▶ *Compulsion alimentaire : 3 500 calories*
			▶ *Total du jour : 3 620 calories*

Christine a 27 ans, mesure 1,60 m et pèse 67 kg. Elle estime être énorme, difforme. Pour maigrir, elle choisit la méthode la plus expéditive : ne rien manger du tout, ou presque. Cela fonctionne le plus souvent jusqu'au soir. Elle perd alors le contrôle des événements : en rentrant du travail, elle s'arrête chez le traiteur, puis le boulanger-pâtissier, achète les aliments nécessaires à sa boulimie. Il s'agit presque toujours d'aliments gras et sucrés, riches en calories, tels gâteaux, aliments chocolatés, plats à base de fromage. Si Christine ne se faisait pas vomir, elle serait sans doute énorme. Mais les vomissements éliminent une bonne part de la prise alimentaire, si bien que Christine est juste un peu grosse et a un poids relativement stable.
(La suite des aventures de Christine page 157.)

Le mangeur anarchique en surpoids : non restreint, avec pertes de contrôle

Chez la personne mangeuse binaire, la succession d'un temps de restriction alimentaire et d'un temps d'excès de toutes sortes impose une rythmicité, donne un sens aux choses : il y a les bonnes périodes, celles dont on est fier, auxquelles on aime à faire référence, et les mauvaises, celles durant lesquelles on s'abandonne à son côté sombre. Lorsque l'alimentation vire à l'anarchie, tout repère part à vau-l'eau. Les repas structurés (vous savez bien : ces moments où on consomme de la nourriture contenue par une assiette, avec un couteau et une fourchette, en position assise...) sont soit absents, soit épisodiques, en fonction des circonstances. Les aliments sont consommés dans des endroits et à des moments variés, debout, assis ou couché, souvent en faisant quelque chose d'autre en même temps, comme marcher dans la rue, regarder la télévision, écouter de la musique, lire, prendre un bain. Les prises alimentaires peuvent être brutales et volumineuses et on parle alors de boulimies ; elles peuvent être échelonnées et on parle de grignotage. Dans tous les cas, les quantités, dans la mesure où on parvient à les déterminer, sont fluctuantes, selon les individus, selon les périodes, allant d'une consommation relativement faible à des excès pantagruéliques.

> LE MANGEUR ANARCHIQUE EN SURPOIDS a abandonné tout effort de restriction ou de contrôle sur son alimentation. Il mange en fonction de son humeur ou des circonstances, le plus souvent sans faire de repas véritable. Au total, il mange souvent plus qu'il ne faudrait.

Cette déstructuration est souvent le fait de personnes qui, auparavant, pratiquaient la restriction alimentaire, mais qui, découragées par leurs boulimies à répétition, ont baissé les bras, fini par abandonner toute idée de contrôle. Ou bien il s'agit de personnes qui supportent mal d'avoir des habitudes alimentaires régulières, qu'elles vivent comme autant de contraintes.

Il est clair que si votre alimentation est du type anarchique, tenter de l'organiser, tenir un carnet alimentaire vous apparaissent sans doute comme autant de tâches rebutantes, tout à fait impossibles à envisager. C'est à partir des Clefs de l'existence de soi et du corps que vous pourrez progresser. Les Clefs du comportement alimentaire, de la modération et de la nutrition ne sont envisageables que dans une seconde période.

Huguette, ou l'alimentation Junk food

OÙ ET QUAND ?	QUOI ?	COMBIEN ?	*Le compte des calories*
11 heures, cafétéria	Café avec sucrettes 2 pains au chocolat	 2	*580 calories*
12 heures, bibliothèque	Biscuits apéritifs salés Chips	1 paquet 2 paquets	*900 calories*
18 heures, rue, en marchant	Religieuse café et choc. Palmier	2 gâteaux 1	*800 calories*
19 heures, chez moi,	Nounours (confiserie)	entre 5 et 10	*200 calories*
21 heures, chez moi, TV	Sandwich : pâté + beurre + cornichons, pain	1, gros sandwich	*400 calories*
21 heures, chez moi, au lit	Pain, beurre Kim cône (crème glacée) Biscuits chocolat	1/2 baguette 1 ou 2 1 paquet	*1800 calories*

▶ *Total du jour : 4 690 calories*

Huguette a 23 ans, mesure 1,70 m et pèse 74 kg. Elle est plutôt musclée, fait partie des femmes rondes, mais se juge quant à elle franchement obèse. Elle a commencé à manger n'importe comment depuis qu'elle est étudiante et qu'elle vit seule et loin de sa famille. Elle aimerait perdre du poids mais se sent incapable de se mettre au régime. « Manger m'ennuie, faire la cuisine me paraît tout à fait impensable. D'ailleurs, je vis dans une chambre d'étudiante et n'en ai pas la possibilité. Le restaurant universitaire ? La cuisine est mauvaise et cela m'obligerait à sortir de chez moi. D'ailleurs, si je mange dehors, je grossis. » La moyenne calorique hebdomadaire d'Huguette se situe aux alentours de 2 000 calories par jour (le carnet alimentaire ci-dessus est celui d'une journée riche en excès) et son poids fluctue entre 71 et 75 kg. Lorsqu'elle retourne chez ses parents, Huguette continue à consommer des confiseries tout au long de la journée mais, en plus, mange aux repas familiaux, si bien qu'elle prend du poids. De ce fait, elle évite autant que possible de retourner dans sa famille.
(La suite des aventures d'Huguette page 266.)

CLEF DU COMPORTEMENT ALIMENTAIRE :
le carnet des conduites alimentaires

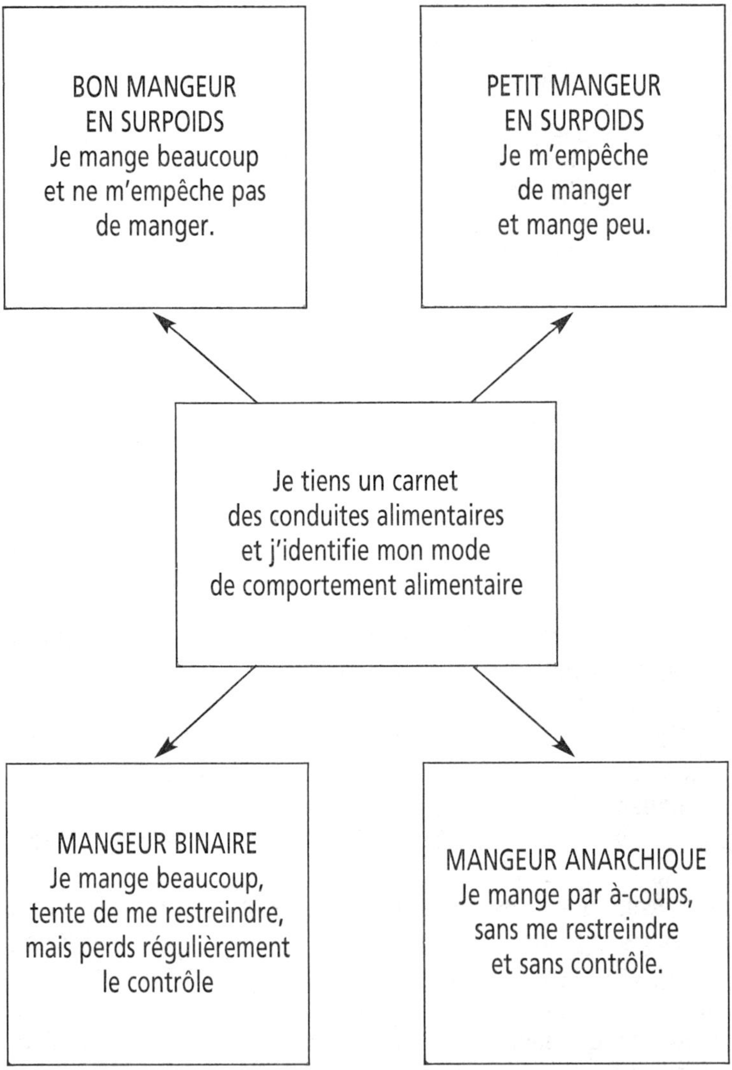

Mieux comprendre ce qui relève de la génétique, de la nutrition et du mental

Nous venons de différencier quatre styles alimentaires qui peuvent tous s'accompagner de surpoids et nous allons voir que les points sur lesquels il s'agira de porter son effort diffèrent sensiblement selon le style auquel vous vous rattachez.

Cette démarche présuppose que ce que vous mangez et combien vous en mangez déterminent votre tour de taille. Mais est-ce si sûr ? Tout le monde connaît des personnes qui mangent comme quatre sans prendre un gramme, d'autres qui affirment grossir à la simple vue d'un gâteau. De nombreuses rumeurs courent sur les causes possibles des prises de poids : ce ne serait pas la valeur calorique des aliments qui serait déterminante, mais l'association des aliments entre eux ; certains aliments, pourtant très caloriques, ne feraient pas grossir, voire feraient maigrir lorsqu'ils seraient consommés isolément ; ou bien encore, l'effet néfaste sur le poids d'aliments riches en calories serait annulé par la consommation concomitante d'autres aliments servant en quelque sorte de contre-poisons. Pour d'autres encore, l'état émotionnel dans lequel on se trouve lorsqu'on mange serait déterminant : un gâteau mangé en état de stress ferait grossir alors que le même gâteau consommé dans un climat de sérénité ne saurait vous faire de mal.

Il n'est peut-être donc pas tout à fait inutile de préciser les rapports qu'entretiennent la biologie, la psychologie et l'alimentation, et la façon dont ces différents facteurs jouent sur le poids.

Comment peut-on être gros et petit mangeur ?

Les croyances plus ou moins magiques concernant le poids sont d'ailleurs confortées par l'existence d'une catégorie de gros tout à fait désespérante (et d'ailleurs le plus souvent désespérée), celle des petits mangeurs en surpoids. En fait, une graisse qui s'accroche malgré une alimentation des plus raisonnables peut être aussi due à :

• *Des prédispositions génétiques à être enveloppé.* L'un de vos parents, les deux peut-être, sont gros ou doivent faire beaucoup d'efforts pour ne pas l'être ? Vos grands-parents, vos oncles et tantes, vos cousins ont des problèmes pondéraux ? Vous avez alors de bonnes chances d'avoir reçu en partage des gènes favorisant l'obésité. Cette prédisposition héréditaire à l'obésité se traduit par un métabolisme plus performant : l'organisme parvient à fabriquer de la graisse avec un minimum de nourriture, puis économise ces réserves, ne les utilisant qu'avec parcimonie. Il est probable que cette caractéristique génétique a représenté un avantage pour nos aïeux : les faibles consommateurs de nourriture, ceux à qui un rien profite, devaient vraisemblablement mieux survivre, en période de famine, que les individus gaspilleurs de calories. Si vous êtes dans ce cas, sans doute vous passeriez-vous aujourd'hui de ce métabolisme hautement performant…

• *Une suite d'erreurs diététiques.* Classique est le cas de ces personnes qui s'imposent privation sur privation pendant des années, sans toujours respecter les règles élémentaires de la nutrition. Des périodes durant lesquelles l'apport en protéines et vitamines est insuffisant aboutissent, si elles sont répétées, à une perte de tissus, en particulier une perte de muscles. Cette fonte tissulaire se traduit certes par une perte de poids visible sur la balance, mais aussi par une baisse du métabolisme : au fur et à mesure que ce dernier diminue, la perte de poids ralentit. La baisse de consommation d'énergie de cette sorte de chaudière interne qu'est le métabolisme des cellules conduit aussi à limiter les dépenses physiques, ce qui contribue encore davantage à freiner la perte de poids. Comme parallèlement on se sent de plus en plus fatigué, lymphatique, vient un moment où on ne peut plus maintenir ses efforts d'amaigrissement : on se remet à manger comme auparavant, voire nettement plus qu'avant son régime, et on reprend ses kilos. En définitive, si on fait le bilan de l'opération, tout cela aura conduit à échanger du muscle contre de la graisse...
Les personnes qui ont ainsi tendance à maigrir plus ou moins rapidement, puis à reprendre leurs kilos et recommencer le même cycle, s'aperçoivent qu'au fil des régimes, elles ont de plus en plus de difficulté à maigrir, et reprennent du poids de plus en plus aisément. Cette situation n'est pas sans rappeler l'histoire du Dr Jekyll et de Mr Hyde : à mesure que les transformations se succèdent, le bon Dr Jekyll constate qu'il se change de plus en plus facilement en Mr Hyde, tandis que la métamorphose inverse devient chaque fois de plus en plus problématique...

> ON PEUT ÊTRE GROS sans manger beaucoup :
>
> – En raison de prédispositions génétiques.
>
> – En raison d'erreurs diététiques répétées.
>
> DEVENIR UNE PERSONNE MINCE se révèle alors plus difficile, sans être impossible pour autant.

Bien évidemment, certaines personnes cumulent les difficultés : ayant hérité d'une génétique rendant la minceur difficile, elles ont tenté d'y remédier par une suite de régimes déséquilibrés, aggravant à la longue leur situation. Cette conjugaison de causes génétiques et nutritionnelles pour installer ou conforter un surpoids est fréquente : des efforts désordonnés faits pour perdre des rondeurs génétiquement programmées, non seulement n'arrangent rien, mais aggravent notablement le problème, tant par leurs conséquences biologiques que, nous allons le voir un peu plus loin, par leurs conséquences psychologiques.

Les faux petits mangeurs

Reste une dernière explication à cette pénible situation, être gros en mangeant peu : peut-être, en fait, mangez-vous plus que vous ne pensez. Il est même possible qu'en réalité vous mangiez au moins autant que la plupart des gens, voire nettement plus, sans bien vous en rendre compte. C'est sans doute votre cas si :

• *Vous consommez de trop grosses portions.* C'est ce qui se passe si vous mangez nettement plus vite que la moyenne. Il se peut que, de ce fait, vous vous serviez de façon courante de larges portions, ou bien que vous vous resserviez systématiquement, sans trop faire attention à ce « détail ».
• *Vous faites systématiquement des repas complets.* Vous prenez toujours une entrée, un plat principal et ses garnitures, du fromage, un dessert, du pain et du vin. Vous croyez manger des quantités normales, ordinaires, alors qu'en fait vous engloutissez sans vous en rendre compte des quantités de nourriture qui n'expliquent que trop bien pourquoi vous ne maigrissez pas, voire pourquoi vous grossissez. Si tel est votre cas, votre comportement alimentaire s'apparente davantage à celui du bon mangeur en surpoids qu'à celui du petit mangeur en surpoids.
• *Vous ne mangez pas beaucoup, mais vous vous rattrapez sur la boisson.* Sodas sucrés, boissons alcoolisées chiffrent vite, en termes de calories.
• *Vous mangez habituellement léger et de petites portions, mais vous faites aussi de temps à autre des excès qui font grimper votre total calorique hebdomadaire.* Il se peut que vous soyez très raisonnable durant la semaine, mais que vous fassiez des excès le week-end. Ou bien, tout en étant sage la plupart du temps, vous faites des excès ponctuels, des repas copieux, des prises alimentaires incontrôlées, qui suffisent à inverser la tendance. Ou encore ce sont de petits à-côtés, des grignotages peu importants en volume, mais qui pèsent lourd en calories : chocolat, biscuits sucrés ou salés, cacahuètes... Si tel est votre cas, vous êtes en fait un bon mangeur ou encore un mangeur binaire en surpoids.

SI VOUS CONSTATEZ QUE, tout compte fait, vous mangez plus que vous ne pensiez, ne vous en désolez pas, bien au contraire : être gros mangeur, ou tout au moins un mangeur moyen, est un avantage certain quand on veut maigrir.

NE PAS ÊTRE CONSCIENT de ce que l'on mange effectivement est toutefois un obstacle sérieux sur lequel il va vous falloir travailler.

Le cas des gros mangeurs qui ne se privent de rien

Le gros mangeur réjouit – bien à tort – le cœur du nutritionniste : il est clair qu'il est gros parce qu'il mange trop en volume, ou bien des quantités apparemment normales, mais des aliments très riches sur le plan calorique. Face à lui, le médecin se frotte les mains : un beau petit régime que notre mangeur suivrait gentiment, qui modifierait le type d'aliments consommés, abaisserait les quantités, devrait lui permettre de maigrir sans coup férir. Comme il mange beaucoup, point n'est besoin de l'affamer : il devrait lui suffire de manger « normalement » pour perdre sa graisse surabondante.
D'où vient, alors, que les choses se passent rarement ainsi ? Le plus souvent, les bons mangeurs, lorsqu'ils sont sommés par leur médecin de manger « normalement », ou lorsqu'ils s'essaient à le faire par eux-mêmes, n'y

parviennent pas du tout ou pas longtemps.
La conception selon laquelle de telles personnes seraient grosses en raison d'une sorte de déficit d'information, d'erreurs alimentaires qu'il serait possible de corriger grâce à des conseils éclairés, me semble être d'une grande naïveté. Certes, si on met de côté le fait qu'il mange trop et trop riche, le bon mangeur ne semble pas avoir de problème particulier avec la nourriture : il ne succombe pas à la boulimie, au grignotage incoercible, ne se lève pas la nuit pour manger. Il a simplement un bon coup de fourchette, voilà tout.
Du point de vue psychologique, là encore, tout semble aller parfaitement : le bon mangeur n'est pas particulièrement déprimé, bien au contraire. Il est jovial, d'excellente humeur tant qu'on ne lui impose pas de régime. Les différentes études cherchant à mettre en évidence des difficultés psychologiques, ou même un profil psychologique particulier des individus en surpoids se sont toutes révélées négatives : les gros ne se distinguent ni par une tendance à la névrose, ni par leur niveau d'anxiété ou de dépression, ni par des perturbations émotionnelles ou un profil de personnalité particulier. Il n'y a pas plus normal qu'un bon gros qui mange sans se priver.
Cette vision des choses est d'une étonnante myopie : certes notre bon mangeur va bien, mais c'est justement ce bien-être débordant qui devrait mettre la puce à l'oreille. Vous trouvez que j'exagère, que je me laisse aller à mes travers de psy qui voit le mal partout, même (et surtout) là où il n'y en a pas, et qui est tellement « tordu » qu'il en vient à considérer la normalité comme une chose anormale ? Eh bien, réfléchissez à cela : est-il bien normal qu'une personne en surpoids, allez, disons le mot, carrément obèse, soit si joviale, si avenante, si d'excellente humeur, alors qu'elle est en permanence en butte à un rejet social omniprésent ? Les gros sont jour après jour vilipendés, moqués, méprisés, humiliés. Comment se fait-il que tant d'entre eux semblent n'en avoir cure, poursuivant apparemment leur bonhomme de chemin sans états d'âme ? Cette joie de vivre, cet équilibre psychologique ne sont cependant pas à prendre pour argent comptant. Les gros souffrent dans leur chair et dans leur âme et, comme tous les êtres souffrants, ils tentent de se protéger de ce qui les tourmente. Nous verrons dans la suite de ce livre qu'en fait, cette souffrance et les méthodes employées pour la tenir à distance, modèlent leur psychisme et aboutissent à une façon particulière d'être au monde, les conduisant à établir un type de relation original avec l'univers et les autres.
Manger est un procédé tout particulièrement usité pour tenir la souffrance à distance. La plupart des gros s'en rendent vite compte dès qu'il est question de manger moins. Leur apparente normalité ne résiste en règle générale pas à une privation longue de nourriture. Certains, dès qu'ils s'essaient à maigrir, sont pris d'angoisses paniques, deviennent irascibles ou versent dans la déprime, perdent la maîtrise de leur comportement alimentaire, deviennent grignoteurs ou boulimiques, perdent le contrôle dès lors qu'un repas sort de

l'ordinaire du régime... Ceux-là, en fait, font le plus souvent vite machine arrière. Il est clair que l'incapacité de ces personnes à contrôler leurs comportements alimentaires, à supporter une diminution de leur alimentation, est tout simplement masquée par le fait qu'elles ne tentent pas d'habitude de se restreindre.

> LES GROS MANGEURS EN SURPOIDS donnent souvent l'illusion d'aller parfaitement bien.
>
> MAIS ILS SE RÉVÈLENT FRÉQUEMMENT INCAPABLES de maigrir ou, s'ils y parviennent, ils se heurtent alors à divers problèmes psychologiques.

D'autres bons mangeurs parviennent néanmoins à suivre un régime durant quelque temps et à perdre du poids. Ils maigrissent donc, et perdent des kilos. En toute logique, ils devraient en être satisfaits et être les plus heureux des hommes et des femmes. Enfin minces, enfin normaux, enfin délivrés de ce carcan de graisse ! Or, on constate que, dans l'immense majorité des cas, ces personnes ne parviennent pas à s'installer dans la minceur et, malgré leur joie d'avoir perdu des kilos, regrossissent plus ou moins rapidement. Grosses, elles étaient faussement heureuses, minces, elles sont au bord de la panique, face à une situation qu'elles ne savent pas maîtriser. Qu'en conclure, sinon que génétique et nutrition ont bon dos, et que le nœud du problème est d'essence psychologique et existentielle ? Redisons-le : perdre des kilos n'est pas tout, encore faut-il devenir mince dans sa tête.

Mieux comprendre ce que se restreindre veut dire

Nous avons donc différencié quatre types de comportements alimentaires, en fonction des efforts de restriction déployés et des pertes de contrôle accompagnant ou non ces efforts de restriction. Il est temps d'examiner de plus près ce que se restreindre sur le plan alimentaire signifie. Car sans doute, si vous lisez ce livre, vous êtes-vous restreint, vous restreignez-vous, ou vous restreindrez-vous, tant vous êtes persuadé que se restreindre est le seul moyen de perdre des kilos.

Causes et effets de la restriction alimentaire

La principale cause de restriction alimentaire aujourd'hui et dans nos pays n'est pas la famine, mais les efforts volontaires d'une bonne part de la population en vue de perdre des réserves de graisse considérées comme inesthétiques. S'efforcer en permanence de manger moins que sa faim ne le voudrait produit des effets non seulement sur le fonctionnement de l'organisme, mais aussi sur le psychisme et les comportements.

En premier lieu, un organisme qu'on affame se met à faire de la résistance. Il existe en effet dans les tréfonds de notre système nerveux des mécanismes complexes régissant les quantités de graisses et veillant à assurer leur stabilité. C'est ce qu'on appelle habituellement le *pondérostat*, alors que le terme de lipostat conviendrait sans doute mieux. Lorsque vous mangez plus que nécessaire, au-delà d'un certain niveau, votre faim diminue et vous avez tendance à trouver la nourriture moins tentante ; corrélativement, l'organisme mobilise les graisses stockées afin que les cellules les brûlent pour satisfaire leurs besoins en énergie. Mais, à l'inverse, quand vous vous mettez au régime, le pondérostat exacerbe votre faim et, dans son effort pour maintenir les stocks, freine l'utilisation des graisses. C'est là un effet bien connu de tous ceux qui, un jour, ont tenté de perdre du poids : les nourritures riches en calories apparaissent comme de plus en plus tentantes, et, passé les premières semaines, les kilos semblent s'accrocher, la graisse paraissant refuser de vouloir fondre.

Notre candidat à l'amaigrissement entre donc rapidement en lutte ouverte avec son organisme. Devant se battre contre ses envies de manger, il tente d'en endiguer le flot en construisant des barrages protecteurs. La restriction prend souvent la forme d'interdits en série : tels aliments, considérés comme « faisant grossir », sont totalement prohibés et deviennent tabous. Les aliments le plus souvent touchés par cette prohibition sont les sucreries, pâtisseries, confiseries et gâteaux secs, avec un interdit souvent renforcé pour tout ce qui est chocolaté, les charcuteries, les aliments frits telles les pommes de terre frites. Les graisses d'assaisonnement et de cuisson, les viandes grasses, les plats en sauce, le pain, les céréales et légumes secs sont aussi victimes d'interdits, mais à un moindre degré.

Il est irréaliste de vouloir faire comme si les aliments tabous n'existaient pas. Quoi qu'on fasse, quelles que soient les histoires qu'on se raconte, chocolats, gâteaux, biscuits, pâtés et saucissons continueront à exister, et on ne pourra ignorer qu'ils sont là, à notre portée. L'ironie de la chose est que, plus on renforce le tabou qui pèse sur ces aliments, plus ils deviennent désirables, et plus la tentation de transgresser le tabou devient forte. L'énergie consacrée à lutter contre ces tentations ne fait qu'augmenter et, peu à peu, la nourriture prend une place de plus en plus importante dans la vie. Les pensées tournent de plus en plus autour de ces thèmes : je ne dois pas en manger, comment faire pour ne pas en manger, et pourquoi après tout n'en mangerais-je pas ? et si j'en mangeais ? quand vais-je en manger ? Admirons la beauté, l'efficacité imparable de ce piège redoutable que forment à elles deux la restriction et l'instauration de tabous alimentaires : les mesures mises en place afin de ne pas manger sont celles-là même qui précipitent la chute. La victime, inconsciente de ce cercle vicieux, ne voit d'autre solution que de renforcer davantage ces mêmes mesures désastreuses, aggravant ainsi un peu plus ses difficultés.

Lorsqu'on tente de maigrir en s'imposant des interdits alimentaires :

– On rend ce qui est interdit encore plus désirable.

– On finit par craquer sans retenue.

– On est alors conduit à renforcer les interdits.

Des pertes de contrôle répétées de l'alimentation sont donc la conséquence directe de cette restriction irréaliste et impossible à tenir : telle une digue qui ne tarde pas à céder dès lors qu'une toute petite brèche s'y est ouverte, tout écart, même minime, par rapport aux normes rigides que s'est fixées l'individu, toute violation de l'interdit pesant sur les aliments tabous, entraîne la débâcle. La personne en restriction alimentaire se fixe des règles impératives : « Je ne dois absolument pas manger de ceci ou de cela. » Le fait d'en avoir mangé, ne serait-ce qu'une bouchée, est compris comme une transgression qui rend toutes les règles caduques : « Puisque j'en ai mangé, c'est donc que j'ai d'ores et déjà échoué dans le contrôle de mon alimentation. Dans ces conditions, j'abandonne toute idée de limitation et je cède à mes pulsions dévorantes. » Evidemment, la perte de contrôle porte en priorité sur les aliments tabous. Cela se traduit par une alimentation clivée en deux systèmes opposés : dans les moments de restriction, la personne s'alimente de façon exagérément diététique et peu abondante ; quand elle bascule et perd le contrôle, elle mange alors des aliments hypercaloriques en grande quantité. Concrètement, cette perte de contrôle peut se traduire par un repas qui s'emballe, par des grignotages répétés, par des prises alimentaires nocturnes, par des boulimies.

La restriction alimentaire nourrit donc, si j'ose dire, la perte de contrôle. C'est en effet le propre des solutions extrêmes que d'engendrer des réactions extrêmes elles aussi, qui ne font qu'aggraver le problème. Une restriction draconienne engendre des prises alimentaires surabondantes et incontrôlables, auxquelles la personne ne voit d'habitude pas d'autre solution qu'une restriction encore plus draconienne.

Restriction et perte de contrôle : deux états de conscience fondamentalement opposés

En fait, tout cela va bien plus loin qu'il n'y paraît et dépasse nettement le simple cadre de l'alimentation. Une personne qui alterne périodes de restriction alimentaire et périodes de perte de contrôle fait l'expérience de deux états mentaux différents. Ce qu'elle appelle son état mental « normal » est en fait un état de restriction alimentaire, dans lequel elle ne cesse de se surveiller, où elle fait des efforts mentaux importants pour ne pas penser à la nourriture, à ses envies. Dans cet état d'hypercontrôle, elle se méfie d'elle-même, ne s'autorise pas à ressentir des choses trop agréables, de peur d'être débordée et de basculer dans la perte de contrôle. Elle est alors « raisonnable », logique, rationnelle, garde à l'esprit qu'elle a décidé de maigrir et qu'il s'agit donc de contrôler ce qu'elle mange.

Il est clair cependant que, pour ce faire, il est nécessaire de juguler de nombreuses tentations, de s'interdire de nombreux plaisirs. Et même plus que cela : se fermant aux attentes de son corps (qui ne demande qu'à manger), on doit suivre une voie ascétique, faite de renoncement aux plaisirs des sens. Vient un moment où on ne parvient plus à maintenir cette position et où on bascule dans un état mental fondamentalement antinomique de la restriction alimentaire, l'état de perte de contrôle. Vous rejetiez les plaisirs alimentaires, étiez rationnel et contrôlé ? Vous êtes dorénavant irrationnel, incontrôlé et jouisseur. Les régimes raisonnables, l'alimentation planifiée, la courbe de poids qui commençait à s'incliner dans le bon sens, tout cela est oublié, dissous, comme si cela n'avait jamais existé. Seuls comptent le plaisir immédiat de la nourriture, la satisfaction joyeuse, frénétique, de la voracité. Le Dr Jekyll s'est transformé en Mr Hyde.

La consommation des aliments interdits est vécue comme un moment de folie dont on n'est pas véritablement responsable, une parenthèse dans une alimentation par ailleurs sous contrôle. Simplement, durant une heure, un jour, une semaine, les règles habituelles ne s'appliquent plus. C'est donc carnaval, les interdits sont momentanément tombés, c'est le moment ou jamais d'en profiter, de s'abandonner aux excès auxquels, en temps ordinaire, on n'ose se livrer. Souvent, la victime de ces débordements alimentaires refuse de se reconnaître dans cette personne qui mange sans frein : ce n'est pas véritablement elle qui mange ainsi, elle est, un moment, devenue une autre personne. Si bien que, paradoxalement, elle ne se sent pas véritablement impliquée dans les excès commis.

Mais on est autant soi-même dans l'état mental « incontrôlé » que dans l'état « hypercontrôlé ». Il s'agit en fait du côté pile et du côté face de la même médaille. Et avoir différents états mentaux, dans lesquels on voit les choses de façon fondamentalement différente, où on suit des objectifs distincts ou divergents, est une chose des plus banales, dont chacun a une expérience quotidienne. S'opposent ainsi l'état de veille, durant lequel on est (plus ou moins) rationnel et cohérent, et l'état de sommeil, durant lequel l'activité mentale consiste en rêves qui paraissent avoir une logique propre, mais qui deviennent autant d'étrangetés quand on est réveillé. Bien des personnes vivent aussi l'activité sexuelle comme un état mental séparé, durant lequel elles ressentent des sensations, manifestent des désirs, ont des comportements qui leur paraissent, lorsque l'excitation sexuelle retombe, comme sans rapport avec l'idée qu'elles se font d'elles-mêmes. Citons également la situation hypnotique, durant laquelle l'individu passe là encore d'un état mental à un autre, régi par une logique différente.

Soulignons que l'importance d'un état mental pour l'équilibre psychique global n'est pas proportionnel au temps passé dans cet état mental. Par exemple, quoique les orgasmes soient des moments brefs, voire fugaces, ils permettent de faire l'expérience d'un état mental auquel la plupart des gens accordent une certaine importance. De même, si vous passez beaucoup plus de temps à vous restreindre qu'à jouir sans limites de la nourriture, cette nourriture vous paraît sans doute bien (trop) vite avalée, mais ces moments d'abandon du contrôle n'en restent pas moins des temps essentiels, en définitive indispensables à votre équilibre psychique.

> LORSQU'ON TENTE DE MAIGRIR en s'imposant des interdits alimentaires, on fait alors l'expérience de deux états mentaux en alternance :
>
> – Un état d'hypercontrôle et de restriction alimentaire. On est raisonnable et rationnel ; on mange modérément. On considère généralement cet état comme son « état normal ».
>
> – Un état incontrôlé. On est déraisonnable et irrationnel ; on est la proie d'excès alimentaires. On considère cet état comme un « moment de folie ».
>
> PLUS DE CONTRÔLE ABOUTIT À PLUS D'EXCÈS : c'est à un rééquilibrage progressif qu'il faut procéder.

Vous commencez peut-être à comprendre que la solution à votre problème de perte de contrôle alimentaire ne peut résider en un renforcement du contrôle, une suppression, un étouffement supplémentaire de votre état mental « incontrôlé ». En fait, le renforcement du contrôle ne fait qu'accentuer le déséquilibre entre vos deux états, et rend encore plus violent le passage dans l'état incontrôlé. L'ascèse que vous vous imposez dans l'état mental de restriction alimentaire crée clairement un déséquilibre, et plus on s'éloigne de l'équilibre, plus la pression en faveur de la direction opposée se fait forte. La solution, vous l'aurez compris, réside non pas en des privations accrues, mais en un rééquilibrage, une moindre restriction et, surtout, en l'adoucissement de cette bipolarisation de votre psychisme.

Les bénéfices secondaires de l'alternance restriction/excès

Mais allons encore un peu plus loin. Nous avons vu que les pertes de contrôle alimentaire ne sont pas une simple anomalie à éradiquer, quelque chose qu'il s'agirait simplement de bannir, de passer à la trappe, mais qu'elles sont le symptôme d'un déséquilibre aboutissant à deux états mentaux répondant chacun à des besoins différents et contradictoires, ayant chacun leur logique propre. Plus l'individu tente de renforcer l'état mental de restriction, et plus il accentue le déséquilibre. Au bout du compte, son existence se trouve rythmée par le passage régulier d'un état mental à l'autre. La vie finit par consister en luttes effrénées pour ne pas céder à la tentation (dont on tire bien des satisfactions durant les quelques heures, jours, semaines ou mois durant lesquels on y parvient), suivies de frénésies alimentaires (des instants de jouissance, brefs et intenses), elles-mêmes suivies de culpabilité (ou de vomissements, pour les personnes boulimiques).

Il semble que certaines personnes découvrent des bénéfices secondaires à cette rythmicité :

• *L'effet « ardoise magique ».* Le système de bascule entre restriction et excès alimentaires a tendance à fonctionner comme une ardoise magique, remettant en quelque sorte le psychisme à zéro. Vos soucis, vos « contrariétés », vos ratages, vos blessures d'amour-propre, vos chagrins de la journée, de la semaine, sont comme

annulés par l'orage émotionnel de la frénésie alimentaire.
Le refus de penser à des choses pénibles, de ressentir des émotions qu'on n'arrive pas à juguler, la nécessité de les oublier au plus vite, sont les moteurs des frénésies alimentaires. Prendre conscience de ce dont on ne veut pas prendre conscience, affronter certaines difficultés avec succès sont le moyen de rendre les compulsions alimentaires inutiles. Ce sera l'objectif assigné à la Clef de l'existence de soi que d'identifier les pensées, les émotions et sentiments que vous cherchez à effacer de votre psychisme lors de vos bascules dans la frénésie alimentaire.
• *Ma vie est un long combat.* Une seconde fonction de ce système d'alternance entre hypercontrôle et perte de contrôle peut être de meubler votre vie. Les luttes et l'abandon, le plaisir et le déplaisir se succèdent, occupant une grande part, voire la quasi-totalité du temps disponible. Supposons maintenant que vous disposiez d'une baguette magique permettant de supprimer vos problèmes alimentaires. Vous mangeriez alors trois fois par jour et, le reste du temps, n'y penseriez même pas. Mais alors, à quoi occuperiez-vous votre temps libre? Lorsque les préoccupations alimentaires en viennent à remplir une grande part du temps disponible, elles deviennent une fin en soi, se transforment en un mode de vie. On ne cherche plus à maigrir pour (mieux) vivre, on finit par vivre pour maigrir.
Personne ne tient à prendre conscience qu'il mène une vie somme toute creuse et insatisfaisante. Et s'étourdir dans une suite de périodes de restrictions alimentaires et de relâchement du contrôle permet de s'illusionner. Il se passe quelque chose, ou du moins il ne va pas tarder à se passer quelque chose. D'ici peu, on sera mince, on va vivre !

Tout est-il joué d'avance ?

Toutes nos explications précédentes permettent de se faire une meilleure idée de la difficulté qu'il y a à maigrir. Il est clair que les petits mangeurs gros auront plus de difficulté à maigrir que les gros mangeurs gros ; de même, être issu d'une famille de gros, avoir dans le passé maigri et repris du poids un grand nombre de fois, tout cela, de l'ordre du biologique, ajoute à la difficulté de maigrir.
Et pourtant, ces éléments ne nous éclairent en rien sur les chances de réussite d'un candidat donné à l'amaigrissement, ni sur vos propres chances. Une étude scientifique réalisée en 1984 par un spécialiste américain réputé de l'obésité, Kelly D. Brownell, est, de ce point de vue, des plus éclairantes et je ne puis résister au plaisir de vous livrer ses conclusions. Il s'agissait de savoir si on pouvait évaluer à l'avance qui a de bonnes chances de maigrir, et quelles modalités de traitement seraient susceptibles de mieux convenir aux uns et aux autres.
L'auteur essaie donc de voir s'il existe des corrélations entre, par exemple, le type d'obésité et son importance ; il étudie la tendance au surpoids des proches parents ; l'âge auquel a débuté l'obésité (on estime classiquement que

plus l'obésité démarre tôt dans la vie et plus il est difficile d'en venir à bout) ; l'activité physique, les motifs médicaux pour maigrir (on pourrait supposer qu'une maladie en relation avec le surpoids, tel un diabète ou une maladie cardio-vasculaire, constitue un sérieux encouragement à maigrir et ne pas regrossir) ; les comportements alimentaires pathologiques (le degré de restriction alimentaire, la tendance à basculer après le moindre écart, la tendance aux boulimies...) ; l'attitude de l'entourage (qui peut encourager ou mettre les bâtons dans les roues), ainsi que certaines variables socio-économiques (l'obésité est de plus en plus le fait des populations défavorisées d'un point de vue économique et culturel).
En fait, la réussite d'un amaigrissement durable ou son échec ne semble pas avoir de relation avec la plupart de ces éléments. Certains maigrissent contre toute attente, alors qu'ils n'ont pas de motif « sérieux » et ont apparemment tout contre eux ; à l'inverse, d'autres ne maigrissent pas alors qu'ils ont d'impératives raisons pour le faire et *a priori* de bonnes chances d'y parvenir. Seuls deux éléments peuvent éclairer sur les chances de réussite : les personnes qui acceptent d'augmenter leur activité physique semblent, sinon mieux maigrir, du moins obtenir un meilleur coefficient de stabilisation après amaigrissement. Ensuite, moins les personnes ont de troubles du comportement alimentaire, moins elles sont prisonnières de systèmes de pensée qui fonctionnent sur le mode du tout ou rien, et meilleures sont leurs chances de succès.

> CERTAINS ONT PLUS DE FACILITÉS QUE D'AUTRES pour maigrir, ou semblent avoir des raisons plus impérieuses de perdre du poids.
> Pourtant, rien n'est joué d'avance et votre devenir vous appartient.

Une telle étude relativise beaucoup le déterminisme biologique. Certes, divers éléments d'ordre biologique font que certains devront se donner plus de peine pour maigrir et rester mince. Mais il en est qui y parviennent, qui acceptent de payer le prix. En fait, rien n'est joué par avance.
Cela a, il me semble, quelque chose de fondamentalement rassurant. L'homme n'est pas une simple machine et la biologie ne s'apparente en aucune manière à la fatalité. On ne peut aussi aisément faire fi de l'histoire de chacun, de ses pensées, de ses désirs. Ce qui se passe dans notre tête n'est pas une sorte d'interlude sans conséquence, qui occuperait notre attention alors qu'en réalité, seuls des ressorts biologiques nous feraient agir. La solution ne peut venir ni de l'obéissance aveugle à des consignes alimentaires ni de la prise de médicaments, et il n'y a pas de miracle à attendre, demain, d'une hypothétique action directe sur les gènes enfouis dans chacune des cellules de notre corps. Le devenir de chacun est entre ses mains : tandis que certains individus subissent leur réalité biologique, d'autres la transcendent. Certains parviennent à composer avec leur organisme rétif, tandis que d'autres ne font que le subir.

QUESTIONS-RÉPONSES

« Je suis un bon mangeur en surpoids. Je ne me restreins pas ou pas souvent, et j'ai bien conscience d'être gros parce que je mange beaucoup. Ne devrais-je pas tout bêtement faire un régime ? »

Il se peut que vous soyez un de ces bons gros qui s'assument tels qu'ils sont ou, en tout cas, essaient de faire contre mauvaise fortune bon cœur. Vous trouvez normal d'être gros, puisque vous mangez beaucoup. Il vous semble logique de penser que, si vous mangiez moins, vous maigririez. Jusque-là, vous avez raison : pourquoi chercher midi à quatorze heures ? Si pour vous, manger moins signifie manger de moindres quantités de nourriture, sans pour autant s'interdire les aliments qu'on aime, alors nous sommes d'accord : c'est, grosso modo, la méthode que je préconise un peu plus loin, dans la Clef de la modération.

Mais si, comme je le crains, par « régime », vous entendez une série d'aliments interdits, tandis que d'autres deviennent obligatoires, par exemple sous forme de menus-types, si vous pensez qu'il vous suffira de vous astreindre à cette discipline durant quelque temps, puis que vous pourrez par la suite revenir à un mode alimentaire plus « normal », alors je crie au casse-cou.

Premièrement, séparer les aliments en deux groupes, les interdits et les incontournables, c'est poser les bases d'un système de restriction, alternant tour à tour moments de privations et d'excès incontrôlables. Vous perdrez peut-être du poids sur le moment, mais il y a de bonnes chances que vous en repreniez par la suite plus que vous n'en avez perdu. Au bout du compte, vous aurez aggravé votre problème.

Ensuite, il est faux de croire qu'après avoir perdu du poids, on peut « remanger comme avant ». Ce qu'on appelle bien improprement la « période de stabilisation » a toutes les chances de durer le reste de votre vie, si vous voulez rester mince. Lorsque vous aurez perdu vos kilos, vous ne pourrez guère manger plus que durant la période d'amaigrissement. Aussi convient-il d'instituer, dès le départ, un mode alimentaire dont vous pourrez vous satisfaire tout le reste de votre existence. C'est là chose nettement plus difficile que de suivre un régime bête, mais c'est là toute la différence entre perdre (temporairement) des kilos et devenir une personne mince.

« Je suis déjà parvenu à maigrir dans le passé grâce à des régimes. Pourquoi ne pas réessayer ? »

Si vous avez déjà tenté de faire des régimes seul, aidé par un médecin, ou soutenu par un groupe de surveillance du poids et si, dans le passé, vous avez maigri et atteint un poids que vous jugiez satisfaisant, demandez-vous pourquoi, alors que cela était si important pour vous, vous n'êtes pas parvenu à habiter cette peau de mince définitivement. Ne vous cachez pas derrière de fausses raisons. La vérité est que vous n'étiez pas un vrai mince, mais simplement un gros amaigri. Pour devenir ou redevenir un vrai mince, ou du moins s'en approcher suffisamment, certains problèmes doivent être réglés au préalable et un travail psychologique est nécessaire. Poursuivez votre lecture.

« Je suis en définitive ce que vous appelez un faux petit mangeur en surpoids. Je m'aperçois que je mange bien plus que je ne le pensais. Cette prise de conscience m'est particulièrement douloureuse et me semble désespérante. »
C'est comme si vous veniez de vous rendre compte qu'une partie de votre vie vous échappait, vous était étrangère ; je comprends que cela soit douloureux. Mais ce n'est aucunement désespérant pour autant. Le fait d'être plutôt un bon mangeur signifie que, le moment venu, vous pourrez maigrir avec des privations moins drastiques. Mais, pour le moment, il convient de travailler sur cette tendance à « oublier » certaines prises alimentaires dérangeantes. Dites-vous que si vous « oubliez » ce que vous mangez avec tant de facilité, ce n'est sans doute pas par hasard. Il est possible que cette incapacité à mémoriser soit le signe que vous mangez dans un état second, que vous alternez deux états de conscience qui ne communiquent pas entre eux. Quoi qu'il en soit, devenir mince passe par un travail psychologique.
D'autres ne veulent pas se souvenir de ce qu'ils ont mangé car ils se sentent terriblement coupables. Si tel est votre cas, gardez à l'esprit que noter ce que vous mangez n'est pas une mesure policière, mais une façon de prendre la dimension de vos problèmes, puis de leur chercher des solutions. Le carnet explorateur vous fera prendre conscience que ce qui compte est de comprendre dans le détail les circonstances, les raisons (souvent multiples) qui font que vous mangez en excès. À partir des Clefs de l'existence de soi et du corps, vous devriez pouvoir entreprendre un travail sur vous-même qui devrait permettre d'autres alternatives.

« Je suis en surpoids bien que petit mangeur. Je passe mon temps à m'empêcher de manger et je ne vois pas ce que je peux faire de plus. »
Vous êtes génétiquement programmé pour être enrobé, ou vous êtes devenu petit mangeur en surpoids à la suite de tentatives d'amaigrissement mal conduites, ou encore vous additionnez les deux cas. La restriction alimentaire est chez vous une seconde nature : vos privations permanentes vous permettent tout juste de ne pas grossir, mais pas de mincir.
Comme je l'ai fait remarquer plus haut, rien n'est joué par avance et vos chances de réussite sont les mêmes que celles des bons mangeurs. Ce qui varie, en fait, c'est le prix du billet, nettement plus élevé dans votre cas. Vous mangez déjà moins que la moyenne tout en étant gros ; il va vous falloir manger encore moins pour mincir, continuer à manger peu pour ne pas regrossir. Pour y parvenir, vos motivations doivent être sans faille. Il convient donc de bien peser votre décision. Relisez la Clef de la décision de devenir mince et demandez-vous si le jeu en vaut bien la chandelle. Peut-être pourriez-vous, au lieu de vous épuiser ainsi à vouloir mincir, chercher d'autres voies pour vous épanouir et vivre une vie digne de ce nom. Vous pourriez, dans cette optique, lire la Clef de l'existence de soi ainsi que la Clef du corps, pages 211 et 277.
Votre décision est prise et vous désirez devenir une personne mince, quel que

soit le prix du billet? Alors, il convient de faire les choses avec ordre et détermination. Toutes les Clefs de ce livre vous seront nécessaires : le carnet explorateur et la Clef de l'existence de soi devraient vous permettre de moins utiliser la nourriture comme un moyen de faire face à vos difficultés existentielles. La Clef du corps a pour objectif de vous permettre de vous réconcilier avec votre corps, de le faire bouger et, ce faisant, de réactiver un métabolisme qui est bien endormi. Enfin la Clef de la nutrition est particulièrement importante dans votre cas car, quand on mange peu, on fait plus aisément des erreurs nutritionnelles. Avancez lentement mais sûrement et gardez à l'esprit l'histoire du lièvre et de la tortue : on va plus vite lorsqu'on prend le temps de faire bien les choses.

« Je suis ce que vous appelez un mangeur binaire. J'alterne deux styles alimentaires distincts, deux états de conscience opposés. Tantôt je me restreins durement, et tantôt je perds le contrôle de mon alimentation. La situation m'apparaît comme insoluble, puisque mes efforts d'amaigrissement finissent toujours par être annulés par d'incontrôlables débauches. »

Il est temps que vous preniez conscience du cercle vicieux dans lequel vous êtes : plus vous tentez de vous restreindre et plus vous avez tendance à perdre le contrôle de votre alimentation. Plus vous perdez le contrôle et plus vous prenez du poids. Plus vous prenez de poids et plus vous vous restreignez avec sévérité. Certes, il vous arrive parfois de remporter une bataille : vous maigrissez. Mais vous ne gagnez jamais la guerre : vient toujours un moment où votre système s'écroule tel un château de cartes.

J'espère que ce que j'écris dans les pages précédentes sur la restriction alimentaire est suffisamment convaincant, que vous comprenez que la solution ne peut venir d'encore plus de restriction. Ce qui doit changer avant tout, c'est cette façon de fonctionner selon deux états de conscience opposés, l'état d'hypercontrôle (que vous nommez « état normal ») et l'état de perte de contrôle (qui autorise tous les débordements alimentaires).

Il s'agit en quelque sorte d'unifier ces deux côtés de vous-même qui, actuellement, s'ignorent l'un l'autre. Les Clefs de l'existence de soi et du corps devraient vous aider à procéder à cette synthèse ; la Clef de la modération devrait vous faire évoluer vers une alimentation souple, sans aliment tabou, sans interdit mais aussi sans débordements outranciers.

Cela constitue un long chemin à parcourir. Ne vous pressez pas de perdre des kilos. Dites-vous que ce sentiment d'urgence est une manifestation supplémentaire de votre fonctionnement en deux états mentaux opposés. Perdre du poids, puis ne pas le reprendre, devenir véritablement une personne mince, passent par un travail en profondeur.

« Je suis un mangeur anarchique en surpoids. Ne parvenant pas à me restreindre, je ne tente même plus d'entraver mes impulsions alimentaires. Je finis par manger

pour oublier que je suis gros et malheureux. Comment m'en sortir ?»
Vous mangez quand ça vous chante, ce qu'il vous plaît, dans des proportions que vous ne tenez pas à connaître. Il se trouve que cela fait en définitive beaucoup et que, donc, vous êtes gros. Mais organiser son alimentation ou tenir un carnet alimentaire vous paraissent comme autant de tâches rebutantes, coercitives, impraticables. Ne forcez pas votre nature, il n'en sortirait rien de bon. Au mieux, vous laisseriez rapidement tomber, au pis vous deviendriez sans doute un mangeur binaire. Intéressez-vous plutôt aux Clefs de l'existence de soi et du corps pages 211 et 277. C'est à partir d'elles que vous pourrez progresser. Les Clefs du comportement alimentaire, de la modération et de la nutrition ne sont envisageables pour vous que dans une seconde période.

LE CARNET EXPLORATEUR

Vous avez tenu un premier type de carnet alimentaire, le carnet des conduites alimentaires, et vous savez désormais, selon que vous mangez beaucoup ou non, que vous vous restreignez avec sévérité ou pas du tout, que vous perdez plus ou moins fréquemment le contrôle de votre alimentation, à quelle grande catégorie de mangeurs vous vous rattachez.
Reste maintenant à explorer dans le détail les différentes situations qui peuvent vous conduire à manger plus que vous le ne voudriez.
Les causes qui déclenchent les pertes de contrôle sont de nature variée. N'oubliez pas qu'il est rare que, pour une personne donnée, il n'y ait qu'une seule cause. La plupart des personnes perdent le contrôle de manières diverses, pour des raisons diverses, dans différentes circonstances. Il se trouve que manger est souvent un mode de réponse unique à de nombreux problèmes de nature différente. C'est bien pourquoi, d'ailleurs, il est si difficile de parvenir à réguler son alimentation...

> LE CARNET ALIMENTAIRE EXPLORATEUR vous servira à préciser les causes de vos prises alimentaires.
> Il s'adresse en priorité aux personnes à qui il arrive de perdre le contrôle, de parfois manger plus qu'elles n'auraient dû, ou encore qui mangent en permanence plus qu'elles ne devraient sans être capables de se tempérer.

Tenir un carnet explorateur

Afin de pouvoir les examiner précisément, le mieux est de noter, au fur et à mesure, jour après jour, vos envies de manger et l'enchaînement des circonstances qui les aura favorisées.

Vous notiez sur le carnet des conduites alimentaires :

- Où et quand vous avez mangé.
- Ce que vous avez mangé.
- Quelles quantités vous avez consommées.

Nous ajoutons maintenant deux rubriques supplémentaires :

- L'intensité de votre envie de manger (évaluée par exemple de 0 à 10, ou de 0 à ++++).
- Les raisons de votre envie de manger.

L'intensité de votre envie de manger peut correspondre à un besoin psychologique ou à une faim physique. Quant aux raisons de cette envie de manger, elles sont, comme nous le verrons, fort nombreuses. Vous pouvez par exemple identifier un événement qui peut l'expliquer, ou un état émotionnel particulier. N'hésitez pas à noter tout commentaire que vous pouvez faire sur cette prise d'aliment.

Notez bien qu'à ce stade, je vous demande de vous focaliser, non pas sur vos excès, mais sur *vos envies de faire des excès*, que vous y ayez cédé ou non. Il peut en effet arriver que vous sentiez grandir en vous l'envie de vous livrer à un excès, mais que vous y résistiez, ou que vous usiez de subterfuges pour ne pas y céder. Vos efforts de restriction ne font alors que camoufler les circonstances déclenchantes. Le fait que vous soyez, à un moment donné, en mesure de dominer ces envies ne présente pas autant d'intérêt que vous le pensez : tôt ou tard, soit parce que l'envie sera devenue plus forte, soit parce que vous-même serez fragilisé, vous basculerez. Pour le moment, le plus important n'est donc pas de vous restreindre encore un peu plus, mais de comprendre comment naissent vos différentes envies.

En ce qui concerne les causes qui sont susceptibles de déclencher ou d'entretenir vos envies de manger, gardez à l'esprit qu'elles peuvent précéder le désir de manger de plusieurs heures, quand ce n'est pas de plusieurs jours. Par exemple, vous avez eu un moment difficile à votre travail, mais ce n'est que le soir que vous avez la possibilité de faire un excès alimentaire compensateur. Ou bien vous avez été fortement traumatisé par un événement et, dans un premier temps, vous ne parvenez plus à manger. Mais, après quelques jours, les choses s'inversent et vous faites plus que rattraper votre manque d'appétit.

Ne vous fiez pas outre mesure à votre mémoire et notez vos envies de manger dès que possible. Si vous acceptez de vous livrer à ce travail d'auto-observation avec suffisamment d'assiduité, il est probable que vous aurez quelques surprises, et que vous serez conduit à constater que vos envies de manger sont plus nombreuses et de nature plus variée que vous ne le pensiez au départ.

QUELQUES MENUS CONSEILS...

- *Pour le moment, je vous demande* D'EXPLORER *vos comportements alimentaires, et non de les* CONTRÔLER.
- *De ce point de vue, ce sont vos* ENVIES DE MANGER *qui sont importantes, et non ce que vous mangez vraiment (surtout si vous vous privez en faisant appel à votre volonté).*
- *Repérer les causes qui déclenchent vos prises alimentaires est une tâche difficile et de longue haleine :*
  - Certaines causes peuvent vous sembler évidentes, mais nous verrons qu'il convient parfois de se méfier de ce qui semble un peu trop évident.
  - Ou bien les raisons qui vous conduisent à manger plus que vous ne le souhaitez vous apparaissent comme mystérieuses et inaccessibles.
- *Sachez être patient, accumuler les indices. Un jour viendra où vous vous direz : « Bon sang, mais c'est bien sûr ! »*

Bien entendu, je réitère les conseils déjà donnés à propos du carnet des conduites alimentaires : un carnet alimentaire est destiné à mettre à plat vos difficultés afin de leur trouver des solutions. Mais tout cela ne va pas sans honte ni culpabilité. Si vous êtes de ceux qui notent scrupuleusement ce qu'ils mangent quand tout va bien (quand vous êtes « sage ») et qui cessent de noter dès que le temps passe à l'orage, ne vous en culpabilisez pas outre mesure. C'est essentiellement là le témoignage d'un mode de pensée binaire, des deux états mentaux opposés qui coexistent en vous. Dans votre mode hypercontrôlé, vous vous sentez prêt à tenir scrupuleusement un carnet alimentaire, mais dans votre mode incontrôlé vous oubliez purement et simplement l'existence de votre carnet.
Il est bien normal que vous n'y parveniez pas d'emblée : il ne suffit pas de vouloir les choses pour qu'elles deviennent comme on voudrait qu'elles soient. Un cheminement plus ou moins long est nécessaire. Aussi, si vous avez arrêté de noter vos comportements alimentaires durant le temps d'une boulimie, ou sur une période d'un jour, d'une semaine, comprenez-le comme l'indication qu'il s'est passé quelque chose qui vous a fait sortir de vos rails. Demandez-vous alors quel événement en est à l'origine et... notez-le sur votre carnet alimentaire.

Plusieurs cas de figure sont possibles :
- *Votre envie de manger vous paraît normale, et elle donne lieu à une prise alimentaire elle aussi parfaitement normale.* Par exemple, le matin, vous avez faim (vous notez +++ dans la rubrique « envie, besoin »), et vous prenez un petit déjeuner qui est loin d'être excessif. Il n'y a pas de commentaire particulier à faire.
- *Vous mangez sans envie et ce que vous avez mangé vous paraît être*

excédentaire. Par exemple, une collègue vous offre un croissant. Vous n'avez pas spécialement envie de manger, mais ne savez pas comment refuser et finissez par manger le croissant. Dans la mesure où vous avez l'impression d'avoir été comme contraint de manger ce croissant par des circonstances extérieures, vous notez « non » ou « 0 » dans la rubrique « envie, besoin » et vous détaillez l'événement, ainsi que ce que vous avez ressenti dans la rubrique « pourquoi ». Plus tard dans la journée, vous mangez plus que prévu par défi, parce que votre conjoint tente de vous l'interdire. Là encore, vous avez l'impression d'avoir été comme contraint de manger sans envie véritable par des circonstances extérieures. Il est important d'en prendre note.

• *Vous avez anormalement envie de manger et vous cédez à votre envie.* Par exemple, vous mangez une tablette de chocolat sans pouvoir vous contrôler. Mais en aviez-vous vraiment envie ? Vous n'êtes pas sûr qu'on puisse parler d'« envie » ; il vous semble que vous avez avalé ce chocolat comme on avale un médicament. Mais vous étiez fatigué, comme vidé et sans doute aviez-vous besoin, à ce moment-là, de ce chocolat ou d'un autre remontant.

• *Vous avez anormalement envie de manger, mais vous ne cédez pas à votre envie.* Il s'agit de ce qu'on pourrait appeler un « effort de volonté » et vous en êtes particulièrement fier ou fière. Je vous rappelle néanmoins que la volonté est une denrée périssable, que nous n'en avez qu'un tout petit trésor, qu'il s'agit d'utiliser au mieux. Le fait d'avoir à faire un effort de volonté est à vrai dire le signe que les choses sont mal engagées, qu'un jour ou l'autre, on sera débordé. Il n'y a rien à noter dans la colonne « quoi et combien » ; vous détaillez les événements éventuels à l'origine de cette envie, les émotions ressenties, ce qui a fait que vous n'avez pas mangé, dans la colonne « pourquoi ».

Mme Berthe tient un carnet explorateur

Mme Berthe, 38 ans, infirmière-chef de nuit dans un hôpital parisien, est la plupart du temps modérément grosse (78 kg pour 1,67 m), et a un comportement alimentaire caractérisé par son aspect binaire. Berthe est toujours plus ou moins « au régime », mais succombe régulièrement aux tentations. Ses excès ont surtout lieu la nuit, sur son lieu de travail. Elle mange le plus souvent avec ses collègues ce qui se présente : des confiseries, des viennoiseries, des pâtisseries. Plusieurs collègues ont elles aussi des problèmes de poids, mais semblent ne pas s'en soucier. D'autres, qui ne sont pourtant pas les dernières à manger, restent mystérieusement sveltes.
Une fois par an environ, presque toujours au printemps, Berthe décide de faire un « vrai régime » et perd une dizaine de kilos en quelques mois. Elle a ainsi essayé les régimes sérieux et proprets du service de nutrition, quelques étages

en dessous, ceux moins recommandables de gourous amaigrisseurs, médecins ou non, plusieurs coupe-faim, des injections de produits mystérieux vendues à des prix faramineux, des médications pseudo-homéopathiques (contenant en fait un cocktail de coupe-faim, de diurétiques et d'hormones thyroïdiennes), et même un nouvel antidépresseur incroyablement médiatisé et censé faire maigrir. En fait, les publicités ne mentent pas : Berthe a bel et bien maigri avec chacune de ces méthodes. Le seul détail gênant est qu'elle regrossit immanquablement de façon fulgurante.

OÙ ET QUAND ?	QUOI ET COMBIEN ?	ENVIE, BESOIN ?	POURQUOI ?
12 heures, chez moi, seule	Café, sucrettes 3 tartines fromage à tartiner 1 tr. jambon	De la faim, je crois	C'est mon petit déjeuner et mon déjeuner en même temps.
18 heures 30, avec Stéphane	Tomates, sauce huile paraffine 1/4 poulet sans la peau 1 salade frisée au citron 2 tr. pain 1 yaourt 3 abricots	Un peu faim	C'est le vrai repas de la journée. Si je ne mange pas avant de partir au travail, je ne me sens pas bien.
23 heures, équipe	1 pain aux raisins	Pas envie	C'est Antoinette qui a apporté les pains aux raisins. Je ne peux pas refuser, elle est très gentille.
1 heure, équipe	Des chocolats, je ne sais plus combien	Très envie	La boîte de chocolats a été offerte par la famille d'un malade.
2 heures, avec Lulu	Biscuits Petit Écolier 6 ou 7	???	Lulu ne va pas bien, je discute avec elle.

Cette fois-ci, Berthe note consciencieusement ce qu'elle mange sur son carnet explorateur (suivant en cela les conseils trouvés dans un ouvrage sur le comportement alimentaire), ainsi que les situations dans lesquelles elle mange. Qui sait, écrire la fera peut-être maigrir ? Elle a cependant bien de la difficulté. La première est de se souvenir de ce qu'elle mange, car elle n'a pas le courage de prendre des notes au fur et à mesure. Combien diable a-t-elle pris de choco-

lats dans ce ballotin hier soir ? Et d'ailleurs, était-ce hier ou avant-hier ? La seconde difficulté est d'évaluer son envie de nourriture ou son degré de faim. A-t-elle mangé ce pain aux raisins ou ces chocolats par faim, par envie, pour d'autres raisons ? C'est bien la première fois qu'elle se pose ce genre de questions car, jusqu'à présent, son seul et unique commentaire intérieur consistait à se dire : « C'est bien, c'est mal, je dois, je ne dois pas. »
(La suite des aventures de Berthe page 133.)

Les causes courantes des débordements alimentaires

Vous avez tenu votre carnet explorateur durant une à deux semaines, noté vos envies de manger, les circonstances qui les favorisent, vos états émotionnels. Nous allons maintenant passer en revue les circonstances les plus courantes. J'espère que vous vous retrouverez dans certaines d'entre elles. Nous ne tiendrons pas compte ici des envies de manger dues à une restriction alimentaire excessive, tant il est évident qu'en cas de privations drastiques, il suffit d'un rien pour déclencher une envie de manger. Nous considérons donc que vous ne vous restreignez que modérément – par exemple, en ayant comme objectif de ne pas grossir, mais sans chercher à maigrir – et que, malgré cela, vous avez tendance à perdre le contrôle des quantités consommées.

Vous perdez le contrôle de votre alimentation lorsque vous ressentez une faim intolérable, ou que vous avez l'impression que vous allez avoir un malaise si vous ne mangez pas.

Certaines personnes ont l'impression que manger est un besoin physique prenant à certains moments un caractère d'urgence. Elles se sentent devenir tendues, fébriles, se mettent à explorer placards et réfrigérateur à la recherche d'un aliment comestible. Ou bien, connaissant bien ces états de besoin impérieux de nourriture, elles prennent leurs précautions, veillent à toujours avoir sous la main les aliments qui leur permettent d'y faire face. Manger apaise rapidement ces sensations déplaisantes.
Certains sont calmés grâce à une quantité de nourriture fort modeste : un morceau de fromage avec du pain, quelques biscuits, une demi-tablette de chocolat, voire moins ; d'autres basculent dans la boulimie et avalent alors d'énormes quantités de nourriture.
Certaines personnes tentent de lutter contre ces envies en évacuant de leur domicile les aliments sur lesquels elles se jettent dans ces périodes de frénésie. Mais c'est souvent reculer pour mieux sauter. Si aucune nourriture n'est disponible, la tension monte, devient de plus en plus insupportable. Il n'est pas rare que ces personnes se mettent alors en quête de nourriture, la nuit, le week-end, et finissent par devenir des clients assidus des commerces de dépannage.

• *La fringale hypoglycémique*. Certaines fringales ont une origine biologique et sont dues à une baisse de glucose dans les cellules du cerveau. La faim impérieuse s'accompagne alors d'un véritable malaise angoissant, d'une grande fatigue, de difficultés à se concentrer, de pâleur, de sueurs, de tremblements. Il arrive qu'on ne tienne plus sur ses jambes et qu'on s'évanouisse.

Les fringales hypoglycémiques sont dues à un mauvais fonctionnement du pancréas, qui sécrète normalement une hormone, l'insuline, qui régule le taux de sucre dans le sang. Lorsque la glycémie s'abaisse de façon trop importante, le cerveau manque de carburant. La fringale est comme une sonnette d'alarme, un grand cri signifiant qu'il est urgent de manger un produit sucré. Ce manque de sucre survient soit quand on est à jeun (classiquement aux environs de 11 heures 30 ou 17 heures), soit une heure après une prise alimentaire riche en glucides, par hyperréactivité du pancréas qui sécrète plus d'insuline que nécessaire.

LA FRINGALE HYPOGLYCÉMIQUE

Sa cause : *une baisse de glucose dans les cellules du cerveau.*

Le signe décisif : *le malaise disparaît lorsqu'on mange la valeur d'un ou de deux sucres.*

Les signes accompagnateurs :

- *État d'angoisse.*
- *Forte fatigue et difficultés de concentration.*
- *Pâleur, sueurs, tremblements pouvant aller jusqu'à l'évanouissement.*

Ce qu'il faut faire : *consulter son médecin, qui demandera un bilan de votre fonction pancréatique et vous prescrira, s'il y a lieu, un traitement médicamenteux afin d'aider votre pancréas à mieux fonctionner.*

Comment réduire les risques de malaise hypoglycémique : *faire au moins cinq prises alimentaires par jour et éviter de consommer aliments et boissons sucrés de façon isolée.*

- *Le petit déjeuner doit être suffisamment copieux et comporter un aliment riche en protéines (comme des œufs, du jambon ou du fromage).*
- *Le déjeuner et le dîner doivent comporter des aliments riches en fibres, légumes, fruits, céréales complètes (qui réduisent la sécrétion d'insuline).*
- *Il est conseillé de prendre deux collations, l'une en fin de matinée, l'autre en milieu d'après-midi, composées d'un laitage, d'un fruit, de pain beurré ou de fromage, qui ralentiront elles aussi la sécrétion d'insuline.*

Il semble que ce type de fringale soit assez courant, et qu'il soit favorisé par une nourriture irrégulière, alternant des périodes de privation (avec insuffisance d'apport en sucres) et des prises d'aliments sucrés en dehors des repas (ce qui oblige le pancréas à produire brutalement de l'insuline). Certaines fringales hypoglycémiques nécessitent un traitement médicamenteux destiné à aider le pancréas dans son fonctionnement ; mais le plus souvent, votre médecin vous donnera des conseils d'hygiène alimentaire. Le problème, avec les bons conseils, c'est qu'il est plus facile de les donner que de les suivre...

• *La fringale d'origine psychologique.* Il se peut aussi que les résultats des prises de sang montrent une fonction pancréatique parfaitement normale. Le corps médical attribue alors la fringale à une hypersensibilité émotionnelle. Tout cela est donc « nerveux »...

Il est tentant de comparer ce besoin impérieux de manger à une toxicomanie : le mangeur frénétique en manque d'aliment a la même lueur dans le regard que le fumeur privé de tabac, l'alcoolique en quête d'un dernier verre, l'héroïnomane ou le cocaïnomane en manque. Certes, tout cela ne manque pas de pertinence : boulimies et fringales sont de plus en plus interprétées comme des conduites impulsives. À ce titre, on les compare aux toxicomanies, mais aussi au jeu pathologique (vous savez : ces personnes qui ne peuvent s'empêcher de perdre leur argent au casino), à la kleptomanie (le vol pathologique), à certaines conduites érotomaniaques.

Le danger de ce type d'explication est qu'il est fréquemment considéré comme une excuse pour ne rien faire. Si vos fringales et autres excès alimentaires sont des maladies répertoriées, causées par un déséquilibre de neuromédiateurs quelque part dans votre cerveau, alors vous pouvez être tenté de vous dire qu'on ne peut rien y faire, hormis prendre le comprimé adéquat prescrit par votre médecin. En vérité, rien n'est plus inexact, et c'est bien le but de ce livre que de vous aider à évoluer dans un sens favorable.

En fait, les fringales qui n'ont pas pour cause une hypoglycémie répondent à une nécessité psychologique réelle qu'il s'agit de préciser. Tout d'abord, la restriction permanente, qui engendre une alimentation chaotique et une obnubilation sur la nourriture, est à l'origine de bien des fringales. Celles-ci sont aussi entretenues par un sentiment de vide, d'inexistence douloureuse, souvent qualifié d'« ennui ». Manger permet de combattre cet état, de faire en sorte qu'on ait à nouveau la sensation d'exister. Certaines personnes interprètent le fait de manger comme une nécessité impérieuse, tandis que d'autres le vivent comme une façon de se faire du bien, de se dorloter, d'être gentil avec soi-même. Dans d'autres cas, il apparaît que la fringale a surtout pour but de fournir un répit, de permettre de ne plus penser à des situations douloureuses, d'évacuer celles-ci, de faire en sorte que, durant le bref moment durant lequel on mange, tout ce qui nous est pénible cesse purement et simplement d'exister. C'est l'effet « ardoise magique » dont j'ai parlé précédemment. Mais cela revient souvent à échanger un problème contre un autre : on avait un chagrin d'amour, une difficulté professionnelle, une blessure d'amour-propre, on a maintenant une indigestion et une hausse de son poids sur la balance, choses tout aussi déprimantes... Sans compter qu'on ne tarde pas à être confronté à nouveau aux mêmes difficultés qui avaient déclenché la fringale.

Dans tous les cas, il s'agit de parvenir à mieux cerner les moments où un tel phénomène se produit, l'état d'esprit qui vous y conduit, les événements qui ont pu se dérouler dans les heures ou les jours qui précèdent. Nous envisageons les principaux éléments moteurs des prises compulsives d'aliments dans la Clef de l'existence de soi.

LA FRINGALE D'ORIGINE PSYCHOLOGIQUE

Sa cause : *un état permanent de restriction alimentaire, l'utilisation de la nourriture pour faire face à des difficultés d'ordre psychologique.*

Le signe décisif : *un ou deux sucres ne suffisent pas à faire disparaître le malaise ; il faut beaucoup plus.*

Les signes accompagnateurs :

➤ *État d'angoisse, de fébrilité.*

OU

➤ *Sentiment de vide, d'inexistence douloureuse, souvent qualifié d'« ennui ».*

Ce qu'il faut faire : *préciser les situations dans lesquelles les fringales apparaissent, acquérir la capacité à résoudre des difficultés d'ordre psychologique autrement qu'en mangeant.*

Vous mangez sans contrôle pour vous aider à vous concentrer, à travailler.

De même que le travailleur manuel ou le grand sportif ont besoin de carburant pour faire fonctionner leurs muscles, certains individus qui travaillent pourtant en position assise (voire couchée) ressentent la nécessité de manger afin de pouvoir se concentrer. Les révisions d'examens, le travail sur des dossiers complexes sont sans cesse interrompus par des aller-retour jusqu'au placard ou au réfrigérateur si on travaille à domicile, à moins qu'on ne se contente de plonger la main dans un tiroir bien approvisionné en sucreries.

Les justifications sont nombreuses. On n'arrive pas à se concentrer sur son travail si on ne mange pas en même temps. On a besoin de se réconforter, de se faire du bien pour compenser la grande souffrance qu'on s'impose par ailleurs.

Essayons de trouver mieux que ces pauvres explications. Le travail intellectuel prolongé est accompagné d'une mise entre parenthèses temporaire de soi-même et de son corps. Pour certaines personnes, qui ont peut-être une propension à s'oublier au profit du monde extérieur ou du monde mental, il peut y avoir là quelque chose d'angoissant. Manger, boire, fumer sont des moyens pour se prouver qu'on n'est pas entièrement désincarné, qu'on existe encore. Je développe ces perspectives dans la Clef de l'existence de soi.

Vous perdez le contrôle de votre alimentation lorsque certains aliments que vous aimez sont aisément disponibles.

À certains moments, lorsque vous savez qu'il y a du chocolat dans le placard, ou du fromage dans le réfrigérateur, ou des tas de paquets de biscuits chez l'épicier du coin, vous ne parvenez plus à penser à autre chose. Peut-être avez-vous déjà tenté de vous maîtriser en rendant plus difficile l'accès à la nourriture : vous évitez d'avoir des provisions trop tentantes dans vos garde-manger, ou vous n'avez pas d'argent liquide dans votre porte-monnaie. Ces petits moyens se sont avérés peu efficaces. Vous tentez de résister, mais plus vous vous efforcez de chasser l'idée, plus l'aliment se fait obsédant. Vient un moment où vous craquez, vous vous jetez sur l'aliment en question et vous le dévorez à belles dents dans un état second, sauvage, animal. L'instant d'après, retrouvant vos esprits, vous culpabilisez d'avoir une fois de plus été faible et sans volonté. Si vous êtes boulimique, au lieu de culpabiliser tout en attendant que l'indigestion se passe, plus pragmatique, vous vomissez, avec l'impression d'annuler l'épisode précédent tant sur le plan alimentaire que du point de vue psychique.

Nous avons vu précédemment que vous alternez régulièrement deux états mentaux différents, ayant chacun leur logique propre : un état de restriction alimentaire caractérisé par l'hypercontrôle, dans lequel vous vous montrez raisonnable et rationnel, et un état de perte de contrôle, irrationnel, centré sur la jouissance immédiate de la nourriture.

La solution ne réside donc pas en un renforcement du contrôle, ce qui ne fait en règle générale qu'aggraver les choses en accentuant le déséquilibre. Il s'agit au contraire de procéder à un rééquilibrage, une réconciliation de deux états mentaux séparés. Nous l'envisageons dans les Clefs de l'existence de soi et de la modération.

Vous perdez le contrôle de votre alimentation sous l'effet des contrariétés.

Nombre de personnes qui perdent le contrôle de leur alimentation l'expliquent par l'effet de « contrariétés ». Mais qu'est-ce qu'une contrariété ? Il s'agit de quelque chose qui va dans le sens contraire, opposé, de celui dans lequel on désirait aller, d'un obstacle sur sa route. Vous vous faites une certaine idée de la façon dont les choses doivent se dérouler et, brusquement, une contrariété se met en travers de votre chemin. Il s'agit alors d'annuler la « contrariété », afin de pouvoir suivre à nouveau le plan prévu. C'est le rôle de

la perte de contrôle alimentaire que de gommer la contrariété, de faire comme si elle n'avait jamais existé.
Ce mot de « contrariété » est souvent une façon de noyer le poisson, de banaliser ce qui ne va pas, et autorise une réponse standard, en l'occurrence manger. Comme vous ne différenciez pas vos émotions, ni les situations qui vous troublent, vous n'avez à votre disposition qu'un seul type de réponse. Vous progresserez en refusant de vous contenter de cette explication. En fait, de quoi s'agit-il ? Êtes-vous la proie d'une tension intérieure, d'un état d'anxiété, d'angoisse, ou s'agit-il de mal de vivre, ou bien encore de peine, de chagrin, de nostalgie, de tristesse, de déprime ? Quelles sont les situations problématiques qui ont fait naître ces divers sentiments ? Quelles réponses apporter à ces problèmes, autres que la sempiternelle perte de contrôle alimentaire ? Nous revenons sur tout cela dans la Clef de l'existence de soi.

Vous perdez le contrôle de votre alimentation sous l'effet d'émotions fortes, telles la joie ou la tristesse.

Certaines personnes font remarquer que leur cas est véritablement désespéré : elles mangent quand tout va mal, par exemple lorsqu'elles sont tristes et chagrines, comme pour se consoler, et elles mangent encore quand elles sont heureuses, comme pour fêter dignement ce bonheur.
Certains médecins et psys ont développé, à partir de là, différentes théories : pour les uns, ce qui ferait perdre le contrôle de l'alimentation serait simplement l'effet mécanique d'un surcroît d'émotions (ce que les Américains nomment « emotional eating »). Pour d'autres, tout viendrait d'une confusion entre les différentes émotions et sensations : ces personnes ne sauraient pas distinguer la plupart des émotions entre elles, et les confondraient avec les sensations de faim, si bien qu'elles mangeraient au lieu d'éprouver. Pour d'autres encore, c'est le fait que la personne ne parvient pas à mentaliser certaines émotions, c'est-à-dire à les nommer, à leur donner un sens, à les resituer dans un contexte, une histoire, qui les conduit à perdre le contrôle.
Nous avons vu précédemment que de nombreuses personnes ayant des problèmes avec leur poids et leur alimentation font l'expérience de deux états mentaux distincts : celui caractérisé par la restriction, par une hypervigilance face aux aliments, un état de contrôle des prises alimentaires attentif à l'extrême ; et un état opposé de relâchement de tout contrôle, d'abandon à ses instincts, d'alimentation sauvage et follement excitante. Un surcroît d'émotions, quelles qu'elles soient, fournit l'énergie nécessaire au passage de l'état de restriction à l'état d'absence de contrôle. Dans certains cas, quand la restriction est solidement assise, seules des émotions de grande intensité font basculer dans l'état incontrôlé ; mais dans d'autres cas, même une émotion minime peut déclencher la prise alimentaire incontrôlée, comme si celle-ci n'était qu'un prétexte pour donner libre cours à sa voracité.
En fait, les chocs émotionnels de très grande intensité coupent l'appétit dans un premier temps. Ainsi, il arrive sou-

vent que la perte d'un être cher, une rupture sentimentale, une remise en question professionnelle se traduisent par la suppression de l'envie de manger durant quelques heures ou quelques jours, voire plus. C'est là une réaction naturelle : un traumatisme intense provoque une sidération qui ôte tout appétit. Mais souvent, les personnes en restriction alimentaire se rattrapent en basculant dans l'alimentation incontrôlée dans un second temps. On peut le comprendre comme un moyen de se recentrer sur soi-même, comme un mode de guérison après un choc dévastateur. C'est en fait le signe que la personne reprend le dessus.

Si tout n'est pas faux dans cette vision somme toute mécanique de l'effet des émotions sur l'alimentation, il n'en reste pas moins que, pour parvenir à maîtriser une alimentation que les orages émotionnels rendent chaotique, il est presque toujours nécessaire d'approfondir les causes de ses émotions. Se contenter de constater qu'on est joyeux ou triste ne suffit pas.

• *Intéressons-nous tout d'abord à ceux qui mangent dans la joie.* Dans la plupart des cas, ces personnes basculent dans leur état incontrôlé lorsqu'elles sont dans une atmosphère conviviale. Les noces et banquets, les lunchs avec buffet, les petites festivités au bureau leur sont fatals.

Ce type de comportement peut s'expliquer tout d'abord par le désir de ne faire qu'un avec les autres. On a l'impression que si on ne mange pas, on fait bande à part, on s'exclut du groupe. De là, on a vite fait de glisser vers la perte de contrôle.

Ou bien, à l'inverse, on mange pour s'isoler des autres. Les dîners et autres festivités sont l'occasion d'échanges. Ils sont l'occasion d'approfondir la relation, d'en apprendre plus sur les autres, de connaître leur histoire personnelle, leurs goûts ou leurs façons de réagir, et bien sûr de parler de soi, dans une relation de réciprocité. Nous verrons plus loin que certaines personnes supportent mal une trop grande proximité avec d'autres, tant physique que psychologique. Ces personnes se sentent rapidement envahies par une attention trop pressante, ne tiennent ni à en savoir trop sur leurs interlocuteurs ni à leur révéler des choses trop personnelles. Plonger le nez dans son assiette, ou se jeter sur le buffet comme un naufragé sont des stratégies qui permettent de s'isoler des autres. Non seulement on ne parle pas la bouche pleine, mais on n'entend pas non plus. Que ceux et celles qui se reconnaissent dans cette description aillent voir du côté de la Clef de l'existence de soi page 211, où nous examinons ces aspects en détail.

• *Passons à ceux qui mangent lorsqu'ils sont affligés par un événement traumatisant,* parce que quelque chose les aura angoissés, stressés, ou encore parce qu'ils ont été blessés dans leur amour-propre.

Il est clair que l'acte de manger a pour fonction de gommer un sentiment pénible. Tout se passe comme si la personne n'était pas capable de faire face à l'événement ; la prise alimentaire sert alors à effacer du psychisme la totalité de l'épisode, permettant ainsi de se restaurer, dans tous les sens du terme. On a vu que cela peut se comprendre comme une incapacité à mentaliser la cause de l'émotion, ou comme le fait que ces personnes vivent les événements plus intensément que d'autres, avec une force telle qu'elle en devient insupportable.

Nous verrons plus loin dans ce livre que, pour parvenir à se passer de cette réparation par la nourriture, il est nécessaire de devenir capable de vivre ses émotions, et d'affronter les événements qui en sont les causes. Dans un premier temps, il convient de prendre conscience de l'émotion ressentie, d'examiner les circonstances à l'origine de cet orage émotionnel. Une façon éclairante de poser le problème est de se demander si telle personne de notre connaissance aurait, dans des circonstances identiques, réagi comme nous. Aurait-elle vu les choses de la même façon, aurait-elle ressenti les mêmes émotions et avec autant d'intensité ? Cette façon de faire permet de prendre un peu de distance par rapport à sa propre subjectivité, de détecter les réactions exagérées.

Vous perdez le contrôle de votre alimentation lorsque vous refoulez vos colères.

Penchons-nous maintenant sur une émotion spécifique, souvent à l'origine de prises alimentaires incontrôlées : la colère, et plus particulièrement la colère non exprimée, refoulée. Quelqu'un dit ou fait quelque chose qui vous blesse, vous sentez la moutarde vous monter au nez, mais au lieu de laisser exploser votre colère, vous mangez et ne dites rien. Chez certains, le processus est totalement inconscient : il se passe quelque chose qui, chez tout un chacun, aurait déclenché un sentiment de colère. Mais aucun sentiment ne transparaît ; seul un débordement alimentaire signale qu'il s'est bel et bien passé quelque chose.

Certaines personnes ne peuvent concevoir de se mettre en colère. Ce sentiment leur paraît trop dangereux et elles ne se l'autorisent pas. En effet, se mettre en colère contre quelqu'un, c'est clairement rompre avec cette personne, introduire une séparation entre elle et vous. Ce n'est pas envisageable pour ceux qui vivent les relations sociales sur le mode exclusif de l'empathie (je développe le concept d'hyperempathie dans la Clef de l'existence de soi), ceux qui s'oublient en permanence au profit de l'autre, qui ont l'impression de n'exister que par l'autre, au travers de l'autre. Pour ceux-là, faire preuve d'agressivité vis-à-vis de quelqu'un est comme s'en prendre à soi-même, en quelque sorte s'automutiler. Mais si les choses vont vraiment trop loin, alors on rejette l'autre malgré la souffrance occasionnée. Dans ce cas, le rejet est massif, global, et la colère se transforme en rage. On retrouve là la seconde raison qui fait craindre la colère : la personne a l'impression que si elle lui laisse libre cours, celle-ci deviendra totalement incontrôlable. Bien des personnes craignent de se laisser aller à la colère car il leur semble qu'elles perdraient alors totalement le contrôle, diraient des mots, feraient des choses qu'elles regretteraient plus tard. Perdre le contrôle de leur alimentation plutôt que perdre le contrôle de leurs actes leur paraît, dans ces conditions, un moindre mal.

À ce stade, je vous demande de repérer vos colères rentrées et leurs causes. Quand vous ressentez la colère qui gronde à l'intérieur de vous, demandez-vous ce qui la provoque. Décrivez et mettez un nom sur vos sentiments agressifs : s'agit-il d'une simple inimitié, d'une animosité, d'une aversion, d'une répugnance, d'une répulsion pour une personne donnée, ou cela va-t-il plus loin ? Éprouvez-vous un net ressentiment, voire de la haine ? Êtes-vous animé d'un esprit de vengeance ? Ou bien ne ressentez-vous rien, mais vous dites-vous que quelqu'un d'autre, dans les mêmes circonstances, aurait ressenti les émotions précédentes, se serait très probablement mis en colère ? Là encore, repérez la situation qui aurait été une cause légitime de colère, voire de haine.

Il est possible que le simple énoncé des mots de colère et de haine vous soit insupportable. Pourtant, dans bien des circonstances de la vie, ces sentiments sont légitimes. Le fait que vous vous refusiez ne serait-ce que d'en envisager la possibilité est le signe que nous touchons là un point sensible, crucial, de votre problème.

Vous perdez le contrôle de votre alimentation sous l'effet d'un sentiment d'anxiété, de fébrilité, de malaise général.

Bien des personnes, lorsqu'elles se sentent mal à leur aise, tendues, inconfortables, mangent pour dissiper ce sentiment de malaise. En fait, ce système marche fort bien, trop bien : les sentiments pénibles sont dissous par la prise d'aliments, leurs causes sont oubliées, et pour beaucoup, tout se passe comme si elles n'avaient jamais existé. Seul point noir de l'affaire : le poids, qui a tendance à croître...

Aussi, si on veut devenir capable de manger moins, il est nécessaire d'apprendre à faire face à ses angoisses.

- La première chose est tout d'abord de *reconnaître la sensation pénible* elle-même. Il est en effet fréquent qu'elle soit comme « gommée » par la prise alimentaire.
- Le second point est de *retrouver ce qui en est la cause*. C'est loin d'être toujours évident. Lorsque vous avez trop mangé, demandez-vous si, dans les heures ou les jours qui ont précédé, il s'est passé quelque chose d'inhabituel. Si vous n'êtes pas sûr de vos sentiments, demandez-vous ce qu'une autre personne, dans la même situation, aurait ressenti.
- Ou bien vos pertes de contrôle sont répétitives et vous avez l'impression que *rien de marquant ne s'est produit*. Par exemple, vous perdez le contrôle de votre alimentation presque tous les jours, au même moment de la journée. Mais certains jours (le week-end, ou quand vous êtes en vacances, ou quand il se passe ceci ou cela) vous vous sentez détendu, bien dans votre peau et tout va bien du point de vue alimentaire. Examinez alors attentivement ce qui différencie les jours durant lesquels vous perdez le contrôle de ceux où vous ne le perdez pas.

Vous perdez le contrôle de votre alimentation sous l'effet d'un sentiment d'ennui, de vide, de lassitude.

Quand vous êtes plongé dans une activité prenante, vous avez l'impression que tout va bien. Mais les meilleures choses ont une fin : vous finissez par vous épuiser et vous cessez de vous activer. Vous ressentez alors une pénible sensation de vide, de néant. Jouer des mandibules vous donne la sensation de vivre à nouveau : quel soulagement ! Dommage que tout cela vous fasse prendre du poids...

Ou bien encore, il peut arriver que vous n'ayez rien à faire. Aucune tâche exaltante ne vous attend à votre travail, ou bien nous sommes dimanche et vous êtes censé vous reposer. Vous ressentez là encore cette impression de vide que vous qualifiez du nom d'« ennui ». Et cet ennui est si insupportable que vous luttez contre lui en mangeant.

Je décris plus loin sous le nom d'hyperempathie ce fonctionnement mental qui consiste, à certains moments, à se centrer sur le monde extérieur, sur les autres, à se donner à fond dans des activités si possible prenantes, voire dévorantes, et dans le même temps, à s'oublier totalement. On n'a plus faim ni soif, chaud ni froid, on oublie qu'on a un corps, et le temps s'écoule rapidement sans qu'on en ait conscience (si on ne regarde pas sa montre). On est tout entier englouti par le monde qui nous entoure. Lorsque cet état s'arrête, soit sous l'effet de la fatigue, soit parce qu'on ne trouve plus de stimulant autour de soi, on est alors brutalement confronté à son propre néant intérieur.... L'intéressant est dehors, rien n'est au-dedans.

Comment échapper à ce système binaire ? Il s'agit clairement de rétablir les équilibres : l'intérieur doit se mettre à exister davantage, ce qui permet d'être moins dépendant du monde extérieur. Mais en quoi consiste, concrètement, la conscience d'exister ? Elle naît de ce qu'on examine ses sensations, pas en permanence, bien sûr, mais de temps à autre, et qu'on dialogue avec soi-même. A-t-on faim ou soif, est-on à l'aise ? Que ressent-on, que pense-t-on, quel point de vue a-t-on sur les choses en train de survenir, sur les gens qu'on rencontre ? Il est possible que vous ne sachiez pas faire cela, ou que vous n'aimiez pas le faire, pour diverses raisons. Alors, vous vous oubliez, et quand rien ne vous stimule plus, vous vous trouvez confronté au néant intérieur. Nous verrons dans la Clef de l'existence de soi comment parvenir à exister davantage et, par là, à pouvoir se passer de ce puissant pourvoyeur de sensations qu'est la nourriture.

Vous perdez le contrôle de votre alimentation dans les moments où vous vous révoltez contre les contraintes.

Vous avez l'impression de passer votre vie enserré dans un réseau de contraintes de tous ordres. Il faut respecter la loi, les règlements, les horaires, il faut témoigner du respect à ses supérieurs hiérarchiques, il ne faut pas dépenser plus d'argent qu'on en a sur son compte en banque, il faut travailler quand c'est le moment de travailler, s'amuser quand c'est le moment de s'amuser, se reposer quand c'est le moment de le faire. Il faut être un enfant vertueux, puis un bon époux ou une bonne épouse, puis un bon parent. Et bien sûr, *last but not least*, il faut aussi faire trois repas par jour, diététiquement corrects. Il arrive que vous vous révoltiez.

Je reviendrai sur les notions de contrainte, de décision et d'obligation, sur le sens qu'il convient de donner au mot de liberté. Car, si telle est la façon dont vous percevez les choses, sachez que modifier cette conception est une nécessité absolue pour parvenir à maîtriser votre alimentation et votre poids. En effet, si vous vivez votre vie sur le mode de la contrainte, alternant la passivité et la résistance passive, ayant de temps à autre de brutaux sursauts de révolte qui vous conduisent à de violents tête-à-queue, il est fort probable que vous faites de même dans le domaine alimentaire : pour vous, les régimes sont des obligations contraignantes que vous acceptez passivement durant un certain temps, puis contre lesquels vous vous révoltez ; vous mangez alors tout votre soûl, en ayant l'impression de profiter de votre liberté retrouvée. Vous alternez ainsi contraintes et abandons, mais n'êtes satisfait ni de l'un ni de l'autre. Et, bien sûr, votre courbe de poids ressemble à des montagnes russes.

La maîtrise de l'alimentation ne peut pas être durable si elle est conçue comme une contrainte (ou alors la vie se transforme en cauchemar absolu). Et pour qu'elle ne soit pas une contrainte, vous devez être en accord, en harmonie avec cette maîtrise. Cette maîtrise doit être votre maîtrise, ou plutôt vous devez être cette maîtrise. Allez voir sans tarder du côté de la Clef de l'existence de soi page 211.

Vous perdez le contrôle de votre alimentation sous l'effet d'un sentiment d'insatisfaction de vous-même.

Il arrive que vous ne soyez pas très satisfait de vous-même. Et l'image que vous vous faites de votre personne est si douloureuse, si pénible, que vous la gommez en faisant appel à votre paradis artificiel préféré, la nourriture. Les aliments-drogues au goût puissant, ceux qui vous délivrent un court instant de votre peine, sont malheureusement aussi ceux qui sont les plus sucrés et les plus gras, donc les plus caloriques.

Les causes d'insatisfaction de soi sont innombrables. Il se peut, tout d'abord, que vous ayez parfois l'impression de ne pas avoir été à la hauteur, d'avoir déçu certaines personnes, ou de vous décevoir vous-même. Si ce genre de situation se produit fréquemment, de deux choses l'une : ou bien vous êtes effectivement l'individu lamentable que vous pensez être, ou bien vous placez la barre trop haut, vous avez vis-à-vis de vous-même des attentes irréalistes.

Les personnes ayant des difficultés avec leur poids et leur alimentation ont en outre d'autres motifs d'insatisfaction qui leur sont propres. En premier lieu, elles sont insatisfaites de leur physique. La rencontre avec leur image, dans un miroir, dans le reflet d'une devanture de magasin, avec une photographie (ou pire : un film vidéo !) fait partie de ces choses qu'elles essaient d'éviter, mais avec lesquelles elles sont tôt ou tard confrontées. Et même si on y parvient, on ne peut ignorer tout à fait ce qu'on lit, ou plutôt ce qu'on croit lire, dans le regard de l'autre, qu'il s'agisse d'inconnus croisés dans la rue ou de membres de sa famille : pitié, compassion, mais plus souvent réprobation et moquerie. Si vous vous reconnaissez dans ce portrait, il se pourrait bien que vous mangiez... pour oublier à quel point vous êtes gros ou grosse.

Un autre motif d'insatisfaction de soi peut être le comportement alimentaire lui-même. Par exemple, vous avez fauté, vous avez contrevenu à votre régime en mangeant une douceur. Vous en tirez la conclusion que vous n'avez pas de volonté, que vous n'êtes capable de rien, que vous n'avez aucune valeur. Ce genre de discours intérieur aboutit à une telle dépréciation de vous-même que, pour y échapper, vous plongez à corps perdu dans les délices alimentaires. En somme, vous mangez pour oublier que vous mangez.

Il semblerait que vous soyez bel et bien prisonnier d'un cercle particulièrement vicieux : plus vous vous considérez comme une personne lamentable, plus vous conformez votre comportement à cette idée que vous vous faites de vous-même ; vous voyez dans votre échec à maîtriser votre comportement alimentaire une nouvelle preuve que vous êtes effectivement une personne sans valeur. La plupart du temps, les personnes insatisfaites d'elles-mêmes tentent d'échapper à ce cercle vicieux en ayant à leur égard des exigences accrues : il s'agit de se racheter à ses propres yeux par un surcroît de sévérité. Cette attitude aboutit à aggraver notablement le cercle vicieux de départ : comme vous ne parvenez pas à être à la hauteur de ce que vous exigez de vous-même, vous baissez les bras et abandonnez tout effort. Cet abandon est pour vous le signe de votre peu de valeur et vous en concluez qu'il n'y a rien d'autre à faire que vous laisser couler, accepter cette veulerie qui, pensez-vous, est votre nature profonde. Vous mangez alors tant et plus, vous efforçant de ne pas penser à ce que vous faites, à ce que vous êtes, ou encore prenant un plaisir masochiste à vous détruire un peu plus. Puis vient un moment où vous vous secouez, où vous déclarez qu'il est temps de réagir, de quitter la fange dans laquelle vous vous complaisez. Vous décidez d'être particulièrement sévère avec vous-même (vous le méritez, ô combien !) ; vous vous fixez alors des objectifs contraignants, que vous ne pourrez pas respecter, et ainsi de suite.

La solution n'est pas dans une sévérité renforcée. En fait, c'est parce que vous êtes trop dur, trop exigeant vis-à-vis de vous-même que vous passez votre temps à vous décevoir. Si, au contraire, vos objectifs étaient plus réalistes, vous seriez vraiment capable de les mettre en œuvre ; vous pourriez alors vous tenir en meilleure estime, et donc prendre plus soin de vous-même, enclenchant ainsi un cercle vertueux.

Notons au passage qu'être moins sévère avec soi-même signifie, du point de vue du poids, accepter de ne pas maigrir dans un premier temps, ou maigrir moins vite. Il s'agit pour beaucoup d'un renoncement des plus douloureux.

Vous mangez sans contrôle pour vous punir.

Vous avez fait quelque chose dont vous êtes particulièrement mécontent. Il

peut s'agir d'un acte, ou d'une pensée sans rapport avec l'alimentation. Ou bien vous vous reprochez d'avoir cédé à une envie de manger. Ou encore, vous vous contemplez dans un miroir et concluez que vous êtes une personne grasse, laide, répugnante, qui ne mérite qu'une chose : être encore plus affreuse et repoussante. Vous mangez tout en étant conscient que cela va vous faire grossir, et vous en éprouvez une délectation morbide.
Votre situation n'est en fait guère différente de celle de la question précédente, « Je perds le contrôle de mon alimentation sous l'effet d'un sentiment d'insatisfaction de moi » ; vous pouvez donc vous y reporter.

Vous perdez le contrôle de votre alimentation lorsque vous mangez pour faire plaisir, ne pas peiner un tiers (parent, conjoint, ami) qui vous offre de la nourriture.

Lorsque vous êtes convié à un repas par un membre de votre famille ou par des amis, vous vous sentez obligé de manger tout ce qu'on vous propose, voire de vous resservir si votre hôte insiste un tant soit peu. Vous avez l'impression que refuser l'aliment serait faire injure à l'hospitalité de votre hôte, que cela ne pourrait qu'aboutir à une fâcherie.
De même, lorsque quelqu'un vous offre une friandise, par exemple sur votre lieu de travail, vous avez le sentiment que refuser serait considéré comme un rejet de l'autre. De toute façon, vous n'avez guère à vous faire violence pour accepter, car ces aliments vous font le plus souvent envie. En fait, il se peut très bien que, dans certains cas, toute cette affaire d'exquise politesse visant à ne pas froisser l'autre ne soit qu'un prétexte pour vous autoriser à manger un aliment que vous vous interdisez habituellement.
Certes. Mais ne négligeons pas pour autant ce sentiment qui vous est familier : l'impression que vous ne pouvez pas vous opposer à ce que l'autre désire, que vous êtes comme contraint de passer par là où il le décide. Veut-il que vous mangiez ? Vous mangez.
J'ai déjà abordé ce genre de difficulté dans un chapitre précédent, « Je perds le contrôle de mon alimentation sous l'effet d'émotions fortes, telles la joie, la tristesse, la colère » : certaines personnes mangent davantage sous l'effet de la convivialité, avec l'impression que refuser la nourriture serait faire bande à part, casser l'atmosphère chaleureuse. Ce dont il est question ici, c'est de ce sentiment qu'il faut complaire à l'autre en permanence, ne pas marquer de séparation entre lui et vous. Refusez de manger ce que l'autre vous propose, et il ne vous aimera plus... Pour certaines personnes, cette complaisance ne se limite pas à la nourriture : toute divergence d'opinion ou de comportement apparaît comme dangereuse, risquant de susciter un désamour insupportable. Ces personnes évitent de « contrarier » autrui, mais accumulent en fait les rancœurs. Vient un moment où celles-ci atteignent une masse critique... Cela se traduit par une explosion de colère, le plus souvent incompréhensible aux yeux de ceux qui en sont les victimes... Ou par une prise alimentaire destinée à gommer ces émotions vécues comme périlleuses.

Une de vos difficultés consiste à ne pas savoir établir de séparation entre vous et les autres. Vous voyez les choses du point de vue de l'autre, au lieu de les voir de votre propre point de vue. Aussi êtes-vous plus sensible au dépit de votre hôte, qui se voit refuser l'aliment qu'il propose, qu'à votre propre intérêt, qui consiste en l'occurrence à ne pas manger plus que vous ne le souhaitez. La Clef de l'existence de soi est faite pour vous : vous avez besoin d'apprendre à vous focaliser davantage sur vous-même.

Vous perdez le contrôle de votre alimentation lorsque vous mangez pour vous opposer à un tiers (parent, conjoint, ami) qui surveille ce que vous mangez.

Vos parents, votre conjoint, votre meilleure amie ont décidé de vous aider à maigrir. Ils vous font donc les gros yeux dès que vous louchez en direction d'un aliment diététiquement incorrect. Il se peut d'ailleurs que ce soit à votre initiative, que vous les ayez instamment priés de vous surveiller, et de vous empêcher de manger s'ils vous prennent en flagrant délit. Au départ, cela vous avait paru une bonne idée : vous vous considérez comme sans volonté, dépendant du monde extérieur ; aussi la solution doit-elle venir, selon vous, du monde extérieur.

Alors, pourquoi une idée, apparemment si séduisante, tourne-t-elle au désastre ? Car les effets de ce système policier sont tôt ou tard des plus négatifs. Vous vivez cette surveillance comme une entrave à votre liberté et réagissez en mangeant plus. Dans certains cas, il se peut que vous vous teniez bien lorsque vous vous savez surveillé ; puis, dès que votre garde-chiourme préféré a le dos tourné, vous en profitez pour vous jeter sur le contenu du placard ou du frigo (à moins que vous n'ayez dissimulé des provisions dans une cachette bien à vous). Ou bien, et c'est souvent le cas lorsque l'initiative de cette surveillance policière ne vient pas de vous, vous mangez en regardant votre cerbère les yeux dans les yeux, en le défiant de vous en empêcher.

Connaissez-vous l'histoire d'Ulysse et des sirènes ? Les sirènes d'Homère étaient des êtres redoutables, mi-femmes, mi-oiseaux, qui charmaient les marins par leur chant, et les conduisaient à jeter leurs navires sur les rochers, pour les dévorer ensuite sans pitié. Ulysse, voulant écouter leur chant inouï, se fit attacher par ses compagnons au mât de son navire, défendant qu'on le délie, quelle que soit la vigueur de ses supplications, tandis que son équipage se bouchait les oreilles avec de la cire. Ainsi faites-vous avec la nourriture, vous qui demandez à vos proches de vous empêcher de manger. Le problème est que vos liens ne sont en règle générale pas suffisamment solides, et que vous finissez toujours par être dévoré par vos propres sirènes.

Vous n'arriverez à rien si vous devez négocier sans cesse vos comportements alimentaires avec vos proches. Cela aboutit en fait à transformer ce qui devrait être une affaire privée en une lutte de pouvoir. Il est important, si vous voulez progresser, que vous parveniez à manger selon des critères internes, en fonction de votre appétit, de vos besoins, de vos décisions. C'est à cela que je vous propose de travailler. Si, donc, vous avez demandé à l'un de vos proches de vous surveiller, dissuadez-le. Si vous n'avez rien demandé, que ce membre de votre famille vous trouve trop enrobé à son goût et tente de vous influencer malgré vous, « pour votre bien », expliquez-lui que sa conduite a sur vous des effets paradoxaux, aboutissant à l'inverse de ce qu'il souhaite. Votre poids vous appartient, vos comportements alimentaires vous regardent, vous et vous seul. Nous reviendrons sur tout cela.

EN RÉSUMÉ

Parvenu à la fin de la Clef du comportement alimentaire, vous connaissez sans doute de façon plus précise les obstacles qui se mettent en travers de votre route. J'espère avoir réussi à vous aider à vous repérer dans ce dédale, et j'espère surtout que vous ne vous découragez pas, que vous continuez à vouloir avancer sur ce long et périlleux chemin.

Selon le type de difficulté auquel vous êtes confronté, vous pouvez maintenant poursuivre votre lecture par la Clef de la modération qui suit, ou, au contraire, la sauter à pieds joints (pour mieux y revenir par la suite), et aller voir du côté de la Clef de l'existence de soi page 211. C'est en particulier ce qu'il y a de mieux à faire si le carnet alimentaire vous rebute.

Dans tous les cas, souvenez-vous : il s'agit de mûrir, d'évoluer, et non de gagner une course de vitesse !

CLEF DU COMPORTEMENT ALIMENTAIRE
le carnet explorateur

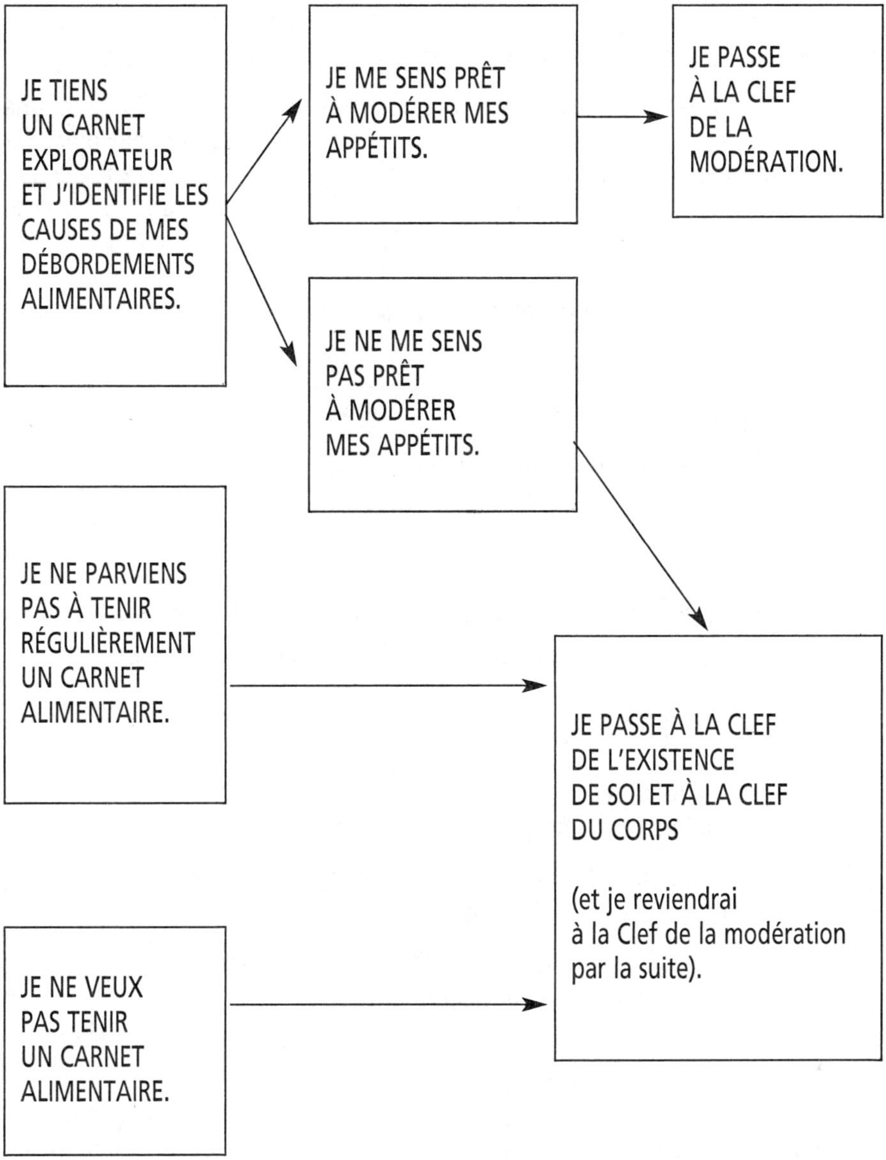

J'évalue mon comportement alimentaire

Suis-je régulier dans mon alimentation ?

Question A. Est-ce que je fais des repas ou des collations réguliers ?

Par repas, nous entendons un petit déjeuner, un déjeuner, un dîner, ou une collation dans la matinée, l'après-midi ou la soirée. Les « repas » sont pris dans des conditions de confort minimales (en principe assis, en se servant de couverts), les aliments sont ceux traditionnellement pris dans les tranches horaires concernées. Les « repas » s'opposent aux boulimies et aux grignotages.

1 – Je fais tous les jours au moins trois repas ☐

2 – Je fais tous les jours au moins deux repas ☐

3 – Je fais tous les jours au moins un repas ☐

4 – Je fais toutes les semaines quelques repas ☐

5 – Je ne mange que rarement sous forme de repas véritable ☐

Question B. Si je consomme des aliments en dehors des repas, quelle proportion de mon alimentation globale représentent-ils ?

1 – Je ne consomme aucun aliment entre les repas ☐

2 – Les aliments consommés hors repas représentent une faible partie de mon alimentation ☐

3 – Les aliments consommés hors repas représentent moins de la moitié de mon alimentation ☐

4 – Les aliments consommés hors repas représentent la moitié ou plus de mon alimentation ☐

5 – Les aliments consommés hors repas représentent la totalité de mon alimentation ☐

Vous avez répondu 1 à la question A, et 1 ou 2 à la question B.
Vous avez une alimentation régulière, et sans doute plus abondante que vos besoins réels, puisque vous êtes en surpoids. Vous êtes un bon mangeur

ou un petit mangeur en surpoids. Peut-être vous croyez-vous obligé de faire systématiquement des repas complets : nous verrons que ce n'est pas forcément nécessaire. Peut-être êtes-vous dans l'incapacité de modérer vos appétits. La suite de ce livre est là pour vous y aider.

Vous avez répondu 2 ou 3 à la question A, et 3 à la question B.
Une partie de votre alimentation est prise hors repas. Nous verrons dans la suite de ce livre que ce n'est pas forcément un problème : du point de vue du poids, ce qui compte, c'est la quantité globale de ce que vous consommez, en valeur calorique, à l'échelle de la semaine. Du point de vue de la santé, là encore, s'il convient de ne pas faire de grosses erreurs nutritionnelles, rien ne sert de tomber dans le perfectionnisme diététique. Il existe bien des façons de se nourrir, et l'important est de trouver celle qui VOUS convient.

Vous avez répondu 4 ou 5 aux questions A et B.
Une grande partie de votre alimentation est prise hors repas. Dans ces conditions, il y a fort à parier (quoique ce ne soit pas absolument certain) que vous vous nourrissez mal, que vous êtes quelque peu fâché avec les aliments. Il y a du pain sur la planche, si j'ose ainsi m'exprimer.

Suis-je en restriction alimentaire ?

Question A. Ai-je des aliments tabous ?

Les aliments tabous sont des nourritures que vous vous interdisez de consommer, ou que vous estimez ne devoir consommer qu'exceptionnellement ou en très faible quantité, en raison de règles diététiques ou en vue de maigrir ou de ne pas grossir. Ces aliments vous font envie, ou vous les consommez en priorité lors des périodes de perte de contrôle. Si vous vous interdisez de consommer certains aliments ou associations d'aliments en raison de dégoûts personnels, ou pour des motifs religieux, ET si vous ne consommez pas ces aliments ou associations d'aliments en excès durant vos périodes de pertes de contrôle, vous ne devez pas les considérer comme des « aliments tabous ».

Avez-vous décrété un tabou sur certains aliments ? Si oui, lorsque vous avez consommé un aliment tabou, vous sentez-vous coupable, avez-vous l'impression que vous avez fait quelque chose de mal ? Vous n'avez peut-être pas été sujet à ce genre d'infraction récemment, mais si cela avait été le cas vous seriez-vous senti coupable, auriez-vous eu l'impression d'avoir fait quelque chose de mal ?

J'ai des aliments tabous : OUI ☐ – NON ☐

Si vous avez répondu oui :

1 – Je me sens très coupable si je mange des aliments tabous ☐

2 – Je me sens modérément coupable si je mange des aliments tabous ☐

3 – Je me sens un peu coupable si je mange des aliments tabous ☐

4 – Je ne me sens pas coupable si je mange des aliments tabous ☐

Question B. Est-ce que je pratique l'abstinence ?

Vous abstenez-vous de manger quoi que ce soit durant des périodes de veille de 8 heures ou plus, afin de perdre du poids ou pour éviter d'en prendre ?

1 – Je m'abstiens quotidiennement de manger durant une partie de la journée en vue de contrôler mon poids ☐

2 – Je m'abstiens plus d'une fois par semaine de manger durant une partie de la journée en vue de contrôler mon poids ☐

3 – Je m'abstiens une fois par semaine au maximum de manger durant une partie de la journée en vue de contrôler mon poids ☐

4 – Je ne m'abstiens jamais de manger durant une partie de la journée en vue de contrôler mon poids ☐

Question C. Suis-je obsédé par la nourriture ?

Passez-vous beaucoup de temps entre les repas à penser à la nourriture, à manger, ou aux calories ? Les pensées concernant la nourriture, manger, les calories, interfèrent-elles avec votre capacité à vous concentrer sur des activités qui vous intéressent, telles que la lecture, regarder la télévision, ou suivre une conversation ?

1 – La nourriture occupe la majorité de mes pensées ☐

2 – Je pense beaucoup à la nourriture ☐

3 – Je pense normalement à la nourriture ☐

4 – Je ne pense pas à la nourriture entre les repas ☐

Question D. Ai-je honte de manger ?

Évitez-vous qu'on vous regarde lorsque vous êtes en train de manger et mangez-vous parfois en cachette ?

1 - Je mange toujours en cachette ☐

2 - Je mange souvent en cachette ☐

3 - Je mange parfois en cachette ☐

4 - Je ne mange pas en cachette ☐

Vous avez répondu oui à la question A, et 1 ou 2 à la majorité des questions suivantes.
Vous êtes la plupart du temps dans un état de restriction alimentaire sans que cela vous permette de mincir durablement. La solution qui consiste à tenter de maigrir par encore plus de restrictions n'est sans doute pas la bonne : il y a tout d'abord peu de chances que vous y parveniez, et vous ne ferez probablement qu'exacerber vos problèmes. La Clef de la modération propose de considérer vos difficultés selon une nouvelle perspective : moins de restrictions vous permettra de faire moins d'excès.

Vous avez répondu non à la question A, et 3 ou 4 à la majorité des questions suivantes.
Vous n'êtes pas la plupart du temps dans un état de restriction alimentaire. Cela augmente notablement vos chances de parvenir à perdre du poids de façon durable.

Vous avez répondu oui à la question A et 3 ou 4 à la majorité des questions suivantes, ou bien non à la question A et 1 ou 2 à la majorité des questions suivantes.
Êtes-vous sûr d'avoir bien compris les questions ?

Ai-je le contrôle de mon alimentation ?

Question A. Est-ce que je mange vite ?

Avez-vous tendance à manger avec rapidité ? Ce sera le cas si vous prenez de grosses bouchées, si vous mâchez peu votre nourriture, si vous ne marquez pas de pause en mangeant un plat ou entre les plats. Afin de savoir si vous mangez rapidement, examinez si vous finissez votre assiette avant les autres convives quand vous mangez accompagné. Quand vous mangez seul, demandez-vous si vous mangez plus vite que ne le feraient d'autres personnes dans des circonstances identiques.

1 – Je mange toujours vite ☐

2 – Je mange souvent vite ☐

3 – Je mange parfois vite ☐

4 – Je mange à vitesse normale ☐

5 – Je mange lentement ☐

Vous avez répondu 1 ou 2.
Vous mangez vite et il est probable que vous privilégiez la quantité au détriment de la qualité. Plus on mange vite, plus il faut d'aliments pour être satisfait. Il y a fort à parier que vous êtes rassasié seulement quand vous sentez que votre estomac est plein. Nous verrons qu'il existe d'autres moyens de décider qu'on a assez mangé. Il est aussi fort probable que vous ayez répondu 1 ou 2 aux questions A, B, C, D du paragraphe précédent, et que vous soyez le plus souvent dans un état de restriction alimentaire. Il est fatal, lorsqu'on se restreint, que quand on mange enfin, ce soit avec voracité.

Vous avez répondu 3 ou 4.
Si vous mangez vite quand vous avez particulièrement faim, c'est une réaction normale ; sans doute devriez-vous veiller à éviter de vous affamer. Si vous vous contrôlez efficacement la plupart du temps, mais dévorez parfois dans de telles proportions que cela sabote vos efforts précédents, vous êtes bel et bien dans un état de restriction alimentaire.

Vous avez répondu 5.
Vous mangez lentement. Peut-être êtes-vous un petit mangeur en surpoids, au comportement alimentaire irréprochable, ou bien un bon mangeur qui prend le temps de déguster. Ce n'est pas une situation très fréquente, mais pas non plus exceptionnelle. Sans doute est-ce du côté de la Clef de l'existence de soi qu'il vous faudra chercher la solution.

Question B. Est-ce que je perds le contrôle de mon alimentation ?

Perdez-vous, à certaines occasions, le contrôle de votre alimentation, c'est-à-dire n'êtes-vous plus capable de résister à l'attrait de la nourriture et ne pouvez-vous plus vous arrêter de manger ? Considérez qu'il s'agit d'une perte de contrôle de votre alimentation si cela vous conduit à manger nettement plus que d'autres personnes ne l'auraient fait dans des circonstances analogues.

Je perds le contrôle de mon alimentation : OUI ☐ – NON ☐

Répondez aux questions C à F seulement si vous avez répondu oui.

Question C. Dans quelles circonstances est-ce que je perds le contrôle au cours des repas ?

Si vous êtes sujet à des pertes de contrôle de votre alimentation LORS DE REPAS, précisez-en les circonstances (plusieurs réponses possibles) :

1 – Lorsque je prends un repas seul ☐

2 – Lorsque je prends un repas avec mes collègues de travail, à la cantine, au restaurant d'entreprise, dans un restaurant de quartier ☐

3 – Lorsque je prends un repas ordinaire en famille ☐

4 – Lorsque je prends un repas sortant de l'ordinaire, avec des amis ou des parents, au restaurant ou à leur domicile ☐

5 – Lors de réceptions, lorsqu'un buffet est servi ☐

Question D. Quelles formes prennent mes excès LORS DE REPAS ?

Si vous êtes sujet à des pertes de contrôle de votre alimentation lors de repas, notez le ou les abus que vous faites habituellement (plusieurs réponses possibles) :

1 – Lorsque j'en ai la possibilité, je choisis des plats trop riches ☐

2 – Lorsque j'en ai la possibilité, je prends trop de plats ☐

3 – Lorsque j'en ai la possibilité, je me sers de trop grosses portions ☐

4 – Lorsque j'en ai la possibilité, je reprends un deuxième service,ou plus ☐

5 – Je mange trop de pain avec les plats ou entre les plats ☐

6 – Je bois trop de vin, de bière, de sodas ou de boissons sucrées ☐

Question E. Dans quelles circonstances est-ce que je perds le contrôle EN DEHORS DES REPAS ?

Si vous êtes sujet à des pertes de contrôle de votre alimentation en dehors des repas, précisez les circonstances qui les favorisent (plusieurs réponses possibles) :

1 - Lorsque je cuisine, seul ☐
2 - Lorsque je donne à manger à mes enfants ☐
3 - Lorsqu'on m'offre des aliments appétissants ☐
4 - En lisant, en regardant la télévision, en écoutant de la musique ☐
5 - Dans la rue, les lieux publics, les transports en commun ☐
6 - Sur mon lieu de travail ☐
7 - Au domicile, lorsque je suis seul et sans occupation ☐

Question F. Quelles formes prennent mes excès EN DEHORS DES REPAS ?

Si vous êtes sujet à des pertes de contrôle de votre alimentation en dehors des repas, notez le ou les abus que vous faites habituellement (plusieurs réponses possibles) :

1 - Aliments prêts à consommer achetés spécialement en vue d'une perte de contrôle prévisible (par exemple biscuits, pâtisseries, confiseries, charcuteries, plats cuisinés du traiteur, etc.) ☐
2 - Aliments que vous cuisinez pour les consommer durant la période de perte de contrôle (par exemple pâtes, pommes de terre, desserts nécessitant une préparation, etc.) ☐
3 - Aliments prêts à consommer achetés pour d'autres personnes vivant sous le même toit (par exemple desserts sucrés pour les enfants, fromages ou charcuteries destinés au conjoint, etc.) ☐
4 - Aliments que vous aviez conservés en prévision d'un repas familial (plats cuisinés ou restes pouvant faire l'objet d'un repas normal, charcuteries, fromages, fruits) ☐

Vous avez répondu « non » à la question B.
Vous n'êtes pas sujet à des pertes de contrôle de votre alimentation. Vous êtes :

• *Un petit mangeur en surpoids, qui mange raisonnablement sans pour autant parvenir à maigrir.* *Allez voir page 66.*

• *Un bon mangeur qui ne perd pas le contrôle de son alimentation tout simplement parce qu'il ne tente aucunement de se restreindre. Allez voir page 63.*

Vous avez répondu « oui » à la question B.

Vous êtes sujet à des pertes de contrôle de votre alimentation.
Plus vous avez coché de cases pour les questions C à F, et plus votre comportement alimentaire est l'objet de pertes de contrôle de nature variée. Cela ne préjuge aucunement de la gravité de vos difficultés, mais souligne à quel point le fait de manger est pour vous une réponse unique à des problèmes multiples.
Si vous avez répondu « oui » à la question B et si vous n'avez coché que peu de cases pour les questions C à F, vos pertes de contrôle sont plus typées. Il convient d'en étudier avec soin le déroulement et les causes.

Question G. Quels sont les déclencheurs de mes pertes de contrôle ?

Si vous êtes sujet à de telles pertes de contrôle de votre alimentation, avec prise de quantités excessives de nourriture, précisez ce qui les déclenche habituellement (plusieurs réponses possibles) :

1 – Je perds le contrôle de mon alimentation lorsque je ressens une faim intolérable, ou que j'ai l'impression que je vais avoir un malaise si je ne mange pas	☐
2 – Je mange sans contrôle pour m'aider à me concentrer, à travailler	☐
3 – Je perds le contrôle de mon alimentation lorsque certains aliments que j'aime sont aisément disponibles	☐
4 – Je perds le contrôle de mon alimentation sous l'effet des contrariétés	☐
5 – Je perds le contrôle de mon alimentation sous l'effet d'émotions fortes, telles la joie, la tristesse, la colère	☐
6 – Je perds le contrôle de mon alimentation sous l'effet d'un sentiment d'anxiété, de fébrilité, de malaise général	☐
7 – Je perds le contrôle de mon alimentation sous l'effet d'un sentiment d'ennui, de vide, de lassitude	☐
8 – Je perds le contrôle de mon alimentation dans les moments où je me révolte contre les contraintes	☐

9 – Je perds le contrôle de mon alimentation sous l'effet d'un sentiment d'insatisfaction de moi ☐

10 – Je mange sans contrôle pour me punir ☐

11 – Je perds le contrôle de mon alimentation lorsque je mange pour faire plaisir, ne pas peiner un tiers (parent, conjoint, ami) qui m'offre de la nourriture ☐

12 – Je perds le contrôle de mon alimentation lorsque je mange pour m'opposer à un tiers (parent, conjoint, ami) qui surveille ce que je mange ☐

13 – Les pertes de contrôle semblent survenir sans raison particulière ☐

Vous avez coché différentes cases de 1 à 12.
Reportez-vous aux pages 95 à 109, où je développe ces différentes causes de perte de contrôle.

Vous avez répondu 13.
Peut-être avez-vous l'impression que vos pertes de contrôle n'ont pas de cause identifiable, ou bien que les réponses précédentes ne correspondent pas à votre cas. Continuez à tenir régulièrement un carnet alimentaire. Comprendre les causes de ses débordements s'apparente souvent à une enquête policière : il s'agit de repérer des indices, de noter des situations répétitives. Prenez votre temps.

La Clef de la modération

J'ai détaillé, dans la Clef de la décision de devenir mince, les bonnes et moins bonnes motivations qui poussent à maigrir, puis dans la Clef du comportement alimentaire les différents styles d'alimentation et les débordements alimentaires les plus fréquents.

Nous en arrivons maintenant à des sujets plus brûlants : comment, dans la pratique, modérer ses appétits, sans pour autant créer un système binaire fait d'alternances entre restrictions et excès alimentaires. Cela nécessite qu'on abandonne un certain nombre d'idées reçues et bien-pensantes et je me dois d'avertir le lecteur : certaines propositions de la Clef de la modération (et des Clefs suivantes) sont de nature à choquer les âmes sensibles. Il sera question ici de refus, de deuil, de séparation radicale, de privations plus ou moins douloureuses, d'actes de gaspillage éhontés, c'est-à-dire en définitive, de violence. Devenir une personne mince nécessite qu'on s'affirme en tant qu'individu, qu'on se préoccupe donc de ses intérêts, qu'on impose son point de vue. Cela, la plupart du temps, ne peut se faire sans quelques grincements de dents.

Mais il se peut aussi que ce qui vous posera problème, dans ce qui suit, soit moins la révolte contre des idées choquantes que le fait de vous rendre compte que vous êtes, dans l'état actuel des choses, inapte à mettre en œuvre un tel programme. Ou encore, vous vous y essayerez, mais constaterez rapidement que vous ne pourrez tenir la distance.

Je n'en serai pas surpris. Si vous modérer sur le plan alimentaire s'avère trop difficile, voire impossible à envisager, cela signifiera qu'appliquer la Clef de la modération est prématuré, qu'il convient dans un premier temps de s'intéresser à vos problèmes psychologiques et relationnels, tels que je les développe dans la Clef de l'existence de soi, et à la relation que vous entretenez avec votre corps, sujet de la Clef du corps.

Mais rassurez-vous : ce sera reculer pour mieux sauter ; vous reviendrez à la Clef de la modération ultérieurement, lorsque vous vous en sentirez capable.

RESTRICTION, OU MODÉRATION ALIMENTAIRE ?

Et puisque nous en sommes aux choses pénibles, mettons tout de suite les points sur les i. J'ai précédemment décrit les néfastes conséquences de la restriction alimentaire, ces privations drastiques en vue de maigrir, qui font à la longue grossir encore davantage. Mais comment maigrir sans se restreindre pour autant ? Si on désire perdre du poids, il faut bien manger moins ! Certes, mais tout est dans la manière : il s'agit désormais de manger modérément en se laissant guider par ses sensations de faim et de rassasiement, de manger les quantités d'aliments dont le corps a effectivement besoin, et d'abandonner le surplus. On sera alors passé de la restriction, une privation imposée du dehors, à la modération, une adaptation aux besoins réels de son organisme.

Tout de même, direz-vous, on en aura moins. Effectivement, se modérer consiste, ainsi que le dirait monsieur de La Palice, à faire moins d'excès. L'idée *a priori* séduisante selon laquelle il est possible de concilier amaigrissement et laisser-aller alimentaire est comme une pente savonneuse : on a tôt fait d'aboutir à ces régimes dans lesquels il n'est question que de « bien manger », de « maigrir sans se priver », ces « régimes gourmands » dont la presse à sensation est friande.

En fait, quand on y regarde de près, il y a de l'abus de langage, voire de l'escroquerie là-dessous. Lorsque ces régimes n'imposent pas de restriction sur les quantités, c'est à la condition de ne consommer que les aliments préconisés ; d'autres classes d'aliments sont interdites catégoriquement, ou limitées de façon drastique. On peut donc se montrer gourmand, voire carrément dévorateur, mais pas de n'importe quoi. Ceux qui préconisent cette approche vous expliquent longuement toutes les délicieuses recettes qu'on peut concocter avec tout ce qu'ils ne vous interdisent pas. Mais les personnes en mal d'amaigrissement sont-elles véritablement dupes de tous ces trompe-la-faim, ces ersatz de nourritures véritables ? Ces plats dans lesquels le yaourt se substitue à la crème fraîche, l'huile de paraffine à l'huile d'olive, où le cacao dégraissé tente de se faire passer pour du chocolat, ne sont rien d'autre que de pâles imitations. Ces discours bien-pensants qui voudraient nous faire accroire que le gâteau de carottes au cerfeuil vaut largement le foie gras sont-ils vraiment convaincants ? Et que penser de ces conseils pervers, comme de manger autant de saucisson ou de fromage qu'on le désire, mais sans pain, autant de beurre qu'on veut, mais à la petite cuiller ?

En fait, ces régimes n'aboutissent qu'à cliver encore un peu plus votre alimentation : d'un côté les aliments permis, diététiquement corrects, et ceux exclus, causes de tous vos maux. C'est justement en cela que consiste notre syndrome de restriction cognitive et on a vu ce qu'il en résultait : les interdits et exclusions favorisent tôt ou tard la bascule dans une nouvelle période d'excès alimentaires durant laquelle le poids perdu est repris, avec souvent un supplément. Parvenu à ce point, il ne reste plus qu'à recommencer, trouver un nouveau régime miracle, si possible encore plus dur que le précédent, puisqu'on a encore plus de poids à perdre. On est en quelque sorte prisonnier d'une stratégie du « toujours plus » : plus les excès auxquels on s'est livré sont importants, et plus les privations qu'on doit s'imposer doivent être sévères. Il n'est guère aisé, pour une personne prise au piège dans ce cercle vicieux, d'admettre que cette surenchère permanente est une stratégie vouée à l'échec dès le départ.

Pour désamorcer ce processus, je vous propose de pratiquer une désescalade progressive simultanément sur les deux versants du problème : il s'agit d'aller dans le sens d'un « toujours moins ». Toujours moins de restriction, toujours moins d'excès. Certes, cette façon de faire est aussi moins exaltante. Mais rappelez-vous : combien de fois, déjà, vous êtes-vous laissé piéger par le « toujours plus » ?

Pour que cette désescalade soit possible, vous devez conquérir votre liberté vis-à-vis des aliments, devenir capable de dire tantôt oui, tantôt non, aux nourritures taboues, afin de ne plus en être dépendant. Dire oui : il vous faudra apprendre à lever les tabous, être capable de manger ces aliments lourds d'interdits. L'objectif est que ces aliments perdent de leur charge émotionnelle, qu'ils deviennent ordinaires. Dire non : il s'agit de devenir capable de manger ces aliments tabous dans des quantités correspondant à votre faim du moment. Ainsi, les aliments tabous ne seront plus que de la nourriture, rien d'autre.

> PLUS D'INTERDITS ET DE RESTRICTIONS
> débouchent, tôt ou tard,
> sur PLUS d'excès.
> Se modérer, c'est MOINS se priver
> des aliments qu'on aime, et en
> manger de MOINDRES quantités.

Donc, manger de tout, mais moins de tout, telle est la stratégie que je vous propose. Dans un esprit de clarté sémantique et uniquement pour cette raison, je parlerai de « restriction alimentaire « quand il s'agira de ce comportement en tout ou rien, de cette éviction de certains aliments que l'on déclare tabous, de cette alimentation exagérément diététique, et de « modération alimentaire » quand la diminution de l'alimentation portera sur les quantités globales consommées, sans tabou particulier. Mais ne nous illusionnons pas : qu'il s'agisse de restriction ou de modération, dans les deux cas, on mange moins. Et cette diminution, il s'agit non pas de la nier, mais de l'assumer du mieux qu'on peut. C'est là une rude tâche, j'en conviens, et le fait qu'elle vous révolte est le signe que bien du chemin reste encore à parcourir.

QUESTIONS-RÉPONSES

« Peut-être pourrai-je suivre vos conseils durant quelques jours, mais viendra sûrement un moment où quelque chose me fera craquer. »

Je serais très surpris que vous parveniez, du jour au lendemain, à suivre les conseils de modération que je décris dans ce chapitre. Il est plus probable que vous y parveniez quelques jours, puis que quelque chose intervienne, qui vienne semer la perturbation et mette à bas vos belles résolutions. C'est bien pourquoi je parle de désescalade *progressive*.

Cependant, dans la majorité des cas, il ne s'agit pas d'une diminution lente et régulière, mais plutôt d'une évolution heurtée, avec des périodes d'enthousiasme et d'autres de désespérance. Mais à quoi s'attendre, de la part d'une personne telle que vous, qui fonctionne selon la loi du tout ou rien ? Ne vous mettez pas martel en tête : il vous arrivera encore de craquer. Après une période d'abandon, lorsque vous reprenez vos esprits, tâchez d'identifier les événements qui vous ont fait basculer. Les plus courants sont décrits dans « Le carnet explorateur, les causes courantes des débordements alimentaires », page 91. Suivez les conseils indiqués.

« Je pourrai peut-être faire ce que vous dites pendant la semaine, mais ça ne marchera pas le week-end. »

Nombre de personnes parviennent à s'imposer une discipline durant la semaine, mais relâchent tout effort le week-end. N'est-ce pas logique, puisque durant la semaine on est astreint à de multiples obligations, et que le week-end est le moment où on retrouve sa liberté ? Qui plus est, le week-end est propice aux festivités : on invite ou on est invité, on va au restaurant, toutes situations fort différentes des repas fonctionnels de la semaine.

Dans d'autres cas, le week-end correspond plutôt à une période de vide, durant laquelle on se retrouve seul face à soi-même. Les misérables digues construites durant la semaine pour contenir les élans de dévoration sont alors balayées comme fétus de paille.

Si vous pensez être dans l'un ou l'autre de ces cas, ne considérez pas votre problème d'un point de vue de myope : il ne sert à rien de mettre en place des méthodes qui ne peuvent fonctionner qu'une partie du temps, et qui se trouvent annulées à d'autres moments. Augmenter la pression pour craquer ensuite est une stratégie que vous avez trop longtemps pratiquée. En fait, le week-end fait partie intégrante de la semaine qui, souvenons-nous-en, compte sept jours. Envisagez votre problème de façon plus globale et allez voir du côté de la Clef de l'existence de soi page 211.

« Je pourrai peut-être faire ce que vous dites en temps normal, mais ça ne marchera pas lors de circonstances plus ou moins exceptionnelles, en voyage ou pendant les vacances. »

De même que la semaine compte sept jours, l'année compte douze mois. Vous ne pouvez pas faire l'impasse sur les vacances, les voyages et les moments de convivialité. Vous êtes « différent » durant ces périodes ? C'est à la lumière de cette différence que vous devez considérer la personne que vous êtes. Mener une politique de l'autruche, ne vous occuper que de la partie de vous-même que vous estimez maîtrisable et déplorer que, de temps à autre, une sorte de démon s'empare de vous, qui ruine tous les efforts entrepris précédemment, est une vision étriquée de votre problème. Un peu comme si, pour décrire une médaille, vous ne considériez que le côté pile, ne voulant rien savoir du côté face. Lisez la Clef de l'existence de soi, page 211.

« À supposer que je parvienne à manger moins, est-ce que je ne cours pas le risque de voir mon problème se reporter dans une autre sphère ? »

Si vous mangez non seulement pour vous nourrir, mais aussi pour faire face à un certain nombre de difficultés psychologiques, ce risque existe bel et bien. Par exemple, certaines personnes ont autant de difficulté à gérer leur budget ou leur emploi du temps qu'à gérer leur alimentation. Les personnes qui alternent restrictions et pertes de contrôle alimentaires font souvent de même sur le plan financier : elles font ainsi régulièrement des économies de bouts de chandelle, puis se mettent tout à coup à dépenser leur argent de façon frénétique, achetant alors fréquemment des objets qui s'avèrent, par la suite, inutiles. Les phases de restriction portent fréquemment tout à la fois sur la nourriture et l'argent, et, lorsque la personne perd le contrôle, elle se met alors à manger et dépenser voracement. Dans d'autres cas, les achats incontrôlés servent de soupape à une restriction alimentaire un peu trop efficace. La personne constate alors que, moins elle mange, plus elle dépense.

La gestion du temps pose aussi fréquemment des problèmes. Être désœuvré, se retrouver face à soi-même sont des choses qui paraissent insupportables à certains. Ces personnes luttent contre la sensation de vide qui résulte de l'inaction, soit par l'accumulation d'activités, soit (lorsqu'elles commencent à fatiguer) par la prise compulsive de nourriture. Cette incapacité à vivre en se contentant d'exister, cette nécessité de toujours et encore s'activer sont sans doute une caractéristique de notre culture occidentale, qui nous fait en quelque sorte voir la vie comme un espace vide qu'il s'agit de remplir. Ne dit-on pas, d'ailleurs, qu'une bonne vie est une vie « bien remplie », sans apparemment s'inquiéter *de quoi* elle est remplie ? Le parallèle avec les prises alimentaires compulsives s'impose : là aussi, on mange, on engloutit sans bien s'inquiéter de ce que l'on dévore. L'essentiel est d'avaler des nourritures, des activités, sans attacher trop d'importance à la nature de ce qu'on ingurgite.

Si vous constatez que vos efforts de modération dans le domaine alimentaire se traduisent par des dépenses frénétiques ou une recherche d'activité quelque peu fatigante à la longue, rendez-vous à la Clef de l'existence de soi, page 211, dans laquelle je traite de ces problèmes.

CE QU'ON MANGE : DIRE OUI ET NON AUX ALIMENTS TABOUS

Ce qui suit s'adresse à ceux qui se privent de certains aliments en vue de maigrir. Ils y parviennent durant quelque temps, puis perdent le contrôle de leur alimentation, soit lors de repas qui s'emballent, soit lors de boulimies ou de grignotages. On reconnaîtra les « mangeurs binaires ». Les « bons mangeurs », qui ne tentent même pas de se restreindre, s'en sachant incapables, sont également concernés : eux aussi ont besoin d'apprendre à dire oui, mais aussi non, à leurs aliments-problèmes, ceux qu'ils mangent en excès. Je centrerai néanmoins mon discours sur les premiers, et traiterai des seconds sous forme d'exemples.

Il convient d'attaquer votre problème simultanément sur deux fronts : manger mieux à certains moments, vous libérer le reste du temps de vos envies de manger envahissantes. Ces deux aspects du problème sont inséparables et doivent être envisagés ensemble. Mieux vaut aussi procéder par petites touches, donner du mou lentement d'un côté tandis qu'on freine de l'autre. Rappelez-vous que les mesures drastiques sont une manifestation de plus de votre façon d'envisager les choses selon la loi du tout ou rien et que, jusqu'à présent, cette façon de procéder n'a fait qu'empirer votre problème...

Comment ce qu'on chasse par la porte revient par la fenêtre

Les aliments tabous sont ceux auxquels vous vous interdisez de toucher en temps normal, mais que vous dévorez dans les périodes de perte de contrôle, qu'il s'agisse de repas, de grignotages ou de boulimies. Il s'agit très clairement d'un cercle vicieux : plus vos interdits sont puissants, et plus vos pertes de contrôle seront dévastatrices. Rétablir l'équilibre, suivre la voie du milieu, implique de rendre les aliments tabous moins tabous, et les consommer à nouveau lors de prises alimentaires normales. La banalisation des aliments tabous est, pour ceux qui mangent sur ce mode binaire, un élément fondamental, une pierre angulaire. Comme on va le voir, c'est loin d'être une tâche facile.

Mais, avant d'aller plus loin dans les conseils, examinons d'un peu plus près votre relation à vos aliments tabous. Lorsque vous êtes dans ce que vous appelez votre état normal — et que je qualifie pour ma part d'état de restriction alimentaire, ce qui est fort éloigné de la normale — vous vous tenez aussi à distance que possible de vos aliments tabous. Beaucoup sont tentés de comparer les aliments tabous à des drogues : dès lors qu'on a commencé, il n'est plus possible de s'arrêter. Chacun sait que l'héroïnomane ou l'alcoolique repentis doivent être d'une abstinence totale : le moindre verre, la prise la plus minime les font irrémédiablement rechuter. Certains refusent la proximité physique de ces aliments, tandis que d'autres tentent surtout d'établir une barrière mentale. Il faut oublier ces aliments, ne pas se rappeler qu'ils existent. L'idéal serait d'ignorer jusqu'au nom de cette tablette de couleur brun foncé, enveloppée dans une première couche de papier glacé, une seconde couche de papier aluminium, de ne même plus savoir que cela se mange. Comme nier l'existence même du chocolat s'avère difficile, la plupart tente de se convaincre que, certes, le chocolat est un aliment pour les autres, mais qu'il n'en va pas de même pour eux. En ce qui les concerne, cet aliment (dont mieux vaut ne pas invoquer le nom trop souvent) est une forme de poison. En manger ne serait-ce qu'une bouchée engendre une malédiction terrible : un seul carreau fait irrémédiablement grossir. On est dans le domaine du sortilège, de la sorcellerie : il s'agit de ne pas toucher à un objet sacralisé, de ne pas invoquer un nom magique à tort et à travers, d'éviter même de penser à la chose, de peur d'éveiller des démons assoupis, d'amener sur vous leur malédiction.

La force des démons vient de la crainte qu'ils suscitent. Plus on évite de les affronter, plus on tente de les cacher hors de vue, de les faire disparaître, et plus ceux-ci deviennent puissants. Plus vous rendez tabous certains aliments, et plus ceux-ci exercent leur emprise sur vous. Cette influence se manifeste par une bascule dans un état second, d'autant plus irrésistible que vos tabous sont puissants. Ceux qui se vautrent dans le péché avec ardeur et une délectation renforcées par la culpabilité ne sont pas les agnostiques ou les croyants tièdes, mais au contraire les fidèles les plus acharnés.

> – S'INTERDIRE DE CONSOMMER un aliment nécessite des efforts mentaux importants et permanents.
>
> – En définitive, s'interdire certains aliments ne fait que les rendre d'autant plus irrésistibles.
>
> – La solution n'est donc pas de faire appel à sa volonté, mais de faire la paix avec les aliments qui nous tentent.

Ce que vous devez comprendre, c'est que, loin de traduire une séparation véritable entre les aliments redoutés et vous, renforcer le tabou ne fait que vous rendre plus proche, plus dépendant de ceux-ci. Éviter de penser à quelque chose ne fait pas que cette chose n'existe plus, mais, au contraire, que cette chose existe davantage. Ne pas vouloir penser à du chocolat, c'est en quelque sorte créer la nécessité d'y penser plus avec un recoin de son esprit, la part plus ou moins inconsciente du psychisme. Pour ne pas être tenté par le chocolat, on doit éviter de croiser son chemin, se préoccuper de ne pas en avoir à disposition, faire des efforts importants pour chasser les pensées chocolatées. Le résultat est là : moins on veut y penser, et plus on y pense.

Telle est la voie des extrêmes : les tabous les plus absolus font le lit des

excès les plus débridés. Le refus d'envisager les problèmes les rend de plus en plus envahissants. La voie du milieu, au contraire, vise à diminuer les tabous afin que diminuent aussi les excès.
J'espère vous avoir convaincu du bien-fondé de cette démarche : pour ne plus être la proie d'impulsions alimentaires incontrôlables durant lesquelles vous dévorez vos aliments tabous en quantité, de façon frénétique et sauvage, il vous faut apprendre à consommer ces mêmes aliments sur un mode civilisé, en quantité modérée, et en pleine conscience.

Le deuil difficile de la nourriture

Nous en arrivons maintenant à la partie la plus délicate à admettre : dire oui aux aliments tabous sans que cela ne dégénère nécessite qu'on leur dise, dans le même temps, non. Oui à une quantité modérée, non à l'excès. Il s'agit d'accepter l'aliment, de l'apprécier, de le fêter, et de façon parallèle, de renoncer à celui-ci, de le rejeter loin de soi, de s'en séparer irrémédiablement. Par exemple, vous pouvez manger du chocolat, mais pas tout le chocolat à votre portée.
Manger un morceau de chocolat, et un morceau seulement, c'est devoir faire son deuil du reste de la tablette, de tous les chocolats qu'on aurait pu manger, mais qu'on ne mangera pas. Comme tous les deuils, c'est là un déchirement douloureux. Pour beaucoup, la douleur est telle qu'ils se refusent de l'envisager, préférant n'avoir rien du tout qu'avoir un peu. Ainsi s'installe leur cercle vicieux : choisir de ne rien avoir puisqu'on ne peut pas tout avoir, c'est instaurer un tabou, et par là même renforcer le désir d'avoir ce qu'on n'a pas.

> C'est quand vous serez capable de MANGER DE TOUT, MAIS PAS TOUT ce qui est à votre disposition, que vous serez véritablement tiré d'affaire, en paix avec les aliments :
>
> – *Manger de tout :* ne pas s'interdire ce qu'on aime.
>
> – *Mais pas tout :* accepter de se contenter de petites quantités de ce qu'on aime.

Rendre tabous certains aliments épargne d'avoir à faire le deuil de ceux-ci : dans les périodes de restriction, les aliments tabous sont tout simplement absents, comme inexistants, ce qui n'engendre pas de douleur. Dans les périodes d'excès, les aliments tabous sont au contraire là et bien là, et on les fête dans l'euphorie. La démarche que je vous propose, en regard de ce système, peut paraître aride : on en vient à une situation où l'aliment tabou est à disposition, certes, mais où on renonce par avance à en manger tout son saoûl. L'aliment tabou est en même temps accessible et inaccessible, présent et absent, accepté et chassé. Ce passage d'un système de tout ou rien, binaire, à un système unifié a un prix : la douleur du deuil qu'il est nécessaire d'assumer [1].

Lister les aliments tabous

Commencez par classer vos aliments en quatre catégories :

1. Les « aliments tabous absolus » : ce sont ceux pour lesquels vous fonctionnez selon le système « tout ou rien ». Soit vous n'y touchez pas, soit vous en mangez en grande quantité si c'est matériellement possible. Vous vous efforcez donc de les éviter à tout prix.

Si, par exemple, au cours de dîners, ne pas toucher aux amuse-gueule servis en apéritif, ou bien au pain et au beurre qu'on aura malencontreusement placés à votre portée vous oblige à mobiliser toute votre attention, vous demande des trésors d'énergie, vous épuise littéralement et vous empêche de suivre les conversations de vos voisins de table, ou bien si vous vous savez incapable de ne pas en manger et n'essayez même pas de vous refréner, alors classez « amuse-gueule apéritifs » et « pain beurré » dans les aliments tabous absolus.

Si, en dehors des repas, vous vous interdisez ne serait-ce que de penser que le chocolat existe, qu'on peut en acheter librement à la boulangerie, à l'épicerie ou au supermarché, parce que vous savez que, si cette idée germe dans votre esprit, elle vous obsédera au point que vous n'aurez d'autre choix que d'y céder, alors le chocolat fait clairement partie de vos aliments tabous absolus.

2. Les « aliments tabous partiels » : dans certaines circonstances, vous parvenez à consommer de ces aliments en quantité raisonnable, mais à d'autres moments, ceux-ci peuvent faire l'objet de débordements alimentaires. Ou bien vous vous êtes rendu compte que, après avoir mangé de ces aliments, vous enchaîniez parfois sur d'autres, de la catégorie tabou absolu, et que la consommation des premiers avait en quelque sorte joué le rôle de déclencheur. Ce sont donc des aliments envers lesquels vous faites preuve d'une certaine circonspection : vous estimez pouvoir en manger, ou vous pensez qu'il faut nécessairement en consommer pour être en bonne forme, mais vous savez aussi que leur consommation peut vous conduire à perdre le contrôle.

Par exemple, vous consommez habituellement du fromage en quantité raisonnable. Mais, parfois, les choses dérapent et vous mangez deux, trois, quatre portions de fromage au lieu d'une. Ou bien vous consommez la plupart du temps des fruits en quantité modérée, mais à la saison des cerises ou du raisin, vous en mangez facilement un demi-kilo ou plus.

---

1. Les psychanalystes ont longuement développé le côté inévitable et structurant de cette douleur qui survient quand on tente d'établir une distance entre soi et ce qui n'est pas soi, ce qui n'est plus soi. Pour Mélanie Klein, l'enfant, entre 4 mois et 1 an environ, cesse de voir sa mère sur un mode binaire et parcellaire, la bonne mère aimante et nourricière d'un côté, la mère frustrante, absente et qu'il hait. Le fait pour l'enfant de percevoir la personne totale de la mère, de devoir admettre qu'elle est à la fois bonne et mauvaise, caractérise ce que cette psychanalyste nomme la position dépressive. Cette période se caractérise par une diminution de l'emprise de la mère, celle-ci perdant peu à peu son caractère exclusif. C'est d'ailleurs en devenant capable de s'intéresser à autre chose qu'à sa mère que l'enfant surmonte le deuil nécessaire de la mère parfaite.

Ou encore, vous prenez habituellement un fruit frais en guise de goûter. Généralement, tout se passe bien, mais certains jours, une fois votre fruit consommé, vous vous apercevez que vous ne pouvez pas vous en contenter, qu'il vous faut absolument manger plus que cela, autre chose qu'un fruit. Comme cela arrive assez régulièrement, vous êtes parfois tenté de supprimer le fruit du goûter, pensant que ne rien manger devrait être plus facile que manger juste un fruit.

3. Aliments « obligatoires » : la non-consommation de ces aliments entraîne de la culpabilité. C'est pécher que de ne pas en manger. Ces aliments sont généralement conseillés par la presse spécialisée, les ouvrages portant sur la diététique, le corps médical. On se force ainsi à consommer des légumes verts cuits à l'eau ou à la vapeur, assaisonnés d'un filet de jus de citron, parce que c'est bon pour le transit intestinal, que cela évite certains cancers, ou dans le fol espoir qu'en « bourrer » son estomac coupera la faim et qu'on résistera mieux à l'envie de chocolat. Les viandes maigres tels le blanc de poulet sans la peau, les poissons au court-bouillon font aussi partie des aliments obligatoires en raison de leur richesse en protéines. Citons encore les fruits, les laitages maigres, les céréales du petit déjeuner.

La consommation d'aliments tabous conduit souvent paradoxalement à l'éviction des aliments obligatoires : comme on a grignoté des biscuits tout l'après-midi, on décide de sauter les légumes et le poisson du soir. On pèche donc deux fois et on récolte, comme il se doit, double ration de culpabilité.

4. Aliments « neutres » : certains aliments ne sont ni tabous ni à consommation obligée. Vous en mangez raisonnablement, et il faudrait que vous n'ayez vraiment rien d'autre à votre disposition pour arriver à trop en consommer. Il peut par exemple s'agir des céréales du petit déjeuner, de certains fruits et légumes, de certains laitages, de certaines viandes. Comme ces aliments ne vous causent guère de problèmes, nous ne nous attarderons pas sur eux.

ALIMENTS	TABOUS ABSOLUS	TABOUS PARTIELS	OBLIGATOIRES	NEUTRES
Associations d'aliments (par exemple aliment gras avec aliment glucidique : fromage avec pain, pâtes au beurre)				
Beurre, margarine, mayonnaise ou huile d'assaisonnement				
Biscuits (salés ou sucrés)				
Céréales (pain, pâtes, riz, maïs, semoule de blé)				
Charcuterie (andouillette, boudin, jambon fumé, de Bayonne, pâtés, saucisses, saucisson sec, rillettes)				
Chocolat (en tablettes, barres chocolatées, pièces chocolatées)				
Coquillages et crustacés				
Crème fraîche ou Chantilly				
Crèmes glacées				
Fruits (type abricot, melon, orange, pamplemousse, pêche, pomme, poire)				
Fruits (type ananas au sirop, banane, pruneau)				
Fruits secs (amande, cacahuète, noisette, noix, noix de coco)				
Lait et fromages (à pâte molle, cuite, pressée, fondue, de chèvre)				
Légumes secs (haricots, lentilles, petits pois, pois cassés, pois chiches)				

ALIMENTS	TABOUS ABSOLUS	TABOUS PARTIELS	OBLIGATOIRES	NEUTRES
Légumes verts				
Œufs entiers				
Pâtisseries (tartes, éclairs, religieuses, quatre-quarts, cakes)				
Plats régionaux (blanquette de veau, bœuf bourguignon, cassoulet, choucroute garnie, quiche lorraine, pizza)				
Poissons gras (type hareng, maquereau, sardine en conserve, saumon, thon à l'huile) ou poisson préparé en sauce				
Poissons maigres, préparés grillés ou au court-bouillon (type aiglefin, cabillaud, limande, truite, turbot)				
Pommes de terre (à l'eau, bouillies)				
Pommes de terre (chips, frites)				
Sucre et produits sucrés (sucre, miel, confiture, bonbons, pâtes de fruits)				
Viandes (agneau, bœuf, porc, veau)				
Viennoiseries (croissant, brioche)				
Volailles (poulet, lapin, canard, oie, faisan, pigeon)				
Yaourts et fromage blanc				

Madame Berthe et la Clef de la modération

(Suite de la page 94)

Berthe, qui est infirmière-chef de nuit, fait des régimes le jour et craque la nuit. Elle a listé sous forme de tableau ses aliments tabous et obligatoires. Les nombreux régimes qu'elle a entrepris l'ont ancrée dans une vision « diététiquement correcte » de l'alimentation et elle culpabilise énormément dès qu'elle s'écarte des viandes et poissons maigres, des légumes à l'eau et des laitages dégraissés. Les aliments riches en calories sont donc consommés exclusivement dans les moments de perte de contrôle et, dès lors, dans des quantités importantes.

(La suite des aventures de Berthe page 247.)

	ALIMENTS TABOUS ABSOLUS	ALIMENTS TABOUS PARTIELS	ALIMENTS NEUTRES	ALIMENTS OBLIGATOIRES
Aux repas	Pommes de terre frites Charcuterie Pâtes Pâtisseries	Pain Fromages Petits fruits (cerises, abricots, raisin)	Céréales petit déjeuner Gros fruits (pommes, poires) Riz Toutes les viandes et tous les poissons	Fromages maigres et yaourts 0 % Poissons et viandes maigres Légumes vapeur
En dehors des repas	Biscuits salés Biscuits au chocolat Croissants, viennoiseries Pain beurré Fromages + pain	Fruits frais (je n'arrive pas à m'arrêter si je commence)	Je ne vois pas	Je ne vois pas

Consommez des aliments tabous en quantité modérée durant les repas ou les collations

• *Sélectionnez un aliment tabou.* Commencez par un aliment pour lequel vous avez parfois de la difficulté à contrôler les quantités, mais appartenant à la catégorie « tabous partiels », et consommé au cours des repas. Pour la plupart, les aliments tabous qui se consomment aux repas sont en effet moins « dangereux » que ceux qui se consomment en dehors des repas. Berthe commencera par exemple par le fromage et le pain, mais Julie, qui est prisonnière d'un système plus rigide, clairement « tout ou rien », n'a rangé aucun aliment dans les tabous partiels pris aux repas. Elle sélectionnera donc, pour commencer, l'aliment qui lui paraît le moins dangereux, par exemple les biscuits chocolatés, moins périlleux pour elle que le chocolat en tablette.

• *Si vous consommez des aliments obligatoires, prévoyez de remplacer, totalement ou partiellement, un aliment obligatoire par l'aliment tabou.* Votre morceau de camembert se substituera ainsi au fromage blanc à 0 % de matières grasses, les deux biscuits remplaceront la moitié de votre poisson au court-bouillon, ou bien encore vous consommerez une petite portion de plat en sauce à la place de votre grillade habituelle. De cette façon, les aliments tabous deviendront moins tabous, les aliments obligatoires moins obligatoires et, du point de vue de l'apport calorique, et donc de votre poids, peu de choses seront changées.

• *Préparez à l'avance une petite portion.* Par petite portion, j'entends une portion nettement plus petite que la normale, de l'ordre de la moitié ou du tiers d'une portion courante. Berthe prendra par exemple un seizième de camembert, soit la moitié d'une portion normale, avec une demi-tranche de pain. Avant le début du repas ou de la collation, elle disposera le tout dans une assiette qu'elle placera sur la table, laissant le plateau de fromages et le reste du pain à la cuisine. S'il s'agit de pain beurré, une petite portion sera l'équivalent d'une demi-tartine. Julie prendra quant à elle un à deux biscuits, selon leur taille, qu'elle placera de la même façon dans une assiette, posée sur la table en début de repas, le reste du paquet étant rangé dans le placard de la cuisine.

• *Consommez votre portion d'aliment tabou en fin de repas ou de collation.* Deux précautions valent mieux qu'une : en fin de repas ou de collation, on a moins faim qu'au début et les risques de pertes de contrôle sont réduits d'autant. L'idéal, si l'aliment s'y prête, est de le consommer en dessert à la fin d'un repas raisonnablement conséquent.

• *Consommez votre portion d'aliment tabou en la dégustant.* Il est possible que la dégustation de votre aliment tabou vous réserve des surprises. Comme vous n'en consommiez que dans un état second, dans l'urgence, en grande quantité, le manger en prenant votre temps, en vous concentrant sur son goût, son odeur, sa consistance, et en quantité limitée, vous le fera paraître différent. Certaines personnes trouvent plus de goût à l'aliment que lorsqu'elles l'avalent tout rond, tandis que d'autres sont plutôt déçues : quoi, ce n'était donc que ça ?

Si vous avez développé une forte culpabilité en relation avec l'aliment tabou, elle sera sans doute réveillée par sa consommation. Cette culpabilité devrait normalement disparaître lorsque vous aurez répété l'exercice un nombre de fois suffisant. Il en va de même de la crainte irrationnelle que la consommation d'un petit bout de camembert, ou d'un ou deux biscuits va automatiquement faire grossir. Rappelons que ce qui influe sur le poids n'est pas la qualité intrinsèque des aliments, mais la quantité globale consommée, mesurée en valeur calorique. Une petite quantité d'aliment tabou ne représente qu'une petite quantité de calories ;

celle-ci est aisément compensée par la diminution des quantités d'autres aliments (choisis parmi ceux qui sont obligatoires ou neutres).

• *Consommez l'aliment tabou tous les jours.* Répétez à l'identique, quotidiennement, la consommation de votre premier aliment tabou. Ne changez d'aliment que lorsque toute sensation d'angoisse ou de culpabilité aura disparu, et que la consommation de cet aliment se sera banalisée.

• *Lorsque la consommation de votre premier aliment tabou se sera banalisée, passez à un nouvel aliment tabou.* Lorsque Berthe aura l'impression qu'elle peut désormais manger sans états d'âme un petit bout de camembert accompagné de pain, il sera temps pour elle de s'essayer à manger des biscuits salés. Elle procédera de même, en disposant deux à trois biscuits dans une assiette en début de repas, et les dégustera lentement. Julie passera des biscuits chocolatés au chocolat en tablette : elle disposera une barre de chocolat dans une assiette, ce qui constituera son dessert.

Jetez vos aliments tabous

Il s'agit donc de dire oui aux aliments tabous et, dans le même temps, de leur dire non, c'est-à-dire d'en manger, mais seulement un peu. Manger seulement un peu, c'est renoncer à manger tout ce que l'on pourrait manger, c'est perdre cette partie de la nourriture. Pour parvenir à faire votre deuil de vos aliments tabous, je vous propose de faire l'expérience de leur perte, d'apprendre à l'assumer. Le moyen le plus simple, le plus radical de faire cette expérience de perte est de jeter de la nourriture. Je vous propose de le faire sciemment, à la façon d'un rite, de telle sorte que ce geste acquière une valeur symbolique.

Mais peut-être vous ai-je choqué. Il est vrai que l'humanité a plus souvent affronté disettes et famines que vécu dans des périodes d'abondance, si bien que jeter de la nourriture apparaît comme un acte scandaleux. Il convient de relativiser ce scandale. Le sacrifice d'une partie de la nourriture est en fait une ancienne tradition : souvenez-vous des libations et des offrandes de l'Antiquité, lorsqu'on jetait l'équivalent de quelques bouchées, quelques gorgées de ce qu'on allait consommer, ou qu'on faisait don aux Dieux d'aliments ou de boissons pour se les concilier. On peut comprendre cette démarche comme un renoncement à une part de nourriture disponible, que l'on doit sacrifier, afin d'éviter la colère des dieux qu'engendrerait une trop grande avidité.

D'un point de vue plus pragmatique, le moins qu'on puisse dire est que nous ne vivons pas actuellement, en Occident, dans ce début de XXIe siècle, dans une société globalement confrontée à la disette. Le problème que vous avez personnellement à affronter n'est certainement pas celui de la pénurie : c'est de trop manger que vous mourez. En fait, dans l'ensemble de notre société, les maladies causées ou aggravées par la pléthore font bien plus de victimes que celles dues aux carences.

Certes, direz-vous, mais des personnes, dans d'autres pays ou au coin de la rue, souffrent de la faim. N'est-ce pas leur faire injure que de jeter une nourriture qu'elles aimeraient bien pouvoir manger ? Si je vous comprends bien, vous affirmez que, puisque d'autres ont faim, vous devez manger. Il convient, selon vous, que vous mangiez en quelque sorte à leur place, puisqu'elles ne le peuvent pas. Je ne suis pas si sûr que ces personnes vous soient particulièrement reconnaissantes... Cessez donc de confondre votre problème et le leur. Votre problème est de manger moins, et pour cela de faire votre deuil d'une partie de la nourriture qui vous est accessible. Leur problème est de se procurer de quoi manger. Il est clair que vous n'aidez personne en mangeant : si vous souhaitez venir au secours de personnes souffrant de la faim, faites un don à un organisme caritatif, ou offrez directement de la nourriture à une personne qui souffre de la faim.

Mais ne suffit-il pas d'acheter moins, juste le strict nécessaire, et ainsi de ne pas avoir à gaspiller ? Notons tout d'abord que fonctionner en flux tendus est, pour la ménagère, un véritable casse-tête. Comment prévoir exactement les appétits des uns et des autres, et même le sien ? Si on s'aperçoit au dernier moment que les autres membres de la famille, ou soi-même, ont une faim plus grande que celle prévue, doit-on se précipiter, toutes affaires cessantes, chez son épicier pour acheter un complément ? Si, à l'inverse, la famille rechigne à finir le plat, doit-on imposer à ses enfants, son conjoint ou soi-même de se forcer afin que rien ne soit perdu ?

Dans les sociétés où règne encore la pénurie alimentaire, ou dans les régions qui gardent encore le souvenir des périodes de famines, il est de tradition de recycler les restes : les fruits défraîchis sont par exemple préparés en compote, le pain sec se transforme en pain perdu. Mais ces pratiques culinaires tendent à devenir l'exception ; acheter un peu plus que nécessaire et jeter le surplus, dans nos sociétés d'abondance où la part de budget consacrée à l'alimentation est en diminution constante, fait de moins en moins scandale. Simplement, la plupart préfère ne pas en prendre conscience ; la stratégie la plus courante consiste à attendre que la nourriture cesse d'être comestible pour la jeter. De là tous ces restes de plats cuisinés qui traînent au fond du réfrigérateur, des fruits qu'on sait bien, si on veut bien se donner la peine d'y penser, qu'on finira par jeter, ces conserves dont on attend patiemment qu'elles atteignent la date de péremption.

Mais, puisque nous parlons économie, envisageons le problème sous un autre angle : certes, jeter de la bonne, de l'excellente nourriture s'apparente à jeter son argent par la fenêtre et a des allures de scandale. Mais songez à ce que vous coûte votre avidité alimentaire : vous mangez trop en permanence et cette surconsommation pèse sur votre budget. Votre surpoids vous oblige à acheter des vêtements de grande taille, notoirement plus chers que les autres. Vous consacrez aussi depuis plusieurs années une part conséquente de vos revenus à tenter de maigrir : vous achetez pour cela des produits-minceur hors de prix, suivez des méthodes plus ou moins sérieuses mais toujours dispendieuses, consultez des médecins, êtes peut-être allé jusqu'à suivre des cures en établissement spécialisé, où le fromage blanc à 0 % de matière grasse et le blanc de poulet vous sont facturés à prix d'or.

Et je ne parle là que de surcoûts immédiatement palpables, sans tenir compte des échecs et des souffrances attribuables à votre surpoids. Comparé à cela, gaspiller quelques paquets de biscuits, quelques tablettes de chocolat, quelques gâteaux, quelques baguettes, fromages et saucissons à des fins d'expérience psychologique, devrait être un sacrifice pécuniairement rentable. D'autant plus que les aliments que vous serez conduits à jeter sont rarement parmi les plus dispendieux : il est rare qu'on devienne gros par abus de foie gras et de caviar...

J'espère avoir calmé vos réticences. Vous commencez à accepter l'idée que jeter de la nourriture n'est pas un acte moralement aussi condamnable qu'il y paraît, que c'est en fait quelque chose d'assez banal que la plupart des personnes font sans y penser. Vous pouvez envisager de transformer ce gaspillage de nourriture en un acte symbolique, ce qui devrait vous aider à résoudre votre problème, sans pour autant nuire à quiconque.

Voyons maintenant comment procéder concrètement :

• *Sélectionnez un aliment.* Comme on vient de le voir, quand il s'agit de jeter de la nourriture, tous les aliments deviennent tabous. La plupart des gens préfèrent débuter par un aliment qui ne leur occasionnera que peu de regrets. Pourquoi ne pas commencer par jeter certains restes de plats cuisinés qui traînent au fond de votre réfrigérateur, des fruits défraîchis qui risquent d'en contaminer d'autres, encore frais, dans la corbeille de fruits, tous aliments que vous auriez de toute façon jetés d'ici quelques jours, quand l'idée se serait imposée que ni vous ni une autre personne de votre famille ne les consommerait ? D'autres personnes préfèrent quant à elles attaquer très fort, aller directement à la racine du mal, et sélectionner un aliment tabou absolu. Il leur faut savoir que les risques d'échec sont augmentés d'autant. Une telle stratégie, du tout ou rien, n'est-elle d'ailleurs pas la manifestation de la problématique dont elles tentent de se débarrasser ?

• *Choisissez votre moment.* Jeter de la nourriture en fin de repas est, on s'en doute, bien plus facile que lorsqu'on est affamé. Jeter les restes se fait d'ailleurs le plus souvent machinalement, comme quelque chose de fort naturel.

• *Jetez l'aliment choisi de telle sorte qu'il soit irrécupérable par quiconque.* Il est évident que jeter un morceau de chocolat encore dans son emballage dans la corbeille à papier n'a qu'une valeur limitée. Il est si facile, si tentant, d'aller le récupérer... Il est d'ailleurs à craindre que c'est ce que vous finirez par faire. Une autre astuce destinée à annuler la valeur de l'exercice consiste à jeter un aliment de telle sorte qu'on puisse se dire que quelqu'un le récupérera, qu'il ne sera donc pas définitivement perdu. Ce que j'appelle le syndrome de Moïse : le bébé est placé, emmailloté, dans un couffin, et livré aux caprices du courant. On se doute que la mère espère de tout son cœur qu'il ne finira pas noyé ou dévoré par les crocodiles, mais qu'il sera sauvé des eaux. Ces façons de procéder sont autant de subterfuges que vous utilisez pour éviter d'avoir à faire votre deuil de l'aliment que vous jetez. Ce que vous jetez doit être perdu, définitivement, pour tout le monde.

• *Observez un moment de recueillement.* Ainsi fait-on quand on perd quelque chose ou quelqu'un qui nous est cher. On pense à lui, aux choses partagées, à ce qui aurait pu être mais n'a pas été. Cet aliment, on aurait pu le manger, on en aurait eu du plaisir. Oui, cela fait mal[2].

• *Jetez le même aliment, ou des aliments de valeur symbolique équivalente, tous les jours.* Une seule fois ne suffit pas. Jetez le même aliment ou un autre qui vous fait une peine identique jusqu'à ce que la douleur occasionnée devienne modeste, supportable. Il est normal que jeter de la nourriture continue à être vécu comme une perte douloureuse ; simplement cette perte doit être modeste.

• *Lorsque jeter ce type d'aliment ne vous cause plus qu'un émoi limité, passez à un aliment sur lequel pèse un tabou plus important.* Vous continuerez ainsi jusqu'à ce que vous soyez capable d'assumer la perte de l'aliment sur lequel pèse le tabou le plus absolu. De quoi s'agit-il dans votre cas ? De gâteau, de chocolat, de saucisson, de cet aliment hautement symbolique qu'est le pain ?

2. Un rituel, c'est-à-dire une façon de faire ayant une valeur symbolique et toujours reproduite à l'identique, est souvent d'un grand secours dans les périodes de deuil et, d'une certaine façon, cette perte peut être assimilée à un deuil. On pourra par exemple, à chaque fois qu'on jette de la nourriture, prononcer une courte sentance en guise d'oraison funèbre. Quelques exemples possibles : « Chocolat, je te jette sans te perdre. À bientôt, chocolat. » Ou bien : « J'accepte de manger du chocolat, je renonce à manger tout le chocolat. Celui que je ne mange pas est perdu pour moi, pour les autres, et j'en accepte la perte. »

Jetez et mangez

En fait, l'idéal est de combiner les deux exercices précédents, de jeter et de manger le même aliment dans le même temps. Si j'ai ainsi séparé les deux visages de Janus, le pile et le face de la même médaille, c'est essentiellement à des fins didactiques, pour qu'en fragmentant l'effort, cette modification du rapport à l'aliment devienne plus facile. L'exercice complet se fera donc lorsque vous vous serez déjà entraîné aux deux exercices précédents, que vous serez aguerri. Il s'exécute comme suit :

• *Sélectionnez un aliment tabou.* Commencez par ceux sur lesquels pèse un tabou modéré, et choisissez de préférence un moment où vous n'êtes pas trop affamé, par exemple après un repas.

• *Séparez votre aliment en deux parts inégales.* La plus petite part est celle que vous mangerez, la plus grosse celle que vous jetterez. Si l'aliment tabou est par exemple du chocolat, conservez une barre pour la manger, tandis que le reste de la tablette sera destiné à être jeté. S'il s'agit de biscuits, conservez deux biscuits pour les manger, et prévoyez de jeter le reste du paquet.

• *Commencez par jeter la grosse part de telle sorte qu'elle soit irrécupérable par quiconque et observez un instant de recueillement.*

• *Consommez la petite part d'aliment tabou en la dégustant.* Centrez-vous sur son goût, son parfum, sa consistance. Certes, vous n'en avez pas beaucoup, mais ce que vous ne mangez pas un jour n'est pas perdu définitivement. Demain, ou un autre jour, vous en aurez encore.

• *Consommez et jetez le même aliment, ou des aliments de valeur symbolique équivalente, tous les jours.* Peu à peu, la perte de l'aliment tabou devient supportable, la petite part que vous mangez cesse de vous faire peur, vous culpabilisez moins de jeter de la nourriture. Certes, cette portion congrue ne compensera sans doute jamais l'aliment jeté ; le plaisir gustatif occasionné ne sera jamais suffisant pour contrebalancer le déchirement de la perte. Mais, bien souvent, devenir adulte, c'est aboutir à la constatation que mieux vaut une maigre consolation que pas de consolation du tout.

QUESTIONS-RÉPONSES

« Si ce sont uniquement les valeurs caloriques des aliments qui comptent du point de vue du poids, puis-je maigrir en ne mangeant que de la charcuterie et des gâteaux ? »

Certes, vous le pouvez. C'est d'ailleurs en cela que consistent, grosso modo, des régimes tels le régime Atkins. Consommer pour 1 200 calories par jour de saucisson ou de choux à la crème font maigrir dans des proportions quasiment identiques à celles d'un régime diététiquement correct de même valeur calorique. Pourquoi, dès lors, ne pas remplacer, de temps à autre, un repas diététiquement correct de 500 calories par un gâteau diététiquement incorrect de 500 calories ? Il n'y a en effet guère d'inconvénient à le faire, pour une personne en bonne santé, à condition qu'on ne l'érige pas en règle. J'aborde ces aspects en détail dans la Clef de la nutrition.

« Je suis d'accord pour mettre en pratique vos conseils pour manger moins, tels que manger lentement, de petites portions d'aliments peu caloriques. Mais suis-je vraiment obligé de me remettre à manger des aliments qui font grossir ? »

Il est possible que vous soyez tenté de ne prendre, dans l'approche que je vous propose, que ce qui vous convient, écarter la partie dérangeante — la levée des tabous — et ne prendre que ce qui va dans le sens d'un renforcement du contrôle. Pourquoi, après tout, prendre des risques en introduisant le loup dans la bergerie ? Ne vaut-il pas mieux renforcer sa capacité à éradiquer les aliments-problème ?

Je répète donc : c'est l'élimination de certains aliments-problème de votre alimentation habituelle qui favorise la prise de ces mêmes aliments-problème lors de vos prises alimentaires incontrôlées, grignotages, boulimies ou repas qui dégénèrent. Les pertes de contrôle alimentaire ne diminueront que lorsque vous serez capable, non pas de vous passer de tel ou tel aliment, mais lorsque vous aurez fait la paix avec les aliments tabous, que vous serez capable d'en manger un peu. Il s'agit de passer du qualitatif (je n'en mange jamais, ou si je commence, j'en mange sans limite) au quantitatif (je suis capable de manger les quantités que j'aurai décidé). C'est là un pas considérable sur le chemin du poids maîtrisé. La difficulté est à la mesure des enjeux.

« Manger un aliment tabou “à froid”, en dehors des périodes de perte de contrôle, est terriblement angoissant. J'ai l'impression que la moindre bouchée va me faire démesurément grossir. »

Vous fonctionnez selon un mode binaire, en tout et rien. Lorsque vous mangez des aliments diététiquement corrects, vous vous sentez angélique. Mais que vous consommiez un aliment tabou et vous avez l'impression d'être irrémédiablement souillé par lui, ou bien encore vous vous sentez grossir instantanément. Pour vous, les aliments sont soit « grossissants », soit « amaigrissants » et ce, indépendamment des quantités.

Il s'agit de quitter ce système en noir et blanc pour construire la voie du milieu, une voie plus nuancée, tenant compte des quantités. « Dire oui et non aux aliments tabous » devrait vous y aider, de même que faire le décompte des aliments consommés du point de vue des calories.

« Je sais que si je suis vos conseils irresponsables et si je mange ne serait-ce qu'une bouchée d'aliment tabou, je ne pourrai alors plus m'arrêter et sombrerai dans la boulimie. Est-ce cela que vous voulez ? »

Il n'est pas rare que les personnes ayant une alimentation clivée, alternant restrictions et pertes de contrôle, faisant l'expérience de deux états de conscience diamétralement opposés, aient cette impression d'inéluctabilité : si elles sortent du diététiquement correct, elles basculent du tout au tout et sombrent dans la perte de contrôle.

Mettez en pratique « dire oui et non aux aliments tabous » de façon lente et prudente. Allez voir du côté de la Clef de l'existence de soi.

« J'ai tenté de jeter un de mes aliments tabous, mais j'ai senti se lever en moi une grande colère contre ces conseils ineptes, leur auteur, et moi-même qui tentais stupidement de les suivre. De quoi avais-je l'air, là, devant mon vide-ordures, à jeter des aliments parfaitement comestibles, dans l'espoir que cela me ferait maigrir ! »

Jeter de la bonne nourriture provoque toutes sortes de réticences. Ce n'est ni moral, ni rationnel et on ne voit apparemment pas en quoi cela pourrait résoudre des problèmes pondéraux. Votre conjoint, vos parents, vos enfants, vos voisins vous le diront : maigrir est une question de volonté, à moins que ce ne soit une question de régime, ou de médicaments... Point n'est besoin de gaspiller, il suffit de ne pas en manger, et voilà tout !

Certes... Mais l'exercice consistant à faire l'expérience de la séparation et du renoncement en jetant de la nourriture s'adresse à celles et ceux qui, justement, ne sont pas capables de s'abstenir de manger. Lorsqu'ils le seront devenus, l'exercice, bien entendu, n'aura plus de raison d'être.

Ceci dit, il est vrai que jeter de la nourriture réveille fréquemment des émotions violentes et archaïques. Bien des personnes se sentent envahies par de la colère, ou de la frustration, ou encore se sentent comme un enfant qu'on priverait de dessert. Ou bien encore, d'autres pertes, la douleur de deuils anciens sont ravivées. Si tel est le cas, sachez que vous êtes sur le bon chemin : vous êtes bel et bien en train de vivre une expérience de perte et de séparation. C'est cela qu'il faut parvenir à assumer. Continuez l'exercice jusqu'à ce que les choses deviennent plus faciles, moins émotionnelles.

Si assumer cela vous paraît hors de votre portée, peut-être faut-il acquérir d'autres Clefs au préalable. Commencez par la Clef de l'existence de soi.

« Quand tout cela va-t-il me faire maigrir ? »

Je vous rappelle que ce n'est pas perdre des kilos qui doit constituer votre priorité, mais bel et bien devenir une personne mince, dans sa tête comme dans son corps. Dans cette optique, il s'agit non pas de forcer les choses, mais d'instituer un mode d'alimentation susceptible de vous convenir indéfiniment, votre vie durant.

Il est nécessaire pour cela que vous puissiez vous réconcilier avec les aliments tabous. Certes, cela ne permet pas de perdre du poids, mais vous montrera que vous pouvez manger les aliments que vous aimez dans des quantités modérées et sans grossir. Mais ne vous inquiétez pas : nous allons bientôt aborder les aspects quantitatifs de la prise alimentaire, qui devraient vous permettre de perdre du poids.

Réduire les risques de perte de contrôle

Cette consigne vous concerne essentiellement si vous avez tendance à grignoter ou abuser d'aliments entre les repas.

Quand vous aurez banalisé vos aliments tabous, que vous parviendrez à manger de temps à autre une barre de chocolat ou une petite portion de frites sans craindre de vous mettre dans tous vos états, ou que cela ne déclenche une perte de contrôle, vous serez alors en mesure de côtoyer ceux-ci sans trop de risque. Mais vous n'en êtes pas encore là : pour le moment, ces aliments vous inquiètent, vous craignez que leur simple présence soit à l'origine d'une perte de contrôle. Dans ce cas, il est préférable de limiter l'accès aux aliments tabous absolus durant la période de banalisation et, pour les autres aliments, de ne pas avoir à subir leur présence en permanence.

• Commencez par nettoyer votre habitation de tous les aliments disséminés, y compris ceux qui ne posent pas de problème majeur, et regroupez-les dans un même lieu, la cuisine. Rangez-les si possible hors de vue (dans un placard ou dans le réfrigérateur) afin de ne pas y être confronté en permanence. Certes, une corbeille de fruits trônant sur la table du salon est du plus bel effet, mais, à chaque fois que vous passez devant, elle vous rappelle qu'il existe plein de bonnes choses qui se mangent, et que, justement, vous vous interdisez : des fruits, mais aussi des chocolats, des gâteaux, ou du pâté, du saucisson... Bien sûr, il vous paraît logique de ranger les amuse-gueule salés ou les biscuits dans le placard du salon, pour les avoir sous la main quand vous avez des invités. Mais, il vous faut bien l'avouer, la plupart du temps, les invités ont bon dos et c'est en fait vous qui les dévorez. Quand vous êtes au salon, vous savez qu'ils sont là, à portée de main, et le simple fait d'en être conscient vous demande un effort mental pour ne pas en manger.

• En ce qui concerne les aliments tabous absolus, je vous conseille de ne conserver chez vous que celui qui est en voie de banalisation et de n'en avoir que la quantité nécessaire. Par exemple, s'il s'agit de fromage, conservez dans votre réfrigérateur la portion du jour, ou si vous êtes plus assuré, de quelques jours. Si vous vous exercez à « jeter et manger », de la même façon, n'achetez que ce que vous jetterez et mangerez le jour même.

> Souvenez-vous :
>
> – Les aliments qui posent en général le moins de problème, et qu'on peut donc garder chez soi sans gros risque, sont ceux qui nécessitent qu'on les prépare avant de les manger : par exemple, les pâtes demandent une dizaine de minutes de cuisson, les aliment surgelés doivent au préalable être décongelés.
>
> – Les aliments qui sont en général les plus dangereux à conserver chez soi, sont ceux qui se consomment directement : les biscuits et sucreries, les fromages et charcuteries.

Ce sont fréquemment ceux qu'on a tendance à rendre tabous et avec lesquels il s'agit maintenant de parvenir à faire la paix.

• *Vous avez tendance à grignoter les restes :* par exemple, mère de famille, vous donnez la becquée à votre progéniture et, lorsqu'ils n'en veulent plus, vous finissez leur assiette à leur place. Ou bien vous rangez les restes de plats cuisinés dans le réfrigérateur, mais les grignotez à un moment ou un autre. Manger ce dont les autres ne veulent plus témoigne d'un manque de respect envers soi-même. Lorsque vous terminez l'assiette de vos enfants, vous occupez alors la place normalement dévolue au vide-ordures. Il en va de même lorsque vous terminez un fond de pâtes froides debout dans la cuisine ou lorsque vous grapillez un reste de plat cuisiné dans le réfrigérateur. En fait, le bon sens commande qu'on ne conserve un reste de repas que s'il peut servir à un autre repas. On gardera par exemple un reste de pot-au-feu suffisant pour un autre repas, ou un reste de viande qui servira à confectionner un hachis parmentier. En fait, vous le savez bien, les aliments n'entrant pas dans cette catégorie seront soit jetés et perdus, soit grignotés par vous. Préférez la première solution.

Sans doute entrevoyez-vous toute une série d'objections. Faisons le tour des plus habituelles :

QUESTIONS-RÉPONSES

« Vous conseillez de ne pas garder chez soi d'aliments tabous tant qu'on n'est pas parvenu à les banaliser. Mais je ne vis pas seule et ne peux pas priver mes enfants de friandises pour leur goûter, mon conjoint des petites gâteries qu'il préfère et qu'il mange d'ailleurs sans prendre un gramme. »
Poursuivez votre lecture jusqu'à « Ces personnes qui vous font manger », page 177.

« Vous conseillez d'évacuer les aliments qui se consomment sans préparation et de conserver chez soi ceux qui nécessitent une cuisson, un réchauffage, une préparation quelconque. Sachez que je suis boulimique et n'ai aucun scrupule (ou pas beaucoup) à manger des pâtes crues ou des produits non décongelés, si je n'ai rien d'autre sous la main. »
Si vos impulsions alimentaires sont intenses au point de vous conduire à de telles extrémités, pour vous, la Clef de la modération dans son entier est prématurée. Vous devez commencer par les Clefs de l'existence de soi et du corps. Vous reviendrez à la Clef de la modération dans une phase ultérieure.

« Vous me demandez de nettoyer ma maison de tous les aliments tabous tant que je ne suis pas parvenu à les banaliser. Mais que faire de ces sucreries, de ces biscuits, de ces fromages et charcuteries ? Je ne puis tout de même les jeter au vide-ordures ! »

Relisez « Dire oui et non aux aliments tabous », page 126.

« Vous conseillez de ne conserver chez soi que la quantité d'aliment tabou nécessaire à la consommation du jour. Si je prévois de manger une barre de chocolat en dessert, dois-je alors acheter ce chocolat en barre, à l'unité, et non en tablette ? Et comment procéder si je décide de manger comme vous le conseillez, un seizième de camembert ? Je ne puis tout de même demander à mon fromager de me débiter une aussi faible quantité ! »

Manger peu oblige à un certain gaspillage : ce qu'on ne mange pas est perdu. Mais mieux vaut que vous jetiez votre surplus dans une poubelle plutôt que vous ne soyez vous-même la poubelle.

Julie ou la modération impossible

(Suite de la page 72.)

Julie a 24 ans, un surpoids modéré et alterne toujours plus de restrictions avec toujours plus d'excès. Elle s'oblige depuis quelque temps à consommer quotidiennement des yaourts ou du fromage blanc à 0 % de matière grasse au petit déjeuner. À midi, il lui arrive de sauter le déjeuner et de le remplacer par un substitut de repas. Le soir, en présence de Jean-Michel, elle fait des repas « diététiquement corrects », ou bien, s'il ne vient pas, grignote devant le téléviseur. Entre les repas, elle succombe fréquemment aux viennoiseries, pâtisseries et crèmes glacées. L'idéal, selon elle, serait qu'elle parvienne à bannir ces aliments définitivement, pour s'en tenir aux aliments de régime. Si elle ne parvient pas à éradiquer ces nourritures dites grossissantes, c'est qu'elle manque de volonté, pense-t-elle...

Bien entendu, elle se sent concernée par les idées développées dans « Réduire les risques de perte de contrôle ». Mais elle a déjà malheureusement l'impression d'avoir essayé tout cela : n'a-t-elle pas tenté nombre de régimes sous les directives de médecins, où il était conseillé de procéder ainsi ? Julie n'y parvient tout simplement pas, ou en tout cas, pas longtemps. Quant à dire « oui et non » aux aliments tabous, ou « manger quand on a faim et s'arrêter de manger quand on n'a plus faim » (voir plus loin), cela lui paraît au-dessus de ses forces. Manger un aliment tabou, ne serait-ce qu'une bouchée, la fait basculer et perdre le contrôle.

OÙ ET QUAND ?	QUOI ? ET COMBIEN	VALEUR CALORIQUE	COMMENTAIRES
8 heures, cuisine	1 yaourt maigre Céréales, lait	50 230	Je décide de bien commencer la journée, par un vrai petit déjeuner.
11 heures, bureau	1 croissant	180	Ma collègue me l'offre. Je n'arrive pas à refuser. Pas contente de moi, je crois que je lui en veux !
13 heures, bureau	1 substitut de repas	200	Contente, je rattrape le croissant.
19 heures, dans ma voiture	1 part de flan	160	Fatiguée, sensation de vide, j'en ai besoin.
20 heures, salle à manger	Crudités + vinaigrette Saumon court-bouillon 150 g Riz, 300 g	150 270 280	Avec Jean-Mi. Il me regarde manger du coin de l'œil. Plus tellement faim, mais je reprends du riz. C'est idiot, je le sais.
20 heures 30, TV	Rien !		Envie de biscuits. Je me sens malheureuse. Je crains que Jean-Michel ne me quitte si je ne maigris pas. Mais est-ce que je l'aime vraiment ? Je ne mange pas les biscuits, et les jette à la poubelle.
	Total calorique :	1 520	

Tout cela est désespérant. Julie passe en revue les possibilités : elle pourrait tenter ce nouveau régime miracle dont on parle dans les journaux. Et si elle allait voir un chirurgien afin qu'il lui retire la cellulite qu'elle a sur les cuisses ? Ou bien si elle faisait un séjour dans une maison diététique ?

Mais non, quoiqu'elle désire ardemment croire à toutes ces solutions miraculeuses, elle sait bien, dans un recoin de son esprit, que rien de tout cela ne la tirera véritablement d'affaire. Il lui faut évoluer, résoudre ses conflits internes, opérer une véritable mue. Julie passe à la Clef de l'existence de soi.

(La suite des aventures de Julie page 321.)

	ALIMENTS TABOUS ABSOLUS	ALIMENTS TABOUS PARTIELS	ALIMENTS NEUTRES	ALIMENTS OBLIGATOIRES
Aux repas	Féculents Viandes grasses Graisses de cuisson Plats en sauce Pâtisseries		Rien n'est neutre !	Fromages ou yaourts 0 % MG Légumes verts 1 fois par jour. Viande ou poisson à chaque repas. Mais je ne le fais pas !
En dehors des repas	Chocolat en tablette Biscuits Pains au chocolat Croissants Crèmes glacées Pâtisseries, flans			

COMBIEN ON EN MANGE : MANGER QUAND ON A FAIM ET S'ARRÊTER DE MANGER QUAND ON N'A PLUS FAIM

Manger à nouveau les nourritures qu'on aime et qu'on craint tout à la fois, se réconcilier avec les pommes de terre frites et le pain, les plats en sauce, les pâtes et les légumes secs, les fromages et la charcuterie, les confiseries et les pâtisseries, représente une grande aventure… qui n'a aucune raison de vous faire perdre du poids. Non, ce qui va vous permettre de perdre du poids, c'est de manger à votre faim, et pas davantage que votre faim.

Distinguons tout d'abord la faim et l'appétit. La faim est une sensation complexe, pénible, que beaucoup de personnes décrivent comme un vide au niveau de l'estomac, accompagné de sensations de faiblesse et de nervosité. Manger correspond alors à une nécessité impérieuse. Ce qu'on nomme appétit est plutôt une anticipation du plaisir à manger. On peut avoir de l'appétit pour tel ou tel aliment, et pas pour tel autre. On aura par exemple envie de saucisson, mais pas forcément d'une pâtisserie, à moins que ce ne soit l'inverse.

La plupart du temps, notre désir pour tel ou tel aliment est parfaitement en

accord avec les besoins de notre organisme : on aura envie d'aliments très salés lorsque le corps manquera de sel, de plats bien gras et bien sucrés si l'organisme est en manque de calories, ou de mets légers et rafraîchissants si on s'est peu dépensé. Il est donc logique de faire confiance aux messages de son organisme et de manger ce qui nous fait envie. Les exercices précédents nous y auront préparés.
La difficulté, maintenant, est de ne pas manger en excès. Ces deux points sont bien évidemment liés, faute de quoi on grossirait au lieu de maigrir...

Être à l'écoute de sa faim, des ses envies de manger et de sa satiété

Afin que vous puissiez modérer vos prises alimentaires, il est nécessaire que vous deveniez aussi conscient que possible de vos sensations de faim et de satiété.
Tout au long de la journée, à l'occasion de petites pauses, de périodes de transition entre deux activités, vous vous interrogerez : ai-je faim ou soif ? Vous ne manquerez pas aussi de vous demander : ai-je trop chaud ou trop froid, suis-je fatigué(e) ou en forme, triste, gaie, en colère, anxieux ou anxieuse ?
Vous pouvez coter votre faim par exemple de 0 à 6 : 0 correspondra à une absence de faim, tandis que 6 représentera une faim dévorante. Il n'est pas recommandé d'attendre que sa faim prenne des proportions trop importantes, faute de quoi il devient impossible de maîtriser les quantités consommées. Vous veillerez au contraire à manger lorsque vous ressentirez une faim d'ordre modéré, entre 2 et 4 sur notre échelle. On se dit alors qu'on a de l'appétit et qu'on aurait plaisir à manger.
Vous différencierez votre faim, qui est une sensation d'ordre physique, de votre envie de manger, un besoin d'ordre mental, psychologique. À un moment donné, on peut avoir juste faim, ou bien juste envie de manger, ou bien faim et envie de manger, ou encore ni faim ni envie de manger. On conçoit qu'il n'est pas toujours très facile de faire la part des choses, mais c'est néanmoins là une chose essentielle : la meilleure réponse à la faim consiste à manger. On peut certes aussi se réconforter avec un peu de nourriture lorsqu'on a une envie de manger de nature psychologique, mais lorsqu'il s'agit d'envies de manger répétées, il est nécessaire de repérer ce qui ne va pas et de régler le problème.
Une faim modérée justifie qu'on mange... modérément. Mais ne brûlons pas les étapes et commençons par la bonne gestion du moment de ses prises alimentaires.

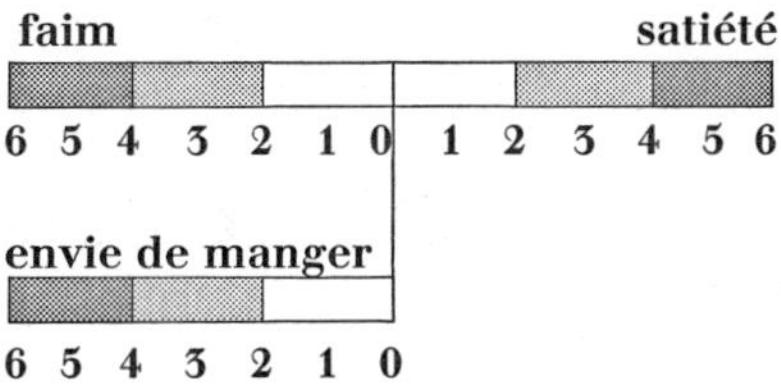

Échelle de faim et de satiété

Ne pas manger quand on n'a pas faim

Il n'est pas rare que les personnes en demande d'amaigrissement se forcent à manger alors qu'elles n'ont pas faim. Comment peuvent-elles en arriver à des comportements aussi paradoxaux ?
Bien des personnes se forcent par exemple à prendre un copieux petit déjeuner alors qu'elles n'ont aucun appétit à cet instant de la journée. Mais les nutritionnistes et les marchands de céréales de petit déjeuner ne répètent-ils pas à l'envi que c'est le repas le plus important, qu'il convient de ne sauter sous aucun prétexte ?
D'autres, ou bien les mêmes, mangent sans appétit lors du déjeuner. Elles mangent préventivement, craignant de ressentir de la faim un peu plus tard dans l'après-midi et de ne pas pouvoir se nourrir à ce moment-là, soit parce qu'elles n'auront pas d'aliment disponible, soit « parce qu'on ne doit pas manger entre les repas ».
Ce sont là des idées préconçues, sans beaucoup de justification d'un point de vue scientifique. Les croyances selon lesquelles il faudrait manger copieusement le matin, même si on n'a pas faim, et ne pas faire plus de 3 à 4 prises alimentaires quotidiennes ne sont pas fondées. Les études les plus récentes ont montré que ce qui comptait du point de vue du poids, ce n'était pas le nombre des prises alimentaires de la journée, mais le total calorique global de celles-ci.

Être à l'écoute de sa faim et de sa satiété conduit à ne pas manger quand on ne ressent pas de faim ou qu'on n'a pas d'appétit :

– Manger sans faim, c'est manger sans plaisir.

– Ce qu'on mange alors est en trop.

QUESTIONS-RÉPONSES

« Vous demandez de devenir aussi conscient que possible de sa faim et de sa satiété. Jusqu'à présent, j'ai toujours tenté de faire le contraire... »

Effectivement, la plupart des personnes qui cherchent à perdre du poids entrent en lutte avec leur organisme. Elles tentent de nier leur faim dans l'espoir de se retenir de manger, puis, affamées, culpabilisées de se nourrir, elles engouffrent de grandes quantités de nourriture à toute vitesse, sans possibilité de repérer une quelconque sensation de rassasiement. Le seul critère de fin de prise alimentaire est souvent le remplissage complet de l'estomac, mais, parvenu à ce stade, on a déjà bien trop mangé...
Manger lorsqu'on a modérément faim permet fréquemment (mais pas toujours, nous verrons pourquoi un peu plus loin) de manger moins. C'est une condition nécessaire pour pouvoir repérer le moment où on parvient à une satiété modérée et manger modérément de façon naturelle.

« Si je m'écoute, cela ne va-t-il pas me conduire à manger davantage et grossir au lieu de maigrir ? »

Je réponds à cette question un peu plus loin. Voyez en particulier page 315.

« Comment faire si je ne mange pas au petit déjeuner et que j'ai faim quelque temps plus tard ? Ou encore, supposons que je n'aie pas faim au moment du déjeuner : que ferai-je si j'ai faim un peu plus tard dans l'après-midi ? »

Si vous faites partie de ces personnes qui se lèvent à la dernière minute et qui finissent de s'habiller dans l'escalier, il est peu probable que vous puissiez véritablement savourer votre œuf coque. Vous avalez sans faim une tartine que vous faites passer avec une boisson sucrée insipide et partez au travail avec un sentiment de culpabilité renforcé. Ou bien vous avez (un peu trop) bien dîné, ou vous avez mangé compulsivement la veille, et votre fromage blanc ou votre tranche de jambon, pourtant diététiquement corrects, vous restent sur l'estomac. Ou, tout simplement, vous n'avez pas faim le matin et vous vous croyez obligé de manger malgré tout afin de tenir jusqu'au déjeuner.

Pourquoi cette idée qu'il faut « tenir jusqu'au déjeuner » ? Parce que, là encore, on ne cesse de vous répéter qu'il ne faut pas grignoter entre les repas. Cette rigidification des comportements alimentaires aboutit bien souvent à manger à contre-temps de ses besoins corporels : on finit par manger quand on n'a pas faim et s'empêcher de manger quand on a de l'appétit.

« À midi, je n'ai effectivement pas faim et j'ai beaucoup de choses à faire. Je peux donc sauter le déjeuner, ou à la rigueur prendre un substitut de repas ? »

Avant toute chose, posez-vous la question : n'ai-je vraiment pas faim, ou bien mes activités m'accaparent-elles tellement qu'elles m'empêchent de percevoir ma faim ? Arrêtez quelques instants de vous agiter, prenez le temps de vous détendre, puis reposez-vous la question.

Si, effectivement, vous n'avez pas faim, ou bien si vous avez une faim très modérée, vous pouvez vous passer de déjeuner, ou bien prendre un petit truc sur le pouce et vaquer à vos occupations. Sans doute aurez-vous alors faim quelques heures plus tard dans l'après-midi. Vous mangerez quelque chose à ce moment-là.

« Je fais parfois de très gros excès, lors de prises alimentaires incontrôlées. Comme ensuite, je n'ai pas faim, je peux donc compenser cette compulsion par un jeûne le lendemain ? »

Des variations de l'ordre de 30 % en plus ou en moins selon les jours sont à considérer comme normales. Mais des variations plus importantes posent à leur tour des problèmes : manger des quantités ridiculement petites de nourriture, voire jeûner, par exemple pour compenser un excès de la veille, vous expose à une perte de contrôle de votre alimentation le soir ou le lendemain. L'objectif est donc de s'autoriser à manger plus à certains moments, mais un plus raisonnable, et le compenser par une alimentation moindre à d'autres moments, mais un moins raisonnable. Si on écoute sa faim, une ou plusieurs prises alimentaires très importantes en valeur calorique sont la plupart du temps spontanément compensées par une diminution modérée les deux ou trois jours qui suivent ; si on prête attention à ses sensations de faim, un gros repas est fréquemment suivi d'un repas frugal. Nombre de personnes sans problème pondéral procèdent d'ailleurs ainsi de façon spontanée : après un repas de fête, elles n'ont guère d'appétit, si bien qu'elles se contentent par exemple d'une soupe, ou d'un bout de fromage avec un morceau de pain.

Manger dès qu'on a une petite faim

Vous l'avez sûrement constaté : s'affamer aboutit la plupart du temps à manger davantage. Quand on n'a pas mangé depuis un certain temps, on finit par se jeter sur n'importe quoi (de préférence des aliments hypercaloriques, les plus gras et les plus sucrés). C'est la raison pour laquelle on ne peut diminuer les prises alimentaires compulsives si, dans le même temps, on n'accepte pas de faire des repas suffisants. Les « mangeurs binaires » et les « mangeurs anarchiques » se reconnaîtront.

Il est fort possible que vous ne ressentiez pas la faim comme une sensation désagréable, que vous ayez même l'impression qu'au contraire vous vous sentiez beaucoup mieux l'estomac vide que quand vous avez mangé. Pourquoi, dès lors, ne pas prolonger le plus possible cet état ? Cette sensation euphorique est assez habituelle chez les mangeurs binaires qui, dans les périodes où ils ne s'alimentent pas, font l'expérience de l'état de jeûne. L'impression d'avoir l'esprit particulièrement clair, d'être plus lucide, plus vif, voire d'être comme détaché des choses matérielles, de dominer son corps et non d'être dominé par lui, est essentiellement due à un changement de carburant du cerveau, qui se met à utiliser des acides gras au lieu du glucose. S'ajoute à ce mécanisme biologique une satisfaction toute psychologique, celle d'imaginer sa graisse en train de fondre. On se sent maigrir et c'est bon. Malheureusement, plus le temps passe et plus la pression de la faim se fait forte. Certains ressentent des sensations physiques de faim parfaitement repérables (protestations de l'estomac, sensations de faiblesse). Chez d'autres, la faim se manifeste par des fantasmes de nourritures : on s'imagine manger tel ou tel aliment savoureux et l'eau nous vient à la bouche. Chez d'autres encore, la faim n'est pas clairement ressentie et se traduit par une pulsion alimentaire qui se fait de plus en plus irrésistible : on a besoin de se jeter sur de la nourriture et on a de plus en plus de mal à s'en empêcher.

S'affamer en sautant des repas, ou en mangeant trop peu à certains repas, ou en les espaçant par de trop grandes périodes de temps est donc le plus souvent une impasse. La faim ne fait que s'exacerber, lui résister devient de plus en plus problématique, et, quand on lui cède, c'est la plupart du temps sans la moindre possibilité de contrôle. En résumé, s'affamer ne fait qu'entretenir et exacerber le système d'alimentation binaire.

> – S'affamer en sautant des repas, ou en mangeant trop peu à certains repas, ou en les espaçant trop, rend les envies de manger incontrôlables.
>
> – On en vient alors à alterner des périodes de sous-alimentation avec des périodes d'excès frénétiques.
>
> – Mieux vaut donc manger avant d'avoir trop faim.
>
> – Si on a une petite faim en dehors des repas, on n'hésitera pas à grignoter un petit quelque chose.

La façon habituelle de se nourrir, dans les pays occidentaux, consiste à faire trois à cinq repas par jour. En fait, on peut aussi manger de façon plus vagabonde, consommer des aliments de façon plus éparpillée, sous forme de petites prises alimentaires réparties tout au long de la journée. Ce qu'il vaut mieux éviter, c'est de laisser passer de trop grandes périodes de temps sans se sustanter. Si vous passez trop de temps sans rien avaler ou bien en vous nourrissant trop peu, vous faites alors le lit d'impulsions alimentaires irrésistibles.

QUESTIONS-RÉPONSES

«Je ne parviens pas à distinguer la faim et ce que vous appelez l'envie de manger.»

On peut ressentir juste de la faim, ou bien juste avoir envie de manger pour des raisons d'ordre psychologique.

Concernant les situations qui peuvent générer des envies de manger, reportez-vous à la Clef du comportement alimentaire, et en particulier au chapitre sur *les causes courantes des débordements alimentaires*, page 96.

Quand faim et envie de manger se conjuguent, cela a tendance à brouiller les cartes. Le soir, par exemple, quand vous arrivez chez vous après une rude journée : le petit déjeuner est oublié depuis longtemps, vous avez déjeuné frugalement bien des heures auparavant, rien mangé dans l'après-midi et vous avez l'estomac dans les talons. À cela s'ajoute le stress de la journée, les frustrations non exprimées, les rancœurs de toutes sortes. Bref, vous ressentez à la fois une faim impérieuse et un puissant besoin de faire appel à la nourriture pour vous réconforter et vous consoler.

La première chose à faire est d'amoindrir cette faim du soir. Commencez par cesser en premier lieu de vous affamer, et mangez dès que vous avez une petite faim, par exemple dans l'après-midi. Certes, ce ne sera pas suffisant pour vous permettre d'abandonner vos compulsions du soir, mais cela soulagera en partie la pression qui vous pousse à manger en excès. Si vous êtes dans ce cas, il sera aussi nécessaire que vous abordiez les aspects psychologiques de votre problème. Poursuivez votre lecture jusqu'à la Clef de l'existence de soi.

« Dans la journée, je suis bien trop occupé(e) pour avoir faim. Je me dis que c'est toujours ça de gagné, et ça me déculpabilise de manger un peu trop le soir. »

Pour pouvoir manger dès qu'on ressent une petite faim, encore faut-il la percevoir. Bien des personnes tentent au contraire de nier leur faim, d'y prêter le moins d'attention possible. D'autres, ou bien les mêmes, sont tellement accaparées par leurs activités qu'elles en oublient leurs besoins corporels. Elles ne prêtent attention ni à leur fatigue, ni à leur faim, ni à leur soif, ni même, parfois, à d'autres besoins physiologiques ; elles négligent tout autant leurs sentiments et leurs émotions. Le problème est que, par la suite, elles mangent en excès et sur un mode volontiers compulsif. Au total, elles auront mangé plus que si elles avaient davantage étalé leurs prises alimentaires. Si vous vous reconnaissez dans ce portrait de personne peu à l'écoute d'elle-même durant la majeure partie de la journée, allez voir du côté de la Clef de l'existence de soi.

« Si je comprends bien, vous conseillez le grignotage. Or on m'a toujours dit que c'était grignoter entre les repas qui faisait grossir. »

Je conseille effectivement de ne pas manger quand on n'a pas faim et d'attendre d'avoir de l'appétit pour manger, quelle que soit l'heure. Si c'est le mot de « grignotage « qui vous dérange, appelez cela une collation et vous aurez l'agrément de votre nutritionniste ou de votre diététicienne. Il s'agit d'ailleurs en réalité davantage d'une collation que d'un grignotage, dans la mesure où il s'agit d'une prise alimentaire organisée et consciente. Cependant, si j'utilise le terme de grignotage, c'est à dessein, presque par provocation, pour bien signaler qu'il n'y a rien de mal à manger en dehors des heures de repas.

« Si je grignote entre les repas, ne vais-je pas manger de façon déséquilibrée et nuire à ma santé ? »

Dans l'immédiat, l'important pour vous est de vous réconcilier avec tous les aliments que vous aimez et redoutez tout à la fois. Si ce travail vous conduit à abuser, durant une période, de ceci ou de cela, ce n'est pas bien grave. Sauf problème de santé particulier, vous pouvez même vous nourrir exclusivement de gâteaux, ou de viennoiseries, ou de fromages, ou de plats en sauce durant bien des jours sans succomber pour autant.

Lorsque vous serez parvenu à dédramatiser la consommation de ces aliments, vous reviendrez très probablement spontanément à une nourriture plus variée et plus saine.

« Que faut-il consommer quand on a un petit creux ? »

Ce qu'on veut, ou ce qu'on peut en fonction des circonstances. L'idéal est de manger ce qui vous chante, quand ça vous chante : selon votre envie du moment, s'il s'agit d'une petite faim, il pourra s'agir d'un fruit, d'un yaourt, de quelques biscuits, d'une barre chocolatée. Si la faim est plus grande, on pourra consommer un sandwich, un

croque-monsieur ou les mêmes choses que précédemment, en plus grande quantité.
Vous ne vous sentez pas capable de consommer une barre chocolatée, rien qu'une, un ou deux biscuits et pas plus ? Revenez en arrière de quelques pages : il vous faut travailler sur « dire oui et non aux aliments tabous ».

« Si je mange avant mon repas, je risque de ne plus avoir faim en passant à table. Comment faire ? »
Si vous n'avez pas faim en passant à table, ne passez pas à table.
Il existe cependant des situations où on ne peut pas refuser de manger : peut-être êtes-vous invité chez des amis ou sortez-vous ce soir au restaurant. Il paraît alors bien difficile de ne toucher à aucun aliment, même si on n'a pas très faim. Dans un tel cas, on mangera, par politesse, mais de petites quantités, adaptées à son appétit du moment, et on abandonnera sans scrupule la nourriture en trop. Vous ne vous en sentez peut-être pas encore capable ? Continuez votre lecture.
Ou peut-être encore ne savez-vous pas refuser des aliments que d'autres vous proposent. J'aborde cet aspect des choses un peu plus loin. Voyez *Ces personnes qui vous font manger*, page 177.

S'arrêter de manger dès qu'on n'a plus faim

Nous en venons au plus difficile : il s'agit de parvenir à manger selon ses besoins du moment et donc éventuellement de ne pas consommer la nourriture excédentaire.
Mais tout d'abord, quand convient-il d'arrêter de manger ? Le bon signal est celui qui correspond à une satiété modérée et non à une satiété complète : on s'arrêtera de manger dès que la sensation de faim aura disparu, et qu'on prendra moins de plaisir à manger. Sur notre schéma de la page 147, cela correspond à un niveau de satiété entre 2 et 4. À ce stade, on a l'impression qu'on pourrait certes encore manger davantage sans difficulté, mais qu'on a cependant assez mangé pour le moment. Comme on voit, la satiété modérée est un état flou, contrairement à la satiété complète, où on se sent pleinement repu. Voilà ce que vous devrez parvenir à faire : vous contenter de demi-mesures...
Le meilleur critère indiquant qu'on est modérément rassasié est sans doute le plaisir qu'on prend à manger : quand il fléchit un peu, c'est qu'on a assez mangé. Cette diminution du plaisir à manger n'est perceptible qu'à certaines conditions : il faut pour cela manger suffisamment lentement et en se concentrant sur l'acte de manger, il ne faut pas être sous l'emprise d'émotions incontrôlables.

Manger lentement

Manger lentement est une condition nécessaire pour pouvoir repérer le moment où on a suffisamment mangé et, donc, pour pouvoir se contenter de moins de nourriture. En effet, les sen-

sations de satiété ne font leur apparition qu'après un délai de l'ordre de dix à quinze minutes après le début du repas ; une personne qui mange vite aura donc déjà consommé trop de nourriture avant que surviennent les premières impressions de rassasiement.
On comprend donc que la gloutonnerie conduise à la suralimentation. Les gloutons mangent de grosses bouchées, mâchent peu et ont tendance à avaler tout rond. Ils mangent vite et ont le plus souvent terminé leur assiette avant les autres. Comme il est pénible de n'avoir plus rien dans son assiette alors que les autres continuent à manger, les gloutons prennent les devants en se servant copieusement au départ, ou se resservent en cours de route quand cela leur est possible.
Il se peut que vous mangiez toujours avec gloutonnerie, ou seulement dans certaines circonstances : vous pouvez par exemple manger vite et beaucoup quand vous êtes seul et bien vous tenir à table lorsque vous êtes en compagnie. D'autres au contraire font très attention à manger peu quand ils sont tout seuls, mais font ripaille lors des repas entre amis. Pour d'autres encore, ce sont surtout les repas avec buffet qui sont fatals : on se sert et on se ressert, sans plus savoir combien on a mangé. Ces moments de gloutonnerie peuvent se révéler suffisants pour empêcher de maigrir, voire pour faire grossir.
On dit volontiers, les opposant alors aux gourmets, que, comme ils mangent vite, les gloutons apprécient moins le goût des aliments. La vérité oblige à dire que nombreux sont les gloutons amateurs de bonne chère, qui ne s'en laissent pas conter quant à la qualité des mets qu'on leur sert. Profitent-ils autant qu'ils le pourraient de ce qui leur passe par la bouche ? Non, sans doute. Ils n'ont autant de satisfaction qu'au prix de plus de nourriture.

> Manger en toute conscience, lentement et en se centrant sur le goût des aliments :
>
> – permet de déterminer quand on a assez mangé.
>
> – fait qu'on se satisfait de moins de nourriture.

Est-ce à dire qu'il s'agit tout simplement de remplacer la quantité par la qualité, devenir un hédoniste perpétuellement à la recherche de mets raffinés et délicats ? Certes, prendre davantage conscience de ce que l'on mange conduit à devenir plus difficile quant à la qualité des aliments. Mais le plaisir, comme toutes les sensations, comme les sentiments, est une chose qui ne se commande pas. On peut ainsi consommer la meilleure chère et n'en tirer que peu de joie, ou manger une nourriture digne des institutions carcérales d'un pays sous-développé et s'en réjouir. Tout dépend des circonstances et, surtout, de la façon dont on conçoit mentalement la situation qu'on est en train de vivre. On aura plus de chance d'avoir du plaisir si on se sent en accord avec soi-même et, inversement, celui-ci vous sera refusé si vous vous sentez décalé par rapport à la situation présente. Quoi de plus délicieux qu'une poire blette partagée avec l'élu de son cœur ? Quoi de plus insi-

pide qu'un dîner gastronomique quand on se sent mal dans sa peau, quand on vient d'apprendre une mauvaise nouvelle, ou en compagnie de quelqu'un qu'on n'aime pas ?
En fait, l'essentiel, pour ce qui nous occupe (manger moins pour maigrir) n'est pas d'avoir davantage de plaisir en mangeant, mais d'avoir davantage conscience qu'on mange quand on mange. Il arrive que cela aille avec le plaisir, et c'est tant mieux ; il arrive aussi qu'on ait plutôt à se plaindre de ce surcroît de conscience, mais ainsi va la vie.

Se concentrer sur l'acte de manger

Vous concentrer sur une nourriture précieuse et peu abondante est une situation que vous avez sûrement déjà expérimentée : c'est par exemple celle qu'on vit dans un grand restaurant. Les mets sont délicats, onéreux, et le plus souvent servis en faible quantité : on fait donc très attention à ce que l'on mange. Les premières bouchées sont prises dans le plus grand recueillement et chacun se concentre sur ses sensations buccales.
Afin de mieux apprécier le mets, on aura pris la précaution de ne prendre que de petites bouchées : une trop grosse quantité de nourriture en bouche ne ferait que gêner le travail des mâchoires et de la langue, empêchant de disséquer finement l'aliment. On appréciera ce qu'on mange selon divers critères et au moyen des multiples organes : les papilles gustatives de la langue, sièges du goût, nous instruiront sur le caractère sucré, salé, acide ou amer de l'aliment. Les mâchoires, la langue et le palais nous informeront des aspects craquants, gluants, lisses ou rugueux de la bouchée. Le nez, captant les effluves de l'aliment par l'arrière-gorge, en caractérisera les flaveurs. Le temps sera venu d'émettre des commentaires sur la nourriture : on dira reconnaître tel ou tel ingrédient, apprécier tel ou tel mariage de saveurs. On fera aussi volontiers des comparaisons avec tel ou tel plat consommé dans le passé. Bien sûr, garder une telle concentration tout au long du repas deviendrait sans aucun doute fastidieux. Aussi, après avoir dégusté les premières bouchées, on se contentera d'une attention moindre. De temps à autre, cependant, on se reconcentrera sur l'aliment, vérifiant si le plaisir à manger se maintient ou s'il décroît, signe qu'on est en voie de rassasiement.

Pour déguster ses aliments :

– Prendre de petites bouchées.

– Utiliser ses dents, sa langue et son palais.

– Apprécier le caractère sucré, salé, acide, amer ou piquant de l'aliment.

– Apprécier les aspects craquants, gluants, lisses ou rugueux de la bouchée.

– Apprécier l'odeur ou le fumet de l'aliment avec son nez et avec son arrière-gorge.

Il est important, aussi, d'être capable de mettre en mots ce qu'on mange, de décrire les saveurs, les sensations occasionnées. Pour vous y aider, imaginez par exemple quels commentaires vous pourriez faire sur ce que vous êtes en train de manger si vous deviez raconter votre repas à telle ou telle personne de votre connaissance, ou encore ce que vous écririez sur ce repas si vous étiez critique gastronomique. Bien entendu, rien ne vous empêche de vous servir de votre carnet alimentaire pour y noter vos commentaires.
Si vous constatez que vous avez de la difficulté à rompre avec vos habitudes de gloutonnerie, je vous propose alors de donner à votre alimentation un côté plus ritualisé :

- Concentrez-vous sur le goût de l'aliment pour les trois premières bouchées du plat.
- Posez votre couvert toutes les trois bouchées. Poser son couvert toutes les trois bouchées est une forme de pense-bête qui rappelle au devoir de dégustation : couverts posés, concentrez-vous à nouveau sur le goût de ce que vous avez en bouche, et ne reprenez vos couverts que lorsque votre bouche se trouve vide.

Si vous ne parvenez pas à faire travailler vos mâchoires et votre langue pour disséquer l'aliment en bouche, c'est sans doute le signe que vous avez pris une bouchée trop grosse.

- Rappelons que comme on ne parle pas la bouche pleine, il est bienvenu de s'interrompre de temps à autre, de cesser d'enfourner de la nourriture afin d'échanger quelques propos avec ses voisins de table. Cela revient, concrètement, à faire une ou plusieurs petites pauses durant la consommation du mets.

Si on mange seul, rien n'empêche de procéder de même et de faire une ou plusieurs pauses en cours de consommation, afin de vérifier qu'on a encore faim.

Le fait de déguster sa pitance conduit souvent à de curieuses constatations : certains aliments surprennent, n'ayant plus le goût qu'on leur connaissait quand on les avalait tout rond. Cela s'explique tout d'abord par le fait que, lorqu'on mange avec lenteur, les goûts, et surtout les senteurs, si importantes dans l'appréciation d'un mets, ont le temps de se développer, et qu'on en perçoit donc mieux les finesses. Cela provient aussi de ce que, lorsqu'on mâche plus certains aliments, lorsqu'on laisse à la salive le temps de faire son travail, le goût se modifie. L'aliment, tout d'abord, change de consistance : par exemple, des produits craquants se ramollissent, des substances rugueuses deviennent lisses. Certains aliments sont différents en surface et à l'intérieur : dans ce cas, mâcher tend à le révéler. Enfin, la salive contenant des enzymes, si on laisse à ceux-ci le temps d'agir, c'est la chimie elle-même de l'aliment qui peut s'en trouver modifiée : ainsi, la mie de pain mâchée et gardée en bouche acquiert au bout d'un peu de temps une saveur sucrée, due à la dégradation partielle de l'amidon et à l'apparition de molécules glucidiques plus petites. Dans certains cas, la surprise sera donc agréable, tandis que dans d'autres, elle peut se révéler

moins plaisante : une bouchée de steack ne vaut, en règle générale, que dans les premières secondes. Le suc de la viande tend à disparaître rapidement et on se retrouve ensuite à mâchonner une masse filandreuse sans beaucoup de goût.
Une autre surprise possible réside dans le fait que, lorsqu'on mange plus lentement, vient un moment où le contenu de l'assiette devient froid. Dans certains cas, le plaisir à manger s'en trouve irrémédiablement gâché. Mais, dans ces conditions, pourquoi s'obstiner ?

On se mettra donc à plus apprécier certains aliments, et moins certains autres. Notre relation aux aliments devrait donc s'en trouver renouvelée, petit bénéfice secondaire qui n'est pas à négliger.

> – Déguster lentement ses aliments permet de les redécouvrir, de mieux en percevoir le goût.
>
> – Lorsque, durant le repas, on constate qu'on a moins de plaisir à manger, cela signifie qu'on est rassasié.

Christine n'est pas une tiède

(Suite de la page 73.)

Christine est boulimique, mais comme elle se fait vomir, elle parvient à ne peser que 67 kilos pour 1 mètre 60. Elle a consciencieusement noté ce qu'elle mangeait sur un carnet alimentaire et listé ses aliments tabous. Foin des nuances : il n'existe pour elle pratiquement que des tabous absolus, avec cependant quelques aliments neutres, consommés au petit déjeuner et au déjeuner en faible quantité. Le soir est le temps fort de la journée, celui de la boulimie. Qu'importent les quantités et les valeurs caloriques puisque, de toute façon, tout est vomi ensuite !
Prenant connaissance des idées développées dans la Clef de la modération, Christine a fait des efforts méritoires et consommé un déjeuner frugal en sus du petit déjeuner habituel. Mais elle l'a vite regretté, constatant que cela ne changeait rien à la boulimie vespérale. Cette dernière lui paraît sans issue : elle ne saurait en diminuer les quantités, car, pour que le vomissement soit possible, Christine doit impérativement avaler un volume de nourriture suffisant. Elle est prisonnière d'un système binaire, en « tout ou rien ». Christine est « obligée » de se restreindre durant la journée, et tout aussi « obligée » d'avoir une boulimie « complète » le soir, puisque manger moins la ferait paradoxalement grossir puisque l'empêchant de vomir efficacement. Dire « oui et non » aux aliments tabous lui paraît impraticable : elle ne connaît que deux états mentaux, celui de la restriction pure et dure, dans lequel elle ne mange quasiment rien, et celui de la boulimie, dans lequel il n'existe nul frein.
La conclusion s'impose : c'est du côté de la Clef de l'existence de soi qu'il convient de s'orienter.

(La suite des aventures de Christine page 239.)

OÙ ET QUAND ?	QUOI ? ET COMBIEN	COMMENTAIRES
8 heures, domicile	Yaourt maigre, 1	
13 heures, bureau	1 tranche dinde 1 pomme	Nouveau : je mange le casse-croûte que j'ai apporté. Je me sens lourde. Pénible.
18 heures, domicile	4 yaourts maigres 1 litre glace vanille 2 paquets Pépito 1 paquet BN 1 litre soda	Je commence par des yaourts. Mais ça ne sert à rien. Je redescends acheter des choses plus consistantes (j'avais tout jeté à la poubelle).
19 heures 30, domicile	Vomissement	Je n'ai pas de volonté.

	ALIMENTS TABOUS ABSOLUS	ALIMENTS TABOUS PARTIELS	ALIMENTS NEUTRES	ALIMENTS OBLIGATOIRES
Aux repas	Pas de repas		Jambon Yaourts Corn-flakes	Non
En dehors des repas	Biscuits Pâtisseries à la crème Crèmes glacées Plats cuisinés Pâtes Chips Pain, beurre Fromage	Fruits ?		

COMMENT FAIRE EN PRATIQUE

Manger à nouveau les aliments qu'on aime permet certes de se réconcilier avec l'acte alimentaire et de réduire certains excès, mais n'a guère d'incidence directe sur le poids. Ne pas attendre d'avoir l'estomac dans les talons pour manger évite certes certaines frénésies alimentaires par la suite, mais, là encore, ne suffit pas à faire perdre du poids.

Manger lentement et être attentif à ses sensations de rassasiement, au goût de la nourriture, permettent de percevoir le moment où on est modérément rassasié, mais comment faire concrètement pour ne pas dépasser ce moment ? C'est ce que nous allons voir maintenant :

Modération 1 : manger ce qu'on désire, se rassasier modérément en en laissant dans son assiette

Manger de tout, en fonction de ses envies, sans plus d'aliment tabou, et abandonner la nourriture en excès dans son assiette est le comportement le plus satisfaisant à tous égards. Si vous avez mis en pratique les conseils précédents et si vous mangez désormais lentement et en dégustant votre nourriture, si vous prêtez attention au moment où vous cessez d'avoir faim et de prendre plaisir à manger, il est logique que vous vous arrêtiez de manger une fois parvenu à ce point de satiété modérée et que vous laissiez le surcroît de nourriture dans votre assiette.

Je vous conseille de vous fier essentiellement à ce que vous ressentez, de ne prendre en considération que les messages que vous adresse votre corps. Les questions que vous devez vous poser, pour savoir si vous devez continuer à manger ou bien vous arrêter, sont : ai-je encore faim ? Est-ce que je prends encore autant de plaisir à manger qu'au début de mon assiettée ? Suis-je rassasié pour le moment ?

Observez autour de vous le comportement alimentaire des personnes n'ayant pas de problème pondéral : elles ont tendance à laisser fréquemment de la nourriture dans leur assiette. Ceci explique peut-être cela. Au restaurant, comme les portions sont standardisées et que les appétits ne le sont pas, il arrive que certains soient trop bien servis, tandis que d'autres restent sur leur faim. Les gros appétits se rattrapent, soit en prenant plus de plats, soit en se vengeant sur le pain ou le plateau de fromages. Les petits appétits, ou ceux qui, pour maigrir, doivent faire comme si leur appétit était petit, peuvent abandonner une partie de la nourriture dans l'assiette. Ainsi font nombre de petits gabarits, en particulier bien des femmes de petite corpulence et qui entendent le rester.

Laisser jusqu'à un tiers de l'assiette est considéré comme normal ; mais, si vous en laissez la moitié ou plus, tout serveur ou maître d'hôtel stylé vous demandera si le plat vous a déplu. Rappelons que si, dans les pays occidentaux, la politesse veut qu'on finisse son assiette, c'est l'inverse en Orient, où on doit au contraire en laisser une partie, pour signifier que la portion était plus que suffisante et qu'on a mangé son content. Dans les repas entre amis ou en famille, il est habituel de demander, au moment de servir, si on désire une grosse ou une petite part. Cela ne signifie nullement que vous devez finir tout ce qu'on vous aura servi.

Est-ce là une méthode à réserver aux situations dans lesquelles on n'a pas la maîtrise des quantités servies, c'est-à-dire quand on mange au restaurant ou chez des amis ? Pas seulement : on

peut aussi laisser de la nourriture dans son assiette quand on est seul, à titre d'exercice visant à augmenter son degré de liberté par rapport à l'aliment. Être capable de ne pas manger tout ce qui est devant soi, c'est avoir le choix de manger ou de ne pas manger, selon ce qu'on aura décidé, c'est ne plus être tributaire de la nourriture présente.
Afin de vous entraîner à abandonner de la nourriture dans votre assiette, je vous propose de procéder de la façon suivante : séparez dès le départ ce que vous ne mangerez pas de ce que vous vous autoriserez à manger. Si l'aliment s'y prête, coupez-en une partie (un tiers ou la moitié, selon ce que vous aurez décidé) et poussez-la dans un coin de l'assiette.

MODÉRATION 1

«Finis ton assiette!» vous a-t-on seriné quand vous étiez petit.

Mais vous êtes grand maintenant.

«Ne finis pas ton assiette ! » : tel est mon conseil aujourd'hui.

Modération 2 : manger ce qu'on désire, se rassasier modérément en réduisant la taille des portions

Il existe un autre moyen de manger moins en valeur calorique sans avoir à abandonner de la nourriture dans son assiette. Ce moyen est assurément simple, bête comme chou, d'une logique imparable, et pourtant personne ne semble y songer. Ce moyen vous permet de consommer vos plats préférés, de ne pas vous singulariser en mangeant différemment des autres. Quel est donc ce moyen magique ? Il s'agit tout simplement de se servir ou se faire servir de petites assiettes. N'ayons pas peur d'énoncer une lapalissade : une demi-portion de quoi que ce soit apporte exactement deux fois moins de calories qu'une portion entière ! Si une belle assiette de choucroute alsacienne représente environ 800 calories, la moitié ne vaut plus que 400, soit l'équivalent d'une entrée de crudités et d'un steak avec sa garniture de légumes. De même, un croissant représente 200 calories, mais un demi-croissant ne dépasse pas 100 calories, soit l'équivalent d'un yaourt. En mangeant de moindres portions, on peut se permettre de manger de tout, y compris des aliments habituellement déconseillés aux personnes voulant maigrir !
Cependant, si réduire dès le départ la taille des portions ne pose pas de difficulté d'ordre pratique — mais de nombreuses, d'ordre psychologique — lorsqu'on mange chez soi, la méthode s'avère délicate à mettre en œuvre lorsqu'on mange à l'extérieur. On devra alors s'orienter vers les méthodes de modération 1 ou 3.

> *MODÉRATION 2*
>
> ➤ *Il est possible de réduire son apport calorique... en consommant de plus petites portions.*
>
> *Souvenons-nous : une demi-portion compte deux fois moins de calories qu'une portion entière !*

Modération 3 : se rassasier modérément en conservant des portions de taille normale

Disons-le tout de suite, vouloir à tout prix conserver des portions de taille normale est assurément la plus mauvaise façon de réguler ses prises alimentaires. Mais cela peut constituer une stratégie temporaire pour les personnes qui ne sont pas encore parvenues à se réconcilier pleinement avec leurs aliments tabous et qui ne parviennent pas encore à dire « oui et non » à ces nourritures.

Il existe plusieurs stratégies possibles pour parvenir à manger moins en conservant des portions de taille normale :

• *Réduire le nombre de plats du repas.* Cette stratégie convient surtout aux « bons mangeurs ». Chez soi, à la cantine ou au restaurant, on peut se contenter, au maximum, d'une entrée, d'un plat de résistance, de fromage ou de dessert. De nos jours, en semaine, beaucoup de personnes qui surveillent leur ligne ou, tout simplement, ne veulent pas se sentir lourdes et somnolentes après le repas, prennent un plat unique en guise de déjeuner, sans entrée ni dessert.

• *Sélectionner des plats légers en valeur calorique.* Mais attention : il ne s'agit pas de se nourrir exclusivement d'aliments de régime, salades citronnées, grillades, légumes verts et autres tristesses du même tonneau. Je ne sais pas si je l'ai déjà dit, mais ce type d'alimentation restrictive fait le lit des pertes de contrôle alimentaire. On ne se privera donc pas des plats riches qui font envie, mais on veillera à ne pas les accumuler.

Une tactique couramment adoptée consiste à ne prendre au maximum qu'un seul plat riche en calories par repas. Ainsi, sur un repas comportant trois plats, si on prend une entrée riche en calories, comme par exemple de la charcuterie, on prendra des plats plus légers en plat principal et en dessert (par exemple du poisson et un fruit frais ou un sorbet). Si on est surtout tenté par un dessert riche en calories (le plateau de fromages, une pâtisserie), on pourra prendre une entrée légère (par exemple une salade) ou pas d'entrée du tout, et un plat principal léger. Une autre façon de faire, lorsqu'on a fait un repas globalement riche, consiste à le faire suivre par un ou plusieurs repas plus légers.

• *Les personnes qui ont tendance à se resservir diminueront notablement les quantités consommées en ne le faisant pas.* Chez soi, une méthode possible est de faire un service à l'assiette, comme au restaurant : les assiettes seront servies en cuisine, ce qui permet de soigner la présentation. On peut aussi, une fois que tout le monde est servi, débarrasser le plat et le rapporter à la cuisine. On peut encore décider, une fois pour toutes, qu'on ne reprendra jamais de second service.

• *Comptabiliser le pain et les boissons.* Les personnes qui ont tendance à abuser du pain ou des boissons doivent prêter une attention toute particulière à ces aliments le plus souvent servis — et consommés — sans compter. Au restaurant, le plus simple est de se servir d'emblée la quantité de pain qu'on décide de s'autoriser pour tout le repas, puis éloigner de soi la corbeille de pain. Quant au vin, il s'agit là aussi de boire le nombre de verres qu'on aura prévu à l'avance et veiller à ce qu'on ne vous resserve pas systématiquement. Chez soi, en famille, on procédera de même ; si on mange seul, on ne disposera sur la table que la quantité de pain qu'on s'autorise.

MODÉRATION 3 :

- *Simplifier ses repas en réduisant le nombre de plats : prendre un seul plat, ou deux plats, au maximum trois plats (entrée, plat principal, fromage ou dessert), dont un seul riche en calories par repas.*
- *Ne prendre qu'une portion de chaque plat.*
- *Écarter la corbeille de pain.*
- *Veiller à la consommation de vin ou boisson autre que l'eau.*

Je ne serais pas surpris que le désespoir s'installe peu à peu en vous au fur et à mesure que vous lisez ces différentes stratégies de modération. Il est en effet probable que vous vous sentiez incapable de les mettre en œuvre. La vérité est qu'il vous paraît bien plus facile de ne pas manger du tout de religieuse au chocolat que d'en laisser un tiers ou la moitié dans votre assiette. Pour parvenir à réduire les quantités consommées, il est essentiel, en premier lieu, que vous vous essayiez à manger lentement, en vous concentrant sur ce que vous êtes en train de faire. Ne mettez donc pas la charrue avant les bœufs, et habituez-vous à manger sur ce mode. Ce n'est qu'en dégustant lentement des bouchées précieuses que vous pourrez absorber de moindres quantités de nourriture.

Nous allons passer en revue les principales difficultés rencontrées sous forme de questions-réponses, ce qui devrait vous permettre d'entrevoir dans quel sens il vous faudra travailler pour parvenir à ce résultat *a priori* si simple : manger moins de tout.

QUESTIONS-RÉPONSES

« Manger de tout, absolument de tout, en tenant compte de sa faim et de sa satiété, permet-il vraiment de perdre du poids ? Cela me paraît trop beau pour être vrai. »

En fait, manger à sa faim et pas plus que sa faim conduit à se stabiliser à son poids d'équilibre, le poids naturel, en quelque sorte. Ce poids est fonction de votre génétique (si, dans votre famille, il y a beaucoup de gros, c'est que vous n'êtes pas vraiment construit pour être mince...), de votre âge, de votre mode de vie, plus ou moins actif, plus ou moins sédentaire, et de votre passé plus ou moins entrecoupé de régimes et de privations, qui auront abaissé votre métabolisme de base.

La plupart des personnes en excès de poids sont au-dessus de leur poids d'équilibre. Elles peuvent donc perdre du poids en mangeant quand elles ont faim et en s'arrêtant dès lors qu'elles sont modérément rassasiées, car cela les conduit en pratique à manger de moindres quantités de nourriture, mesurées en valeur calorique. Mais elles ne perdront pas forcément autant de poids qu'elles l'espéraient. Si vous vous êtes fixé des objectifs pondéraux bien précis et voulez perdre coûte que coûte tout le poids que vous estimez devoir perdre, avant de vous enfermer dans ce genre de résolution jusqu'au boutiste, lisez la suite de ce livre.

« Je mange déjà lentement, en prenant mon temps, en dégustant, mais j'ai un solide appétit et je suis gros. J'ai l'impression que vos conseils ne sont pas adaptés à mon cas. »

Et vous avez raison. Vous êtes sans doute constitutivement gros et avez probablement des gènes qui vous prédisposent à l'être. Peut-être feriez-vous mieux d'assumer pleinement votre nature et rester gros : c'est assurément la solution la plus sage. Voyez à ce sujet page 42. Ou bien votre condition de gros vous est insupportable et vous êtes prêt à tout pour que cela cesse. C'est envisageable, mais le prix à payer est élevé : il vous faudra alors renoncer à satisfaire votre appétit, rester sur votre faim la plupart du temps. Allez voir du côté de 122, qui devrait vous aider à assumer cette position.

« Faire un repas plantureux, sans restriction d'aucune sorte, est un des plaisirs de la vie. Devrais-je dorénavant toujours manger de façon chichiteuse, en ne sélectionnant que des plats de poisson et en ne finissant pas mon assiette ? »

Loin de moi cette idée, qui me paraît bien... excessive. Il est vrai que se remplir la panse, si possible avec des aliments bien gras, bien sucrés, des plats en sauce, des spécialités régionales, des pâtisseries bien épaisses, et pourquoi pas, boire plus qu'il n'est de raison, tout cela si possible en bonne compagnie, constitue pour beaucoup un plaisir de la vie, pour ne pas dire un plaisir vital.

LES BONNES ET LES MOINS BONNES

MÉTHODE	EFFICACITÉ À COURT TERME	EFFET SUR LA SANTÉ
Sauter des repas, faire des diètes, des jeûnes.	Reprise foudroyante du poids éventuellement perdu.	Carence en protéines, vitamines et minéraux. Fonte musculaire, affaiblissement général. Mort possible dans certains cas.
Interdit de certaines catégories d'aliments ou certaines associations d'aliments : régimes charlatanesques.	Efficace... tant qu'on suit le régime !	Variable selon les régimes, les plus dangereux étant les régimes Atkins, Mayo, Hollywood et dissociés, qui ont les mêmes inconvénients que les jeûnes (cf. ci-dessus).
Interdit ou restriction majeure portant sur certaines catégories d'aliments : régimes sous surveillance médicale.	Efficace... tant qu'on suit le régime !	Pas d'effet néfaste... dans la mesure où le régime est effectivement suivi.
Modération 1 : manger de tout, jusqu'à la satiété modérée et laisser la nourriture excédentaire dans son assiette.	Insuffisant dans la plupart des cas si seule méthode employée..	Nécessité de varier les plats d'un repas à l'autre, pour compenser le fait que certains repas peuvent se révéler incomplets sur le plan nutritionnel.
Modération 2 : manger de tout, se servir ou se faire servir des portions réduites de 1/3 à la moitié.	Efficace, si on y parvient...	Nécessité de respecter les grandes règles de la nutrition.
Modération 3 : manger de tout, en portions de taille normale, en réduisant le nombre de plats, en sélectionnant des plats légers en valeur calorique.	Efficace, mais nécessite des progrès psychologiques majeurs.	Nécessité de respecter les grandes règles de la nutrition.

FAÇONS DE MANGER MOINS

SIGNIFICATION PSYCHOLOGIQUE	COMMENTAIRES
Le jeûne est euphorisant et est vécu comme purificateur. Bipolarisation du mental portée à son comble.	Effet grossissant à moyen et long terme par effet rebond. La restriction totale entraîne la perte de contrôle totale.
Système « tout ou rien ». Les interdits absolus sont les témoins d'un clivage psychologique entre deux états mentaux opposés.	Les interdits renforcent les tabous, la restriction appelle la perte de contrôle. Le recours à un magicien ou à une méthode magique renforce l'idée de sa propre impuissance, l'impression que la solution ne peut venir que de l'extérieur.
Si le régime est riche en interdits, il va dans le sens du clivage psychologique entre deux états mentaux opposés et le renforce.	Les régimes équilibrés sous surveillance médicale ne sont pas dangereux pour la santé, mais ont souvent les mêmes effets psychologiques que les régimes charlatanesques. Le médecin est souvent un gourou parmi d'autres. Lui peut « faire maigrir », le patient ne peut donc rien par lui-même.
Comme on mange de tout, il n'y a plus véritablement de tabou alimentaire. Mais le deuil de la nourriture n'est pas véritablement fait.	On mange presque tout ce qu'on a devant soi, en veillant à ne pas avoir trop de choses tentantes sous les yeux. Système simple mais fragile. À utiliser en complément de Modérations 2 et 3.
Pas de clivage entre deux états mentaux opposés. Le deuil de la nourriture est effectué seulement en partie.	La méthode ne fonctionne que dans la mesure où on a la maîtrise des portions servies. Faute de quoi, on doit utiliser les méthodes 1 ou 3.
Pas de clivage entre deux états mentaux opposés. Le deuil de la nourriture est effectué.	Sans doute la meilleure méthode, mais qui nécessite certaines avancées sur le plan psychologique. Peut être utilisée en alternance avec Modérations 1 et 2.

Si manger à s'en faire péter la sous-ventrière est une des joies de votre existence, surtout, n'y renoncez pas. Un excès de table de temps à autre ne fait pas grossir, voire n'empêche pas de maigrir, s'il ne se renouvelle pas trop fréquemment. Encore une fois, du point de vue du poids, ce qui compte est la moyenne calorique de la semaine. Ces repas pantagruéliques ne posent de problème que s'ils sont réguliers. Un ou deux très gros repas hebdomadaires peuvent annuler la sagesse du reste de la semaine. Mais, si vous avez besoin d'autant d'excès, c'est sans doute que vous utilisez la nourriture comme paravent de difficultés psychologiques. Si tel est le cas, allez voir du côté des Clefs de l'existence de soi.

« Je fais parfois de très gros repas. Puis-je les compenser par un repas sauté ou un jeûne le lendemain ? »

J'ai déjà répondu à cette question. Voir page 149. (Je fais parfois de très gros excès, lors de prises alimentaires incontrôlées. Comme ensuite, je n'ai pas faim, je peux donc compenser cette compulsion par un jeûne le lendemain ?)

« Je ne parviens pas à manger lentement. Que dois-je faire ? »

Vous ne parvenez pas à manger lentement ; dans ces conditions, manger moins, que ce soit en diminuant le nombre de plats, leur valeur calorique ou la taille des portions est très certainement hors de votre portée.

Il se peut que l'idée même de manger lentement, d'accroître la conscience de ce qu'on a en bouche, de manger d'une façon somme toute plus « cérébrale », vous répugne et que vous vous refusiez même à l'envisager. Ou bien, à froid, ces principes vous paraissent satisfaisants, mais, quand vous vous trouvez face à la nourriture, vous basculez dans un état second, la direction des événements vous échappe, vous oubliez toutes les bonnes résolutions que vous aviez au départ et vous précipitez sur la nourriture. Ou bien encore, plein de bonne volonté, vous vous essayez à manger lentement, mais après quelques bouchées, vous oubliez purement et simplement l'exercice et vous vous remettez à manger à vitesse « normale », c'est-à-dire avec votre gloutonnerie coutumière.

Dites-vous bien que ces sortes d'oublis ne sont pas accidentels. L'augmentation du champ de la conscience qu'implique le fait de manger lentement est l'inverse de ce que vous recherchez dans les moments où vous faites bombance : ce que vous voulez alors, c'est au contraire vous débarrasser de vos problèmes, de vos tracas, de vos douleurs, de vos chagrins. Le plaisir de déguster, de se remplir est votre moyen privilégié pour renouer avec une partie de vous fondamentale, votre être profond, animal. Une pensée que vous souhaitez tout particulièrement écarter en de tels moments est que manger autant que vous le faites vous emporte loin, bien loin de la minceur dont vous rêvez. Une telle pensée, trop manger fait grossir, gâcherait complètement ce moment intense, durant lequel il est si bon de n'être conscient que d'une seule chose : on existe, on est vivant, on mange à belles dents, on se remplit la panse ; tout ce qui n'est pas l'instant présent n'existe pas.

Il est clair que manger goulûment est, dans l'état actuel des choses, nécessaire à votre équilibre psychique. Manger frénétiquement constitue votre sauvegarde, face à des problèmes de nature psychologique que, dans l'état actuel des choses, vous êtes incapable d'affronter. C'est donc par un travail sur votre psychisme qu'il convient d'attaquer le problème en premier lieu. Si tel est votre cas, il vous faut en priorité prêter attention à la Clef de l'existence de soi. Vous reviendrez à la Clef de la modération ultérieurement.

« Je ne parviens pas à manger moins, même en posant mon couvert toutes les trois bouchées et en mangeant lentement. La méthode semble ne pas fonctionner pour moi. »

Vous avez considérablement réduit la vitesse à laquelle vous mangiez. Malgré cela, vous mangez toujours autant : vous n'avez pas diminué le nombre de plats par repas, ou leur valeur calorique, ou la taille des portions. Quant à laisser quelque chose dans son assiette, il n'en est tout simplement pas question.

Tentons de sérier les difficultés qui peuvent se poser à vous :

— Vous vous inquiétez de savoir ce que votre hôte, les autres convives, votre conjoint, votre tante, le maître d'hôtel, vont penser si vous ne finissez pas ce qu'on vous a servi. Je traite des aspects relationnels de la prise de nourriture page 177.

— Ce que vous ne mangez pas sera perdu, jeté, gâché. Je traite du gaspillage page 128.

— Vous êtes tout simplement incapable de renoncer à quelque chose de bon qui se trouve à votre portée. Je traite du renoncement page 128.

« Dois-je vraiment « déguster « mes aliments, même s'ils ne sont pas très bons au goût ? »

Trois grandes motivations existent, qui font manger : la nécessité de se nourrir, le plaisir, la tentative de résoudre ses difficultés psychologiques en mangeant. Si ce que vous mangez n'est pas bon, reste qu'il faut bien, malgré tout, se sustenter. En fait, quand on a très faim, tout ou presque semble bon.

Mangez en dégustant le minimum nécessaire, tant que cela vous paraît consommable. Ensuite, pourquoi vous forcer à continuer ? D'ici quelques heures, demain, vous aurez l'occasion de manger quelque chose de meilleur. Du moins, je vous le souhaite.

« Manger de la saucisse, du plat de côtes et du jarret de porc, même en demi-portion, ce n'est pas bien ! Un steak dégraissé, des crudités, des légumes, n'est-ce pas meilleur pour la santé ? Remplacer un yaourt bourré à craquer de calcium par un demi-croissant dégoulinant d'acides gras saturés, ce n'est pas sérieux ! »

Le perfectionnisme diététique est aussi nocif (et inefficace) que l'anarchie alimentaire. Ce que je vous conseille ici, c'est la voie du milieu, une diététique point trop contraignante, des excès qui ne soient pas trop excessifs. Certes, ne manger que croissants, choucroutes garnies et profiterolles au chocolat, même en demi-portions, ne serait pas vraiment raisonnable. Mais manger sempiternellement viandes grillées, poissons au court-bouillon, céréales et légumes à l'eau l'est-il plus ? Il n'est nullement nécessaire de manger « équilibré » à tous les repas. Et, sauf maladie particulière ou anomalie sérieuse dans votre bilan métabolique, il n'y a pas de raison de vous interdire drastiquement vos aliments préférés. Tout cela sera envisagé en détail dans la Clef de la nutrition.

En fait, le perfectionnisme diététique, les oukases, les interdits et les obligations alimentaires de toutes sortes ne sont que le signe d'un mode de fonctionnement mental particulier, en tout ou rien. Si telle est votre vision habituelle des choses, vous trouverez comment y remédier dans la Clef de l'existence de soi.

« Il n'est pas question que je laisse quelque chose dans mon assiette ! »

Il se peut tout d'abord que ce conseil vous choque terriblement et que vous trouviez scandaleuse l'idée de gaspiller volontairement de la nourriture. J'aborde en détail ce type de réticences page 135.

Quoi qu'il en soit, laisser de la nourriture dans son assiette est, pour beaucoup, l'exercice de loin le plus difficile : réduire le nombre de plats par repas, éviter de choisir des plats trop riches en calories peut se décider par avance, avant que la nourriture ne soit présente. Mais laisser dans son assiette une nourriture appétissante, qui vous est destinée, qui est là, juste sous vos yeux, à portée de fourchette, demande une abnégation qui paraît impossible.

Certaines personnes trouveront plus facile de « jeter et manger », exercice que je décris page 139. Cet exercice n'oblige en effet pas à avoir sous les yeux, à portée de fourchette, la nourriture qu'on ne mange pas. Si tel est votre cas, commencez par « jeter et manger ».

Rappelons néanmoins qu'il est tout à fait possible de s'en tenir aux conseils de modération 2 et 3, de perdre du poids sans jamais rien laisser dans son assiette : il suffit de s'organiser quand on mange seul pour n'avoir que de petites portions à sa disposition, de veiller à ce qu'on ne vous serve pas de trop grandes assiettes d'aliments trop riches en calories trop souvent. C'est tout de même le signe d'une certaine fragilité face à la nourriture, fragilité qui se révélera tôt ou tard. De plus, il est rare que cette incapacité à renoncer ne concerne que le domaine alimentaire. Je vous conseille de prendre les devants, de vous occuper activement de votre incapacité à renoncer, de cette avidité qui vous rend dépendant et fragile. Allez vite voir du côté de la Clef de l'existence de soi.

« Si je suis votre conseil et m'arrête de manger lorsque je suis modérément rassasié, je risque d'avoir faim un peu plus tard, en dehors des repas. »

Manger trop préventivement, afin de ne pas risquer d'avoir faim plus tard, est un comportement courant chez les personnes ayant des problèmes avec leur poids et leur comportement alimentaire. Bien souvent, elles craignent de ressentir de la faim et de ne pas pouvoir se nourrir à ce moment-là. Comme on entend partout qu'il ne faut surtout pas grignoter et manger en dehors des heures de repas, il faut donc « tenir » jusqu'au repas suivant.

Une des raisons qui justifie la diabolisation des grignotages, du point de vue de bien des nutritionnistes, est que, lors de ceux-ci, on consomme la plupart du temps des « mauvais aliments », diététiquement incorrects. Je reviendrai dans La Clef de la nutrition (page 185) sur la séparation entre bons et mauvais aliments et ses effets pervers.

Mieux vaut au contraire manger ce qui vous fait envie, sans tabou. L'important est de ne pas manger au-delà du moment où vous êtes modérément rassasié. Si vous avez à nouveau faim quelque temps après, mangez un petit quelque chose, ce qui vous chante, de telle sorte que vous soyez à nouveau modérément rassasié.

Thérèse prend patience

(Suite de la page 65.)

Thérèse est à 56 ans une maîtresse de maison et une grand-mère parfaites. La tenue d'un carnet alimentaire lui fait peu à peu prendre conscience que :
1) Elle mange en valeur calorique nettement plus qu'elle ne le pensait, et il n'est donc pas étonnant qu'elle ait fini par peser 94 kg.
2) Elle mange « pour accompagner » les autres, pour faire en sorte que ses proches bénéficient d'un repas convivial. Manger seul dans son coin lui semble en effet une chose particulièrement affreuse.
3) Elle mange aussi les restes « pour ne pas que cela se perde », le plus souvent seule, à la cuisine, en cachette.
4) Enfin, elle perd souvent le contrôle des quantités ingérées, soit en fin de repas, quand les autres convives sont repus (elle mange alors plus de fromage et de pain que de raison) ; soit en dehors des repas, quand elle est seule, et qu'elle grignote tout ce qui lui tombe sous la main (chocolat, biscuits...).
En outre, préoccupée qu'elle est du confort et du plaisir des autres convives, elle avale vite, sans déguster, afin de pouvoir mieux les servir. Les seules solutions qu'elle entrevoit sont de manger seule, pour ne pas subir la pression de son entourage, et de cesser de faire la cuisine. Bien entendu, ce ne sont pas là des solutions réalistes, puisqu'elle ne pourrait s'y conformer très longtemps.
Après avoir pris connaissance des éléments développés dans la Clef de la modération, Thérèse modifie son point de vue : manger de petites portions, lentement, en se concentrant sur l'aliment consommé, se débarrasser des restes et ne plus les engloutir à la cuisine, résister à la pression conviviale de son entourage lui paraissent, certes, de bons moyens de manger moins, mais lui semblent impraticables dans l'état actuel des choses. Il lui faut tout d'abord acquérir de l'assurance, s'affirmer. Sagement, elle décide de patienter encore du point de vue du poids et de s'intéresser à la Clef de l'existence de soi.
(La suite des aventures de Thérèse page 235.)

OÙ ET QUAND ?	QUOI ? ET COMBIEN	VALEUR CALORIQUE	COMMENTAIRES
7 heures 30, cuisine	2 yaourts 0 % MG	100	Cette fois, je m'y mets pour de bon.
12 heures 30, cuisine, avec Roger	Bifteck, 120 g Salade verte avec vinaigrette Camembert,1 portion Pain, 1 tranche Poire	180 100 120 80 90	Si j'avais été seule, je n'aurais mangé que le bifteck et la salade. Mais Roger était là et je ne pouvais pas le laisser manger seul son fromage et son fruit. Je devrais peut-être manger seule ?
18 heures	Rien		Offert des biscuits à Charlotte et Zazou, mais je n'en ai pas pris.
20 heures, salle à manger Charlotte, Zazou, Roger	Truite aux amandes Pommes de terre poêlées, 200 g Clafoutis aux cerises, 2 à 3 portions	300 250 700	Ils aiment tous la truite aux amandes et le clafoutis. Mais ils m'en ont laissé et j'ai fini le clafoutis à la cuisine au moment de la vaisselle.
	Total calorique :	1 920	Ça fait plus que je ne pensais, C'est à cause du clafoutis. Je ferais mieux de ne plus en faire.

	ALIMENTS-PROBLÈMES
Aux repas	Pain Fromages
En dehors des repas	Restes de plats cuisinés, de gâteaux (mangés à la cuisine après le repas) Biscuits salés et sucrés Chocolat

Justin s'occupe de ses points noirs

(Suite de la page 66.)

Justin, 85 kilos pour 1 m 72, mange certes de façon équilibrée d'un point de vue nutritionnel, mais a tendance à faire des repas un peu trop copieux et consomme un peu trop de sodas ou de cafés sucrés au bureau. Il a entrepris des efforts louables pour se modérer sur le plan alimentaire : il ne se ressert plus, simplifie ses repas en ne prenant plus systématiquement entrée, fromage et dessert. Il ne consomme qu'un fruit et une portion de fromage par jour. Il applique donc les consignes de modération n°3. La réduction calorique qui en résulte devrait lui permettre de perdre un peu de poids.
Justin est néanmoins conscient de plusieurs points noirs, qui tôt ou tard, poseront problème : tout d'abord, il ne parvient pas à ralentir ses prises alimentaires. À midi, par exemple, il mange machinalement, s'intéressant plus à la discussion avec ses collègues et relations qu'au contenu de son assiette. Ensuite, le soir, il dépend du bon-vouloir de son épouse, Suzie, qui fait la cuisine et le surveille afin qu'il ne fasse pas d'excès. Enfin, réduire la taille des portions lui semble un crève-cœur et laisser quoi que ce soit dans son assiette une tâche impossible.
Justin souffre d'un diabète modéré, en raison duquel son médecin insiste pour qu'il perde du poids. Mais, s'il veut maigrir, c'est surtout parce qu'il ne s'aime pas tel qu'il est, et ne supporte plus de ne pas avoir de contrôle sur son alimentation et son poids. Il a déjà fait plusieurs régimes sous la surveillance d'un médecin, certains avec l'aide de médications coupe-faim et d'autres sans ; il a aussi fait un séjour en maison diététique. À chaque fois, il maigrit, mais reprend le poids perdu en quelques mois. Il sent bien que la modération actuellement mise en place ne s'écarte pas fondamentalement des régimes précédents, et qu'il y a donc tout lieu de penser qu'il en ira de même cette fois-ci. Il ne peut tout de même pas faire définitivement une croix sur les frites, les pâtisseries ou le chocolat... Il lui faut parvenir à appliquer le conseil de modération n°1 et apprendre à tenir compte de sa faim et de sa satiété. Mais, pour cela, il doit encore progresser. Tout en poursuivant sa modération alimentaire sur le mode n°3, il abordera la Clef de l'existence de soi, avec pour objectif de devenir capable de « manger de tout, mais pas tout ».

(La suite des aventures de Justin page 237.)

	ALIMENTS-PROBLÈMES
Aux repas	Je ne suis pas difficile, j'aime tout ! Mais je craque surtout sur les frites et le fromage.
En dehors des repas	Alcools apéritifs Cacahuètes et amandes salées Chocolat

OÙ ET QUAND ?	QUOI ? ET COMBIEN	VALEUR CALORIQUE	COMMENTAIRES
8 heures, cuisine	Café, sucrettes Corn-flakes et lait 2 tranches pain, miel 30 g	 230 140	Les économies de calories faites avec les sucrettes m'autorisent à prendre du miel...
11 heures, bureau	Café, sucrettes		Zéro calorie. Mais c'est un peu moins bon que du vrai sucre.
12 heures 30, resto entreprise, avec 3 collègues	Pas d'entrée Lapin moutarde Pâtes Pain, 1 seule tranche Pas de fromage Vin, 1 verre 1 poire	 270 240 80 80 90	Ni entrée ni fromage, moins de pain, moins de vin, c'est pas mal : modération n° 1. Mais je ne me vois pas en laisser dans mon assiette. Tout d'abord, j'ai faim. Et puis, une fois lancé, je mange sans pouvoir m'arrêter. Je suis pris par la discussion avec les autres.
15-18 heures	3 cafés, sucrettes		Restrictions. Mais il faut que j'y pense.
21 heures, chez moi, cuisiné par Suzie	Tomates vinaigrette Cabillaud micro-ondes, sauce blanche Brie, 1 part Pain, 1 tranche Pas de fruit	150 250 120 60	Suzie me fait du poisson et me surveille, je ne me ressers plus, saute le fruit (fromage ou dessert). Mais c'est dur.
22 heures, TV	Chewing-gum	5	Je voulais prendre du chocolat, mais Suzie me sauve la mise.
	Total calorique :	1 715	

ARBRE DÉCISIONNEL

destiné aux bons mangeurs et aux petits mangeurs en surpoids s'essayant à modérer leurs appétits

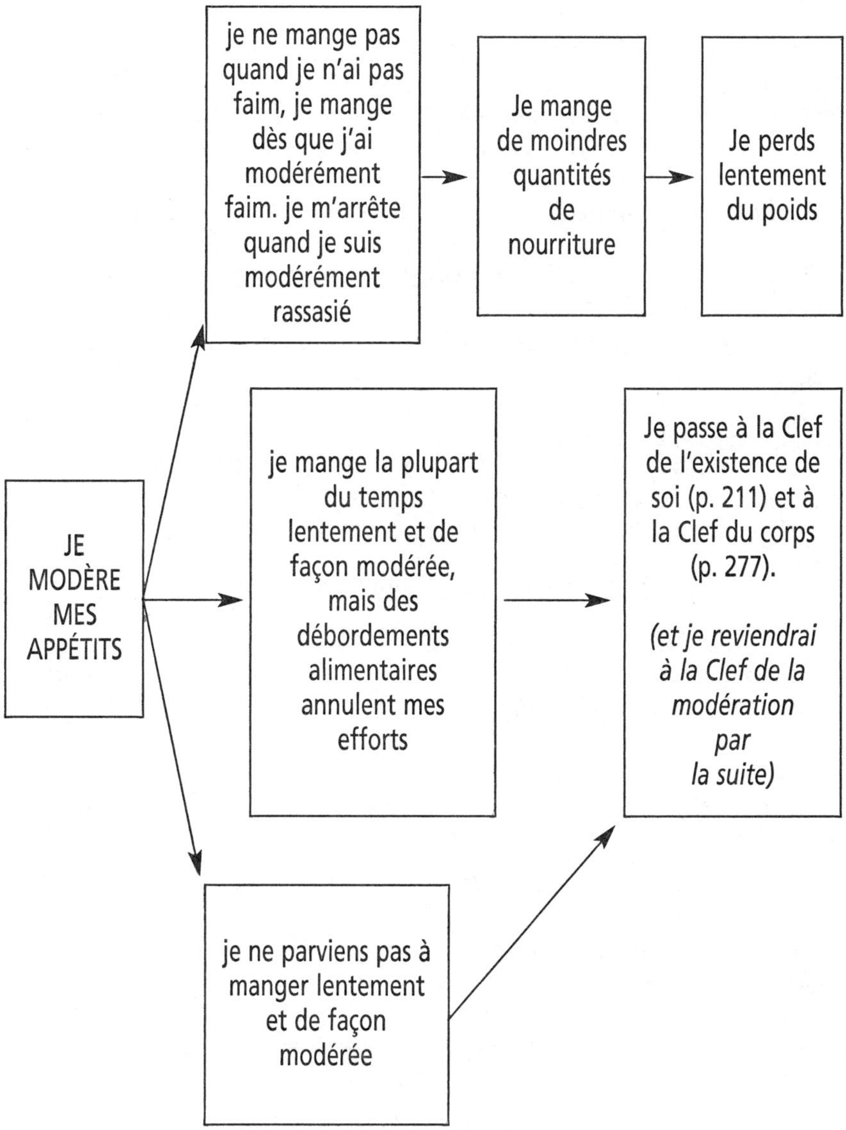

SE MODÉRER À TABLE
Programme destiné aux « bons mangeurs »

ÊTRE À L'ÉCOUTE DE SES SENSATIONS DE FAIM DURANT LA JOURNÉE

Quand on a une petite faim, on doit manger.
Quand on n'a pas faim, il n'est pas nécessaire de manger.

MANGER JUSQU'À CE QU'ON SOIT MODÉRÉMENT RASSASIÉ

Pour repérer le moment où on parvient à la satiété modérée, on doit déguster lentement et à petites bouchées, en se concentrant sur l'acte de manger, comme dans un restaurant renommé, mettre des mots sur ce que l'on mange pour être capable de parler de ce qu'on a mangé. Parvenu à satiété modérée, on abandonne la nourriture excédentaire.

OU

Si, pour le moment, on ne parvient pas à manger en dégustant, on peut poser son couvert toutes les trois bouchées, prendre de petites bouchées, faire une ou plusieurs pauses en cours de consommation du plat.

DIRE OUI ET NON AUX ALIMENTS-PROBLÈMES

Reconnaître les aliments-problèmes, consommer des aliments-problèmes en quantité modérée en commençant durant les repas, jeter des aliments-problèmes, jeter et manger des aliments-problèmes.

LES DIFFÉRENTES MÉTHODES POUR MANGER DE TOUT, MAIS PAS TOUT

Modération 1 :

Manger de tout, jusqu'à la satiété modérée et laisser la nourriture excédentaire dans son assiette.

OU

Modération 2 :

Manger de tout, se servir ou se faire servir des portions réduites de un tiers à la moitié.

En cas d'incapacité à mettre en pratique les conseils précédents :
Modération 3 :

Réduire le nombre de plats du repas : prendre 1 seul plat, ou 2 plats, au maximum 3 plats (entrée, plat principal, fromage ou dessert) dont un seul riche en calories par repas. Ne prendre qu'une portion de chaque plat. Écarter la corbeille de pain ; veiller à la consommation de vin ou boisson autre que l'eau.

REPÉRER LES MOMENTS DE FRAGILITÉ ET LEUR APPORTER DES SOLUTIONS

Se servir du carnet alimentaire pour repérer les moments où on perd le contrôle des quantités consommées. Identifier les problèmes en cause.

SE MODÉRER QUAND ON ALTERNE RESTRICTIONS ET EXCÈS
Programme destiné aux « mangeurs binaires »

ÊTRE À L'ÉCOUTE DE SES SENSATIONS DE FAIM DURANT LA JOURNÉE

Quand on a une petite faim, on doit manger.
Quand on n'a pas faim, il n'est pas nécessaire de manger.

MANGER JUSQU'À CE QU'ON SOIT MODÉRÉMENT RASSASIÉ

Pour repérer le moment où on parvient à la satiété modérée, on doit déguster lentement et à petites bouchées, en se concentrant sur l'acte de manger, comme dans un restaurant renommé, mettre des mots sur ce que l'on mange pour être capable de parler de ce qu'on a mangé. Parvenu à satiété modérée, on abandonne la nourriture excédentaire.

DIRE OUI ET NON AUX ALIMENTS TABOUS

Reconnaître les aliments tabous (absolus et partiels), consommer des aliments tabous en quantité modérée en commençant durant les repas, jeter des aliments tabous, jeter et manger des aliments tabous.

En cas d'incapacité à mettre en pratique les conseils précédents :

FAIRE (AU MOINS) 3 A 5 PETITS REPAS, LENTEMENT, EN SE CONCENTRANT SUR CE QUE L'ON MANGE

Faire 3 à 5 repas ou collations par jour en écoutant sa faim. Poser son couvert toutes les trois bouchées. Prendre de petites bouchées. Faire une ou plusieurs pauses en cours de consommation du plat.

LIMITER LES RISQUES DE PERTE DE CONTRÔLE

Nettoyer l'habitation de tous les aliments disséminés et les regrouper dans un même lieu, la cuisine, rangés hors de vue. Pour les aliments tabous absolus, ne conserver chez soi que celui qui est en voie de banalisation et n'en avoir que la quantité nécessaire. Ne conserver chez soi que les aliments qui nécessitent qu'on les prépare avant de les manger.

REPÉRER LES MOMENTS DE FRAGILITÉ ET LEUR APPORTER DES SOLUTIONS

Se servir du carnet alimentaire pour repérer les moments où on perd le contrôle des quantités consommées. Identifier les problèmes en cause.

ARBRE DÉCISIONNEL

destiné aux mangeurs binaires et aux mangeurs anarchiques s'essayant à modérer leurs appétits.

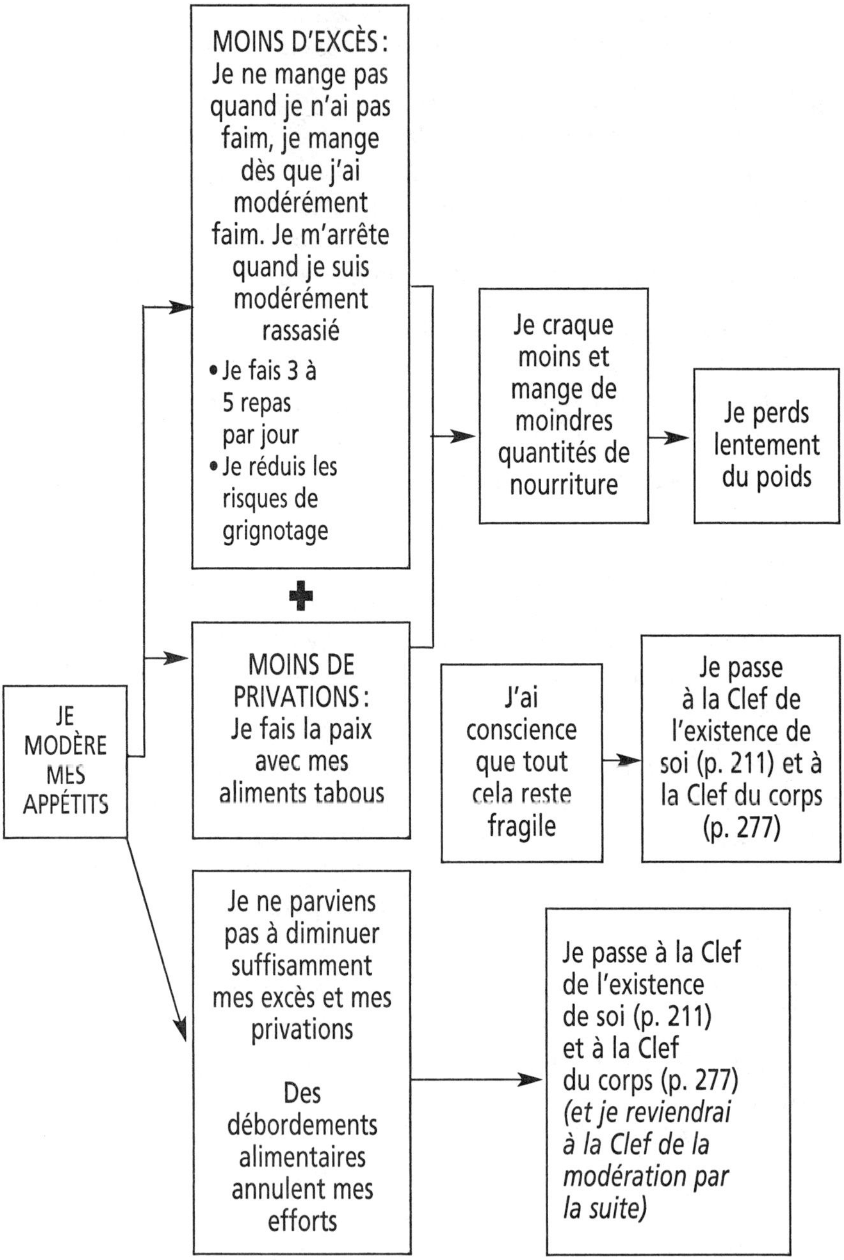

CES PERSONNES QUI VOUS FONT MANGER

Nous avons pour l'essentiel envisagé jusque-là l'acte alimentaire dans une perspective individuelle. Or, dans bien des cas, nous ne mangeons pas seul, ce qui n'est pas sans influence sur le comportement alimentaire. Car donner et recevoir de la nourriture, la manger ensemble sont des actes sociaux fondamentaux. Partager le pain, c'est devenir co-pains, inviter ou être invité à partager un repas donnent l'occasion de tisser ou réaffirmer des liens, de cesser d'être étrangers les uns aux autres. Refuser la nourriture offerte, ne pas en offrir lorsqu'on est censé le faire, constituent des refus de communication, des offenses difficilement pardonnables. Ainsi, refuser de trinquer, refuser de goûter au gâteau de la maîtresse de maison sont vécus comme autant de blessures, de désaveux, et déclenchent immanquablement une agressivité en retour.

Dans les régions du monde où la nourriture est peu abondante, recevoir ses hôtes avec faste consiste à leur offrir plus de nourriture qu'ils ne peuvent en manger. Cette très ancienne tradition s'est perpétuée jusqu'à nos jours et est encore dominante dans certaines couches de la société. Cependant, dans les couches les plus évoluées, celles qui justement sont les plus attentives à leur ligne, manger beaucoup n'est plus un signe de richesse, mais au contraire de pauvreté. Faire honneur à ses hôtes, c'est leur proposer des mets délicats et cuisinés avec raffinement, les quantités effectivement consommées étant laissées à la discrétion de chacun. L'hôte poli n'a plus à faire la preuve qu'il apprécie ce qu'on lui offre en s'empiffrant, mais est plutôt censé faire des commentaires élogieux sur l'aliment.

Nous allons envisager comment faire face aux différentes offres d'aliments auxquelles vous pouvez vous trouver confronté dans la vie quotidienne.

Refuser en dehors des repas

Il peut arriver qu'on vous propose une sucrerie, un bonbon ou un biscuit, dans le courant de la journée. Dans la plupart des cas, il s'agit d'établir ou de renforcer un lien d'amitié. Pourquoi donc refuseriez-vous cet acte d'ouverture ? Acceptez la friandise, dégustez-la sans remords, faites un compliment sur sa qualité et notez-en la valeur calorique sur votre carnet alimentaire, si vous tenez un décompte des calories consommées. Il n'est pas rare que, constatant que vous avez apprécié l'aliment, on vous fasse une nouvelle offre. Comme la politesse vous autorise à la décliner, vous vous simplifierez la vie en prenant la résolution de ne pas accepter de second tour. Lorsque vous refusez, faites un nouveau commentaire élogieux sur la friandise.

> Lorsque quelqu'un vous propose un aliment, il vous offre simultanément deux choses :
>
> – Un gage d'amitié : refuser la nourriture offerte serait refuser l'amitié proposée.
>
> – Un aliment nourrissant : la quantité que vous consommez dépend de vos besoins propres.

Il peut arriver que vous soyez submergé par les offres alimentaires. C'est parfois le cas lors des fêtes de fin d'année. Les boîtes de chocolats et de marrons glacés se succèdent à un rythme effréné et, même en n'acceptant qu'un seul chocolat par boîte, cela fait encore trop. On peut alors se dire qu'on se trouve dans un cas de légitime défense. Certes, refuser une friandise obligeamment offerte n'est guère amical, mais se laisser aller à manger plus que vous ne l'auriez souhaité est une forme de complaisance vis-à-vis des autres qui signe le manque d'affirmation de soi, la difficulté à exister face aux autres. Il est possible que votre interlocuteur, durant un bref instant, soit contrarié par votre refus. Mais il y a fort à parier que son mécontentement sera bref, surtout si vous complétez ce refus par un mot gentil, témoignage que vous avez apprécié son geste.

Refuser chez des amis ou en famille

Il n'est pas souhaitable que votre décision de vous modérer sur le plan alimentaire vous conduise à vous couper de vos amis et de votre famille en refusant d'inviter et de rendre les invitations. Certes, vous pouvez avoir comme stratégie de sortir peu et de laisser libre cours à vos appétits dans ces rares circonstances, mais c'est là une bien piètre défense. Mieux vaut avoir une vie sociale riche et satisfaisante tout en modérant ses appétits, ce qui nécessite de savoir refuser une partie de la nourriture qu'on vous offre.
Bien entendu, vous n'allez pas tout refuser en bloc, mais seulement ce qui vous paraît excessif. Le fait de déguster lentement, à petites bouchées, en faisant de fréquentes pauses, devrait vous y aider. Mais comment faire pour justifier le fait que vous ne finissez pas votre assiette, comment s'y prendre pour refuser le second service de la maîtresse de maison ?

Il est nécessaire que vous fassiez parvenir à votre hôte un double message :
• Oui, sachez que j'apprécie votre hospitalité.
• Mais non, je ne tiens pas à manger davantage.

Cela s'obtient en faisant longuement l'éloge de la nourriture, puis en déclarant aimablement qu'on ne consommera pas plus. Pour chaque refus que vous serez conduit à faire, comptez trois compliments ou davantage sur l'aliment refusé. Ne tentez pas de vous justifier par des considérations malvenues sur votre obésité et votre régime. Outre le fait que cela ne regarde en rien vos hôtes, vous ne feriez que lancer une discussion dont il n'est pas sûr que vous sortiez vainqueur.

> ACCEPTEZ DE BON CŒUR de manger une partie de ce qu'on vous offre par amitié.
>
> REFUSEZ DE MANGER plus que vous ne le souhaitez.
>
> À CHAQUE FOIS que vous opposez un refus, faites au moins trois compliments sur l'aliment que vous refusez.
>
> NE PARLEZ NI DE VOTRE FAIM, ni de votre régime, ni de votre poids.

Supposons par exemple que vous soyez invité chez votre tante Eulalie, bien connue pour son délicieux gigot d'agneau accompagné de gratin dauphinois, suivi d'un non moins fameux gâteau plein de noix, d'amandes et de crème au beurre. Le repas ne serait bien entendu pas complet sans charcuterie en entrée et sans plateau de fromages. Sachant cela, vous avez astucieusement « shunté » l'apéritif en ne prenant qu'une eau gazeuse. Mais que dire à tante Eulalie quand elle vous demande, presque au bord des larmes, pourquoi vous *lui* laissez du gigot et du gratin dans l'assiette ? Aurait-elle failli du point de vue culinaire ? Ou bien seriez-vous gravement malade ? Une telle situation nécessite que vous fassiez assaut de compliments : le gigot est parfait, cuit tel que vous l'aimez. Un gigot de pré-salé, assurément. Et quelle bonne idée que de l'avoir piqué avec des gousses d'ail, dont on perçoit discrètement le goût. Quant au gratin, il est sublime. Vous appréciez les pommes de terre point trop sèches, le gruyère allégé de crème, le parfum discret de la muscade. Réussir un gratin dauphinois est un art. Quel plaisir pour vous d'en manger chaque fois que vous venez en visite ! Pour rien au monde, vous ne voudriez que tante Eulalie vous fasse autre chose que ce gigot, ce gratin. De même, ne prendre qu'une petite portion de fromage et laisser un morceau de gâteau dans votre assiette vous obligeront à des dithyrambes supplémentaires.
Certes, la tante Eulalie, qui n'est point trop sotte, se doutera qu'il y a anguille sous roche. Mais, vous voyant content et serein, elle n'aura sans doute d'autre solution que de faire contre mauvaise fortune bon cœur. Quant à vous, il faudra vous résoudre à lui faire cette (petite) peine.

Le cas particulier des personnes malintentionnées

Supposons que vous soyez aux prises, non pas avec la délicieuse tante Eulalie, mais avec la cousine Léontine. Cette dernière vous aura concocté tous vos plats préférés, mais c'est moins par gentillesse que parce qu'elle a entendu dire que vous tentiez de perdre du poids. Elle ne reculera devant aucune ruse, aucun chantage aux sentiments pour vous faire chuter. Le vérité est qu'elle-même bataille en permanence contre son surpoids et l'idée que vous réussissiez là où elle échoue lui est insupportable.

> FACE À DES PERSONNES malintentionnées, qui tentent de vous précipiter dans les excès alimentaires, utilisez la technique du « disque rayé » :
>
> – Ne discutez pas, répétez systématiquement : « Non merci, je n'en prendrai pas », quels que soient les arguments qu'on vous oppose.

Vous n'avez nulle raison de prendre autant de gants qu'avec la tante Eulalie. Faites raisonnablement des compliments sur les nourritures proposées, mais, en cas d'insistance déplacée, utilisez la technique dite du « disque rayé ». Cette dernière consiste à ne répondre aux propositions de nourriture que par une phrase stéréotypée, toujours la même, afin de décourager toute discussion sur le thème :
« Veux-tu de la mortadelle ?
– Non, merci, je n'en prendrai pas.
– Laisse-toi tenter, elle est délicieuse. J'en ai pris parce que je sais combien tu l'adores.
– Non, merci, je n'en prendrai pas.
– C'est parce que tu es au régime ? Tu le reprendras demain.
– Non, merci, je n'en prendrai pas.
– Tu ne vas tout de même pas me la laisser ? Après, je serai obligée de tout finir.
– Non, merci, je n'en prendrai pas. »

Le cercle restreint

Les personnes avec qui vous partagez un ou plusieurs repas par jour ont forcément une influence déterminante sur votre comportement alimentaire. Dans la Clef de la décision de devenir mince, j'ai évoqué la possibilité de pressions de la part de vos intimes, dans un sens ou dans l'autre. L'un ou l'autre de vos parents, votre conjoint veulent vous voir mincir. Pour cela, ils vous tiennent à l'œil, vous rabrouent dès que vous faites un écart. Peut-être est-ce vous même qui, vous sachant incapable de contrôler vos pulsions alimentaires, leur avez demandé de jouer les gendarmes. Mais voilà, la plupart du temps, leurs interventions ont des effets paradoxaux : vous mangez davantage, soit devant eux, par défi, soit en cachette, comme pour vous prouver à vous-même votre autonomie.
Il se peut aussi que, tout compte fait, certains de vos proches appartiennent à la catégorie des personnes malintentionnées, qui ne veulent pas voir aboutir vos efforts. C'est très certainement le cas s'ils vous offrent des friandises, vous invitent au restaurant, ou, plus subtilement, tentent de miner votre moral, de vous rendre tendu et anxieux dès que vous avez perdu quelques kilos, sachant pertinemment que, dès lors, vous craquerez. Pourquoi tant de haine ? Sans doute parce que votre situation de faiblesse actuelle, d'effacement personnel leur convient tout à fait. Je reviendrai sur cet aspect des choses dans la Clef de l'existence de soi.
Se modérer sur le plan alimentaire nécessite que vous deveniez autonome

par rapport à votre entourage direct. Un travail d'information s'impose en premier lieu. Tenter de maigrir en cachette, afin d'éviter des encouragements intempestifs, ou qu'on vous mette des bâtons dans les roues, ou encore qu'on vous couvre de quolibets si vous tardez à maigrir, est une piètre solution.

Jouez plutôt cartes sur table et expliquez :

1. Je ne fais pas de régime à proprement parler, mais j'ai décidé de manger différemment.
2. Je compte manger de tout, et même consommer à nouveau certains aliments que j'évitais jusque-là.
3. En contrepartie :
   - Je mangerai plus lentement.
   - Je prendrai des plats moins nombreux.
   - Je ne finirai pas forcément mon assiette.
   - Je jetterai même parfois certains aliments à la poubelle.
4. Comme tout cela n'ira pas sans peine, il est fort probable que je n'y parviendrai pas d'emblée et que, donc, je me livrerai à divers dérapages.
5. Mais ce sont là mes affaires, qui ne regardent que moi.

Vous prévenez aussi que tout cela risque d'avoir certaines incidences sur la vie de famille. En premier lieu, comme vous ne tenez pas à avoir sous les yeux en permanence des aliments tentateurs, vous comptez faire le ménage et les ranger hors de votre vue. Il est aussi possible que vous achetiez des quantités moindres de certains aliments, que vous renonciez à en acquérir d'autres, au moins durant quelque temps. Enfin, il se peut que vous fassiez une cuisine simplifiée à l'extrême. La vérité est que, dorénavant, vous allez faire passer vos intérêts en la matière avant le plaisir alimentaire des autres membres de la famille. Ces derniers devront donc se prendre en charge et faire certains achats d'aliments par eux-mêmes, ou réaliser sans votre aide les préparations culinaires qu'ils apprécient et auxquelles ils disent ne pas pouvoir renoncer. Certes, vous savez que vous demandez beaucoup, mais ne peuvent-ils faire cela pour vous ?

QUESTIONS-RÉPONSES

« Décliner des offres de nourriture me semble au-dessus de mes forces, de même que manger moins en société. Il me paraît plus facile de ne plus sortir durant quelque temps. J'accepterai à nouveau les invitations et je retournerai au restaurant quand je serai mince. »

Les nourritures proposées sont irrésistibles parce que vous en avez fait des aliments tabous. Vous vous les interdisez et savez que si, par malheur, vous en mangez, vous ne pourrez plus vous arrêter. Mettez en pratique « dire oui et non aux aliments tabous ».

Ou bien refuser un aliment vous obligerait à vous opposer à la volonté de la personne qui souhaite vous voir accepter cet aliment. Vous vous sentez incapable de faire une peine, même légère, à ceux qui vous offrent de la nourriture ; ces actes d'affirmation de soi vous semblent impraticables. Ou bien encore vous avez l'impression que lorsque vous mangez avec d'autres, vous basculez dans un état second, une euphorie joyeuse certes bien agréable, mais dans laquelle vous n'avez plus le moindre contrôle sur votre alimentation : c'est là le signe d'un manque à être, d'une difficulté à exister en tant qu'individu séparé des autres. Rendez-vous à la Clef de l'existence de soi.

Dans tous les cas, se couper des autres pour ne pas avoir à faire face à ces difficultés est la plus mauvaise des solutions. Peut-être, enfermé dans votre tour d'ivoire, perdrez-vous des kilos, et après ? Vous ne pourrez ainsi vous couper des autres éternellement, si bien que le jour où vous ferez votre retour en société sera aussi le jour où vous recommencerez à grossir.

Souvenez-vous : il s'agit de devenir une personne mince, pas seulement de perdre quelques kilos (et les reprendre ensuite). Mettez en place un système dont vous puissiez dire : ainsi fais-je aujourd'hui, ainsi pourrai-je faire ma vie durant.

« Mon métier, mon mode de vie, mes goûts me conduisent à prendre de nombreux repas hors de chez moi, chez des amis ou des relations, ou au restaurant. Je dois faire assaut de convivialité, et chipoter dans mon assiette serait assurément mal vu. »

Peut-être vivez-vous sur des stéréotypes datant d'un autre âge. Réveillez-vous, regardez autour de vous, observez comment font vos voisins (pas ceux qui sont gros, mais ceux qui sont tels que vous voudriez être).

Ou bien encore, vous agréez mon point de vue, mais vous fréquentez des personnes qui privilégient toujours les quantités, et vous vous croyez obligé de vous aligner sur leurs principes. J'en tire la conclusion que vous avez de la difficulté à défendre un point de vue personnel, que vous ne pouvez faire autrement que vous conformer en tout point aux désirs des personnes qui vous entourent. L'idée que vous puissiez vous opposer à elles, faire quelque chose qui les contrarie, vous est insupportable. Il vous faut faire comme tout le monde, ne pas vous distinguer en mangeant moins, car cela aboutirait à vous isoler, vous séparer des autres.

N'en disons pas plus : la Clef de l'existence de soi vous est destinée. Lisez-la toutes affaires cessantes, page 211.

« Il ne me paraît pas juste que mes enfants et mon conjoint soient obligés de se priver sous prétexte que je veuille perdre du poids. »

Vos enfants ou votre conjoint n'ont pas à se priver, mais à devenir plus autonomes par rapport à vous. Veulent-ils du chocolat ou des biscuits ? Vous aussi, mais en petite quantité. Si vous craignez de ne pouvoir résister à ces aliments alors qu'ils sont présents en trop grande quantité, achetez-les pour eux et demandez-leur de les conserver par devers eux. Ou mieux encore, qu'ils les achètent eux-mêmes ! Veulent-ils de bons petits plats, des pâtisseries maison ? Vous-même n'y avez pas renoncé, mais souhaitez en manger moins souvent. Ainsi devront-ils faire.

La situation est plus délicate en ce qui concerne les enfants en bas âge. Un moyen de tourner la difficulté consiste à n'acheter qu'au jour le jour leurs gourmandises, et à jeter ce qu'ils ne mangent pas dans l'heure. Certes, dans une première période, peut-être devrez-vous gaspiller de la nourriture en quantité, mais si tel est le prix à payer pour devenir autonome face à la nourriture, peut-être cela en vaut-il la peine. Si vous avez jusqu'à présent fait passer l'intérêt de vos proches avant le vôtre, si vous vivez essentiellement pour eux, à travers eux, sans tenir compte de vos besoins individuels, ces conseils vous paraissent sans doute impraticables. Si tel est le cas, passez sans attendre à la Clef de l'existence de soi, page 211.

« Tout cela ne va-t-il pas me conduire à me fâcher avec mes amis, ma famille, mon conjoint ? »

Le fait que vous ne soyez plus taillable et corvéable à merci peut en effet déplaire à certains. Mais, comme vous le verrez en vous intéressant à la Clef de l'existence de soi, il est parfaitement possible de s'affirmer davantage sans pour autant rompre les ponts. Votre entourage devra s'adapter à vos nouvelles façons de faire, voilà tout.

Il est aussi possible que vous constatiez que, vous affirmant et prenant soin de vous davantage, votre entourage vous témoigne alors plus d'amour et de considération. On aime les gens qui s'aiment eux-mêmes.

La Clef de la nutrition

À partir de ce message d'une simplicité biblique, « mangez ceci et pas cela », on peut composer des régimes à l'infini, en apparence extrêmement différents. Certains sont fantaisistes, dangereux pour la santé, tandis que d'autres sont plus sérieux, moins nocifs. Tous, pourtant, dans la mesure où ils départagent les « bons » et les « mauvais » aliments, contiennent les ferments de l'échec à venir, une bascule inéluctable entre restrictions et excès.

La voie du milieu que je vous ai proposée dans la Clef de la modération vise à échapper à ce cercle vicieux : moins de privations, moins d'excès. On ne s'interdit rien, on mange de tout, mais moins. La voie de la modération est assurément plus difficile à mettre en pratique que les voies extrêmes, mais on peut espérer qu'à la longue, elle s'avère plus profitable.

« Manger de tout » ne signifie cependant pas manger n'importe quoi, n'importe comment. Il convient de respecter un certain nombre de grands principes diététiques, non pas parce que cela ferait maigrir, mais pour conserver, ou retrouver, une bonne condition physique. Tel est le but de la Clef de la nutrition : vous aider à concevoir un mode d'alimentation qui convienne à votre personnalité, votre mode de vie, vos goûts, vos caprices.

QUE PENSER DES MÉTHODES DIÉTÉTIQUES ?

Mais avant d'énoncer quelques beaux principes de nutrition, bien raisonnables, d'une rationalité à toute épreuve, il me paraît judicieux d'approfondir la mécanique pernicieuse des régimes amaigrissants. Comment se fait-il qu'ils fleurissent en si grand nombre, si différents dans leurs directives et leurs explications, et en même temps si semblables en ce qui concerne leur mécanique intime, et surtout pourquoi les personnes ayant des problèmes de poids continuent-elles à s'enthousiasmer ?

Pourra-t-on un jour tordre le cou aux régimes magiques ?

Il y a de la magie là-dessous. Ce n'est pas là une formule toute faite : la pratique des régimes amaigrissants obéit bel et bien aux lois gouvernant la pensée magique.

Manger du gras rend-il gras ?

Une première loi peut s'énoncer : « On est ce que l'on mange ». Les Hua de Papouasie, par exemple, croient que la consommation de plantes à croissance rapide permet aux enfants et adolescents de grandir vite. Bien des gens, dans nos contrées, croient que la viande de bœuf rend fort comme un bœuf, que manger du lièvre rend rapide, que manger du sanglier rend belliqueux, que se nourrir de végétaux permet d'acquérir les qualités prêtées au règne végétal : calme, harmonie et ténacité, ou encore que les graines recèlent en elles un potentiel vital qu'elles transmettent à ceux qui les mangent. Cela est-il fondamentalement différent de l'idée que manger des haricots verts rend « mince comme un haricot », que l'ananas « fait fondre les graisses », ou que manger du gras rend gras quelle que soit la quantité consommée ? Dans tous ces cas, les aliments possèdent, de par leur nature, des vertus qu'ils transmettent à ceux qui les mangent. Certains aliments auraient des vertus amaigrissantes, tandis que d'autres « feraient grossir ».

Il n'en est rien : les haricots verts ne font pas maigrir et le chocolat, les frites ou les pâtisseries ne font pas grossir. Ce qui fait qu'on grossit ou qu'on maigrit est le bilan global de notre métabolisme, envisagé à l'échelle de la semaine : si on mange plus en valeur calorique que ce qu'on dépense, on grossit, et vice versa. Une quantité modérée de frites, ou un peu de chocolat, ou un peu de n'importe quoi, est parfaitement compatible avec une perte de poids.

> IL N'Y A PAS D'ALIMENT QUI « FASSE GROSSIR », et encore moins qui « fasse maigrir ».
>
> LE FACTEUR DE LOIN LE PLUS IMPORTANT qui fait qu'on maigrit ou qu'on grossit est le total de ce que l'on mange, en valeur calorique, à l'échelle de la semaine.

Maigrir consiste-t-il à se purifier ?

Une autre croyance magique se cristallise dans la notion de pureté : maigrir consisterait en un acte de purification du corps et de l'esprit. Il s'agit de chasser la « mauvaise graisse », de devenir lisse, de retrouver la pureté originelle, ce qui s'obtient par l'expiation de ses fautes (le péché de gourmandise). La minceur se mérite par l'ascèse et les privations. Fort logiquement, on se purifie, soit en ne mangeant rien, soit en consommant des aliments purs. Les végétaux, sans doute parce qu'ils occupent une place plus basse dans la chaîne alimentaire, sont réputés « naturels », purs. Les laitages et les œufs occupent une position intermédiaire. Les graisses ont un statut ambigu, selon qu'elles sont d'origine animale ou végétale, consommées cuites ou crues. Les viandes, les épices, l'alcool deviennent pour certains des aliments « de dégénérescence ». Enfin, les aliments crus, bouillis ou cuits à la vapeur conservent leur pureté originelle, tandis que ceux qu'on fait griller, rôtir, frire, ou qu'on mange en sauce sont impurs, car nécessitant des mélanges. On en vient alors à penser que tel aliment réputé naturel « ne peut pas faire grossir ». On retrouve la même idée dans certains régimes à la mode, qui considèrent que les lipides et les glucides forment un mélange détonnant, alors que, séparés, ils se révèlent dépourvus de vertus grossissantes.

> MAIGRIR n'est ni moral ni immoral.
>
> LA VOIE DES EXTRÊMES consiste à attribuer des valeurs morales aux différents aliments, distinguer des aliments « purs » et « impurs », raisonner en termes de faute ou de péché.
>
> LA VOIE DU MILIEU consiste à faire la paix avec les aliments qu'on aime.

Tous ces systèmes magiques aboutissent à rendre tabous certains aliments ou groupes d'aliments. J'ai décrit dans la Clef de la modération le cercle vicieux dans lequel on se trouvait alors pris au piège : les aliments tabous deviennent de plus en plus désirables et à une première période de respect de l'interdit, succède fatalement une autre période, de transgression, où aucun contrôle sur les quantités consommées n'est possible.

Ces magiciens qui font maigrir.

La magie ne serait pas ce qu'elle est sans les magiciens et sorciers. Qu'est-ce qu'un magicien ? Il s'agit d'une personne à laquelle on prête des pouvoirs particuliers, qui, en l'occurrence, a acquis la réputation de « faire maigrir ». Il s'agit parfois de médecins titrés, mais aussi de médecins qui ont une renommée dans le domaine, connus par le bouche-à-oreille, dont on se refile l'adresse sous le manteau. Le chirurgien, en ce qu'il a accès à l'intérieur du corps, a des capacités magiques toutes particulières, et on connaît l'appétence des personnes en demande d'amaigrissement pour les interventions chirurgicales drastiques. Évoquons encore la figure de l'hypnotiseur qui, quant à lui, a fantasmatiquement accès à l'intérieur de la psyché. L'attente à son égard est semblable à celle du chirurgien : l'hypnotiseur, doué d'une puissance mentale particulière, peut transformer l'être même du patient.
Mais les médecins n'ont pas l'apanage de la magie amaigrissante, loin de là : on devient aussi, et peut-être surtout, magicien amaigrisseur grâce à une expérience initiatique. Ainsi, une personne qui aura maigri dans d'importantes proportions acquiert par là même la capacité de faire maigrir les autres. Elle développe alors sa « méthode », qu'elle propose par le biais d'un livre, d'une association, au travers des médias, ou en ouvrant un cabinet de consultation. Enfin des personnes riches et célèbres, au physique avantageux, sont aussi en position de devenir des magiciens amaigrisseurs, surtout si elles sont elles-mêmes passées par une

épreuve initiatique : un amaigrissement réussi, la victoire sur les boulimies.

COMMENT MAIGRIR VITE ET SANS PEINE (avant de reprendre plus qu'on a perdu).

- *Choisissez un magicien-amaigrisseur : médecin célèbre et télégénique, chirurgien, hypnotiseur, star du petit ou du grand écran, chanteur, gros qui a maigri ou personne qui a su vaincre ses boulimies.*
- *Ce magicien-amaigrisseur doit être dépositaire d'une méthode infaillible :*
  – Un médicament ou un appareil miracle.
  – Un régime mystérieux, si possible un peu bizarre, consistant en certains interdits absolus, et en certains aliments obligatoires qu'on doit impérativement manger en grande quantité.
- *Obéissez aveuglément aux prescriptions, pensez-y jour et nuit, ne parlez plus que de cela : c'est fantastique, vous maigrissez !*

Quand Cendrillon retrouve ses haillons.

Je l'avoue humblement, les méthodes magiques, fortes de leurs tabous catégoriques, qui mettent en jeu la croyance selon laquelle on ne peut rien pour soi-même, tandis que le magicien, lui, a le pouvoir de vous faire maigrir rien qu'en vous regardant dans le blanc des yeux, ces méthodes, donc, font bien mieux perdre des kilos que mes pauvres conseils recommandant de manger avec modération. La magie amaigrissante est incontestablement bien plus distrayante, amusante et enthousiasmante. Elle s'avère en outre en parfaite adéquation avec la psychologie de nombre de personnes ayant des troubles du comportement alimentaire et des difficultés avec leur poids, habituées aux systèmes bipolaires, en « tout ou rien », et persuadées que tout cela provient d'un manque de volonté de leur part, qu'il faut donc faire appel à la volonté d'un autre. Les méthodes plus ou moins loufoques ont encore de beaux jours devant elles.

Mais si les méthodes magiques font souvent perdre des kilos, elles ne permettent qu'exceptionnellement de devenir une personne mince et de le rester. La magie s'use : le magicien amaigrisseur, au fur et à mesure qu'on maigrit, prend des allures inquiétantes, les tabous alimentaires suscitent un désir de transgression de plus en plus intense. On craque, on regrossit, et il ne reste plus qu'à faire un nouveau régime magique…

Il est possible que, découragé par mes conseils de modération, si difficiles à mettre en pratique, si ennuyeux à suivre, vous décidiez de recourir plutôt au dernier régime, au dernier institut à la mode (qui sait, *celui-ci* marchera peut-être). Je vous comprendrai parfaitement et ne vous en voudrai pas. Un dernier conseil cependant : ne jetez pas ce livre, car peut-être vous sera-t-il utile malgré tout, d'ici quelques mois…

Les médecins et les nutritionnistes sont-ils des apprentis sorciers ?

Les régimes magiques, fondés sur des croyances irrationnelles, sont donc peu recommandés si on vise autre chose qu'un amaigrissement fugace. Mais qu'en est-il de ces doctes personnages que sont les médecins, qu'ils soient généralistes ou spécialisés dans les problèmes nutritionnels ? Leurs conseils diététiques, fruits de nombreuses recherches sur les aliments, le métabolisme du corps humain, ne sont-ils pas judicieux ? Ne maigrit-on pas en les suivant ?

Quand les médecins se font sorciers.

Certes, les régimes proposés aujourd'hui par le corps médical sont le plus souvent raisonnables, logiques, et font perdre des kilos presque aussi bien que les régimes magiques. Tout serait pour le mieux dans le meilleur des mondes... si ceux qui désirent devenir des personnes minces pouvaient les suivre le temps nécessaire, c'est-à-dire, de mon point de vue, indéfiniment. Or, c'est là que le bât blesse.

Nombre de médecins, tout d'abord, acceptent volontiers le rôle de sorcier-amaigrisseur que leur confèrent leurs patients. Ils répondent en cela à cet intense appétit de magie, qui se concrétise dans cette supplique : « Faites-moi maigrir, docteur ! » Qu'il est confortable d'être ainsi déresponsabilisé, de pouvoir s'en remettre à une personne compétente et sage. On se fait obéissant et, ô miracle, on maigrit ! Le médecin, quant à lui, prend souvent grand plaisir à « faire maigrir » ses patients par la seule force de « sa » volonté. Mais, acceptant d'être un magicien, il en subit les conséquences : sa magie s'émousse, ce qui oblige bientôt ses patients à changer de magicien.

En fait, cet aspect des choses, maigrir grâce à une démarche personnelle ou « être maigri » par un médecin ou un quelconque magicien-amaigrisseur, est un élément crucial, qui renvoie à la psychologie particulière de bon nombre de personnes en surpoids ou ayant des troubles du comportement alimentaire. J'y reviendrai en détail dans la Clef de l'existence de soi.

L'alimentation « diététiquement correcte ».

Un certain discours médical n'est pas non plus étranger au fait que, pour l'immense majorité, l'amaigrissement s'avère éphémère. C'est ce que j'appelle l'alimentation « diététiquement correcte ». Les aliments sont séparés en deux catégories étanches, les « bons » et les « mauvais », les « diaboliques », qui font grossir, font monter le taux de cholestérol et encrassent les artères, et les « angéliques » qui font maigrir, augmentent l'espérance de vie et vous protègent du cancer. J'ai déjà dit ce qu'il y avait lieu de penser de cette radicalisation de l'alimentation : chasser le Diable ne fait à la longue que le renforcer, tandis qu'accepter qu'il ait sa part permet de le circonscrire.

La pensée « diététiquement correcte » débouche sur un fâcheux amalgame : on confond les règles nutritionnelles permettant de préserver ou d'améliorer sa santé, et celles du métabolisme qui déterminent la prise ou la perte de poids. Laisser croire que, si on mange les « bons aliments », on maigrira quelles que soient les quantités consommées (et vice versa) est une prise de position d'ordre magique : certains aliments auraient donc des vertus grossissantes, tandis que d'autres auraient des vertus amaigrissantes. Il suffirait, pour maigrir, de ne manger que des aliments non grossissants (à défaut d'être amaigrissants), et on ne serait pas alors condamné à manger moins. On évite ainsi d'être confronté à cette triste vérité : pour maigrir, il faut se priver, faire parfois son deuil de certains aliments. Certes, on le verra un peu plus loin, consommer par exemple davantage d'aliments riches en fibres permet de manger un plus gros volume de nourriture. Mais en quoi se bourrer de légumes console-t-il de ne pas manger de gâteau ?

Nous en venons à la raison essentielle des résultats médiocres des méthodes nutritionnelles : elles ne prennent pas en compte les problèmes de l'individu dans leur ensemble. Le surpoids, les troubles du comportement alimentaire ne relèvent que très partiellement de la diététique. Ils sont aussi affaire de comportement alimentaire, de la relation qu'on entretient avec soi-même, les autres, le monde. Sept Clefs sont nécessaires pour ouvrir la porte donnant accès à la minceur, et la Clef de la nutrition n'est que l'une d'entre elles.

Mais si manger sainement ne suffit pas à faire maigrir, ce n'est pas une raison pour se rendre malade en cherchant à perdre du poids. Nous allons maintenant passer en revue les grands principes de la nutrition.

L'IDÉOLOGIE (FRELATÉE) DU « DIÉTÉTIQUEMENT CORRECT »

➤ *Les « bons aliments » préservent la santé* ET *font maigrir ; les « mauvais aliments » détériorent la santé* ET *font grossir.*

Il est couramment admis, à notre époque et sous nos climats, que les bons aliments sont les céréales, les fruits et légumes, les poissons, les volailles (sans leur peau), les laitages maigres. Les mauvais aliments sont les biscuits, confiseries, pâtisseries, viennoiseries, charcuteries, viandes grasses et en sauce, les fromages gras, les fritures et tout particulièrement les pommes de terre frites. Attention : il peut arriver que de « bons aliments » deviennent mauvais, et vice versa. Par exemple, jusque dans les années 80, le pain et les pâtes étaient de « mauvais aliments » ; ils se sont bonifiés. La viande rouge était un « bon aliment », elle a désormais un statut intermédiaire.

➤ *Les personnes « bonnes » mangent de « bons aliments », tandis que les personnes faibles ou moralement déficientes mangent de « mauvais aliments ».*

➤ *Les personnes « bonnes » qui mangent de bons aliments sont récompensées : elles sont minces et belles, jouissent d'une bonne santé, d'une vie longue et heureuse.*

➤ *Les personnes faibles ou moralement déficientes qui mangent de « mauvais aliments » sont punies : elles sont grosses et laides, meurent prématurément de maladies cardio-vasculaires ou de cancer. Ce n'est là que justice puisque ces personnes irresponsables creusent non seulement leur tombe avec leur fourchette, mais aussi le déficit de la Sécurité sociale en raison de leurs nombreuses et coûteuses maladies.*

➤ *Consommer ne serait-ce qu'une bouchée de « mauvais aliment » suffit à faire de vous une personne moralement déficiente.*

LES GRANDES RÈGLES DU MÉTABOLISME ET DE LA NUTRITION

La physiologie de la nutrition est un domaine complexe, à propos duquel médecins et chercheurs ne cessent de se disputer. Il n'est d'ailleurs pas de semaine qui ne voie de nouvelle découverte, immédiatement relayée par les médias. Tel aliment ou telle catégorie d'aliments auraient tel ou tel effet bénéfique, tandis que d'autres seraient désormais à proscrire. Bien malin, au bout du compte, qui sait comment il convient de manger. Afin que vous soyez en mesure de séparer le bon grain de l'ivraie, les conseils judicieux et les autres, les croyances d'ordre magique, les différentes sottises qui traînent çà et là, j'ai pris le parti de vous en dire plus qu'il n'est utile d'un point de vue pratique. Comme vous le constaterez, tout cela est diablement compliqué. Les curieux et les anxieux liront donc tout, mais si vous n'êtes ni l'un ni l'autre, vous pouvez parfaitement vous contenter de ne lire que les encadrés.

Où les aliments passent-ils quand on les a mangés ?

Métabolisme est un mot barbare qui s'applique à l'ensemble des réactions chimiques qui ont lieu dans un être vivant. Car notre corps est avant tout une usine chimique. L'organisme a besoin, pour bien fonctionner, d'apports alimentaires réguliers. Trois repas principaux éventuellement complétés par un ou deux en-cas, sont la tradition, sous nos climats, pour l'homme et la femme adultes.

> Il existe trois grandes catégories de nutriments :
>
> LES GLUCIDES OU SUCRES : ils ont une valeur de carburant énergétique. Les glucides non utilisés immédiatement sont stockés sous forme de glycogène ou convertis en lipides.
>
> LES LIPIDES OU GRAISSES : une bonne part sert de carburant, le reste est utilisé pour synthétiser différentes substances nécessaires à notre organisme. Les lipides non utilisés immédiatement sont stockés dans les cellules graisseuses.
>
> LES PROTÉINES, composées d'acides aminés : ils servent avant tout à la synthèse de nos tissus, le surplus pouvant être reconverti en glucides ou en lipides et stocké.

Selon le type d'aliments consommés, la digestion dure entre une et cinq heures.
Digérer, c'est décomposer progressivement les aliments en leurs constituants, c'est-à-dire en eau, en protéines, lipides et glucides, en vitamines et sels minéraux, enfin en fibres alimentaires. L'estomac malaxe, sécrète de l'acide

chlorhydrique et des enzymes qui permettent une première décomposition. Le travail se poursuit dans l'intestin, sous l'action des enzymes et des émulsifiants apportés par le suc pancréatique et la bile sécrétée par le foie.

Les nutriments, qui sont les composants des aliments, sont absorbés par les parois de l'intestin et finissent, suivant des voies diverses, par aboutir dans le sang ; divers systèmes de transport se chargent de les véhiculer jusqu'aux plus infimes cellules de l'organisme.

En fait, ces nutriments peuvent remplir deux fonctions différentes, selon leur nature et selon les besoins :

- *Certaines molécules ne sont ni plus ni moins qu'un carburant énergétique*, qui est soit utilisé immédiatement, soit stocké en vue d'une utilisation ultérieure. C'est particulièrement le cas des glucides et des lipides : les glucides ou sucres sont le carburant de base. Les lipides ou graisses sont les plus énergétiques. Les cellules sont capables de convertir les acides aminés des protéines soit en sucres, soit en acides gras, constituants des lipides de réserve.
- *La seconde fonction des nutriments est de servir de briques et de ciment pour la synthèse de nos tissus*. En effet, le corps humain est en perpétuelle construction et déconstruction. Des cellules meurent et d'autres naissent, des molécules sont détruites et d'autres sont synthétisées. Sans apport régulier des bons nutriments, les synthèses se font mal ou ne se font pas, l'organisme s'affaiblit, périclite, des maladies apparaissent.

Passons maintenant en revue les différents nutriments.

Les sucres ou glucides

Les aliments sucrés sont les aliments énergétiques par excellence, le carburant préféré de nos cellules. Il existe de nombreuses variétés de « sucres », faits de molécules plus ou moins grandes :

- Les « sucres simples », tels le fructose, le glucose, le galactose, sucres des fruits et du lait, ou le saccharose ou sucre de table, sont composés de molécules de petite taille.
- L'amidon, « sucre complexe » formé de plusieurs centaines de molécules de glucose, compose les céréales (pain, riz, pâtes, maïs, céréales du petit déjeuner), les légumineuses (lentilles, pois et haricots), et les tubercules (pommes de terre ou tapioca).
- Le glycogène est un autre sucre complexe, guère consommé en tant qu'aliment, mais qui se trouve dans les muscles et le foie, où il sert de réserve d'énergie rapidement mobilisable, particulièrement utile en cas d'effort bref et intense.

La vitesse à laquelle un sucre est absorbé par l'intestin détermine *l'index glycémique*. Un index glycémique élevé correspond à une absorption rapide, et vice versa. Consommer des aliments rapidement absorbés est une excellente chose en cas de manque énergétique, par exemple lors d'efforts physiques intenses. Le reste du temps, mieux vaut consommer des glucides à index glycémique bas, digérés lentement, passant très progressivement dans le sang, qui fourniront un apport énergétique régulier aux cellules. Qui plus est, les brusques arrivées de glucose dans le

sang obligent le pancréas à sécréter brutalement une hormone régulatrice, l'insuline.
Mais quels sont les sucres à index glycémique bas ? On a longtemps confondu sucres simples et « sucres rapides », et considéré les sucres complexes des produits céréaliers comme des « sucres lents ». Malheureusement, cette vision logique a été battue en brèche et on a dû se rendre à l'évidence :

- Certains sucres simples, tel le fructose des fruits, ont en fait un index glycémique bas, sont absorbés lentement par le tube digestif et doivent donc être considérés comme des « sucres lents ».
- Inversement, certains aliments faits de sucres complexes, tel le pain, se comportent comme des sucres rapides et élèvent brutalement le taux de glucose sanguin. On aboutit à certains paradoxes inattendus : le sucre de table, sucre simple, est un sucre plus « lent » que le pain blanc.

Ce n'est pas tout : on sait aussi aujourd'hui qu'il convient de prendre en considération non pas l'index glycémique des aliments un par un, indépendamment les uns des autres, mais l'index glycémique du repas dans son ensemble. Le mode de préparation, le type de cuisson influent aussi sur l'index glycémique. D'une façon générale, les aliments crus ou peu cuits, préparés entiers ou sous forme de gros morceaux, consommés en même temps que des fibres ou des corps gras, sont absorbés lentement et ont un index glycémique bas. Inversement, les aliments très cuits, hachés ou broyés, et consommés isolément sont vite absorbés et ont un index glycémique élevé. Par exemple, du pain sec sera digéré plus vite que le pain d'un sandwich saucisson-beurre. De la purée de pommes de terre sans matière grasse élèvera plus la glycémie que des pommes de terre frites.
Mieux vaut donc ne pas trop être obnubilé par l'index glycémique des aliments et s'en tenir à quelques principes simples, rassemblés dans le tableau suivant :

LES GLUCIDES

Pour une bonne santé, *il convient de privilégier le plus souvent les prises alimentaires dont l'index glycémique est globalement bas : les glucides du repas seront absorbés lentement par le tube digestif.*

- *Aliments à index glycémique bas : lentilles, haricots blancs, lait, yaourts, poires, pommes, cerises, raisin, pamplemousses.*
- *Aliments à index glycémique moyen,* SI CONSOMMÉS ISOLÉMENT *: sucre de table, flocons d'avoine, pommes de terre, bananes, riz, petits pois, spaghetti, oranges.*
- *Aliments à index glycémique élevé,* SI CONSOMMÉS ISOLÉMENT *: carottes, miel, corn flakes, pain, biscottes.*

On abaisse l'index glycémique *de la prise alimentaire :*

- *En mangeant peu cuit.*
- *En mangeant des aliments entiers plutôt que broyés ou hachés.*
- *En consommant des fibres ou des corps gras, dans le même plat ou au cours du même repas.*

On évitera de consommer trop souvent des sucres rapides isolément. *Du pain et des pommes de terre, oui, mais au cours d'un repas complet. Du pain comme en-cas, oui, mais avec du fromage. Du sucre ou des bonbons, certes, mais accompagnés et non pris tout seuls.*

Les protéines

Les protéines sont la substance même de nos tissus, la trame de nos cellules et de nos organes. Les protéines des tendons et des ligaments assurent stabilité et cohérence du corps. Celles de la peau, des cheveux ou des ongles jouent le rôle de frontière. C'est à l'ostéine, protéine du squelette, que l'os doit ses capacités de souplesse et de résistance. C'est à deux protéines, l'actine et la myosine, que le muscle doit ses propriétés contractiles. Présente dans le sang, l'albumine régule l'équilibre osmotique, qui détermine la pression du sang des artères et des veines. L'hémoglobine, encore une protéine, transporte oxygène et gaz carbonique. Toujours dans le sang, ce sont des protéines qui coagulent pour former un caillot en cas de coupure, stoppant ainsi l'hémorragie. D'autres protéines, nommées anticorps, luttent contre les microbes, virus ou bactéries. Les enzymes, qui contrôlent les réactions métaboliques sont des protéines, de même que de nombreuses hormones, comme l'insuline.

Les acides aminés, composants des protéines

Les protéines sont composées d'éléments de base appelés acides aminés. Nous sommes incapables de synthétiser nos acides aminés, qui doivent donc nous être apportés par l'alimentation. Comme notre organisme est de plus incapable de stocker les acides aminés, il nous faut donc manger des protéines végétales ou animales régulièrement, si possible plusieurs fois par jour.
Les besoins de l'adulte sont d'environ 1 g de protéines par kg de poids corporel et par jour. Une personne pesant 75 kg doit donc consommer 75 g de protéines par jour. Toutefois, au-delà d'un poids de 100 kg, on estime les besoins à 95 g de protéines par jour car le surplus de poids est pour l'essentiel composé de graisses qui ne requièrent pas d'apport protéique.

Protéines complètes et incomplètes

Toutes les protéines ne se valent pas. L'organisme, s'il est inapte à produire des acides aminés à partir d'autres substances, peut convertir certains acides aminés en d'autres, ce qui permet de compenser les différences de composition des différentes protéines. Mais pour huit de ces acides aminés, l'organisme humain est strictement dépendant des apports alimentaires et ils sont dits indispensables.
L'équilibre entre les huit acides aminés indispensables détermine la valeur nutritionnelle des protéines d'un aliment. Une protéine complète contient les huit acides aminés indispensables dans des proportions adéquates. Une protéine est dite incomplète s'il lui en manque un ou plusieurs.

• *Les aliments d'origine animale* apportent des protéines complètes :
– Les viandes rouges et blanches, la charcuterie, le poisson, les œufs sont particulièrement riches en protéines.
– Le lait et ses dérivés, fromages, fromages blancs, yaourts apportent des protéines de bonne qualité, quoique en moindre quantité.
• *Les protéines végétales* sont le plus souvent incomplètes :
– Les céréales (riz, pâtes, pain, flocons de céréales) ont des protéines qui ne contiennent que de faibles quantités d'un acide aminé indispensable, la lysine.
– Les légumineuses (lentilles, pois, haricots...) ont des protéines qui sont pauvres en un autre acide aminé essentiel : la méthionine.
On ne saurait par conséquent se nourrir exclusivement de semoule ou de pois chiches, mais l'association de deux aliments aux protéines complémentaires, par exemple les pois chiches et la semoule d'un couscous, permet d'atteindre une valeur protéique semblable à celle de la viande. L'association n'est cependant fructueuse qu'au cours du même repas : un repas de semoule à midi suivi d'un repas de pois chiches le soir ne permet pas un bon équilibre protéique.

L'apport en protéines : le juste milieu

Si l'alimentation n'assure pas un apport suffisant et régulier, ou si un seul acide aminé est porté manquant, l'organisme ne peut plus assurer convenablement le renouvellement de ses protéines. Muscles et organes perdent alors leur substance, rétrécissent et dépérissent. On se fatigue alors plus vite, on s'affaiblit, on manque d'énergie. Un organisme appauvri en masse musculaire et en tissus consomme aussi moins d'énergie, même au repos, et stocke les excès alimentaires sous forme de graisses au lieu de les brûler. Les régimes dans lesquels l'apport protéique est insuffisant, ou de mauvaise qualité (régimes dissociés, régimes végétariens déséquilibrés, diètes sauvages), conduisent à échanger des muscles et des tissus contre de la graisse. La reprise de poids est le plus souvent foudroyante à l'arrêt du régime.

Si, au contraire, l'alimentation apporte plus de protéines que nécessaire, les acides aminés en excès sont convertis en partie en sucres et en graisses, éventuellement stockables. Un apport exagéré d'aliments riches en protéines s'accompagne de divers effets regrettables : fuite de calcium, apport concomitant de calories (les aliments protéinés sont pour la plupart riches en graisses ou en sucres), voire effets hormonaux favorisant le surpoids.

En fait, si dans les pays pauvres le problème est une insuffisance de protéines, dans nos pays, l'excès est nettement plus fréquent... sauf en cas de régime amaigrissant fantaisiste.

COMMENT SE PROCURER UNE RATION PROTÉIQUE ADÉQUATE ?

Le plus simple est de consommer à chaque repas :

- *Une portion moyenne d'aliment à haute teneur en protéines d'origine animale (protéines complètes) : viande, abats, poisson, charcuterie, œufs (100 g apportent en moyenne 20 g de protéines).*

OU

- *Une portion plus importante d'aliments à moyenne teneur en protéines d'origine animale (protéines complètes) : lait, fromages, yaourts (un quart de litre de lait, 125 g de fromage blanc, deux yaourts, 50 g de fromage apportent 10 g de protéines).*

OU

- *Une portion d'aliment céréalier (riz, pâtes, pain, flocons de céréales) avec un complément d'aliment apportant des protéines animales. Par exemple, du pain et un peu de jambon, des pâtes et un peu de fromage.*

OU

- *Une portion d'aliment céréalier (riz, pâtes, pain, semoule, flocons de céréales) accompagnée d'une portion de légumes secs (lentilles, pois, haricots), formant des protéines complémentaires (repas végétarien).*

Les lipides ou graisses

C'est essentiellement sous forme de graisses que l'organisme stocke l'énergie en prévision des besoins futurs. Parfois les stocks débordent... Mais ce n'est pas une raison pour crier haro sur les graisses et les bannir de notre alimentation.

• D'un point de vue culinaire, tout d'abord, les graisses sont le véhicule de nombreuses substances odorantes et aromatiques, et donnent aux aliments leur onctuosité : une alimentation dont on a éradiqué les graisses se révèle fade et bien peu satisfaisante.

• Certaines graisses, servant à la cuisine, tels le beurre, la crème fraîche, les huiles et margarines végétales, permettent de confectionner fritures et rôtissages, sauces et pâtisseries. Comment (et pourquoi) s'en priver ?

• D'autres lipides sont cachés au cœur de nombreux aliments sur lesquels on ne saurait tirer un trait. Les fruits oléagineux, noisettes, amandes, cacahuètes sont à l'évidence gras puisqu'on en extrait de l'huile. La teneur en graisses des viandes, poissons et laitages est des plus variables : certaines viandes peuvent être maigres, telle la viande de cheval ou le bifteck de bœuf (3 à 5 % de matières grasses) tandis que d'autres sont grasses (le travers de porc contient 30 % de graisses ; une côtelette d'agneau 15 %). Les charcuteries sont elles aussi plus ou moins riches en graisses : les andouillettes ne contiennent que 8 % de graisses, tandis que le saucisson sec en comprend 41 %. Les poissons les plus gras contiennent 22 % de graisses tandis que les moins gras n'en contiennent que 1 %. Les fromages très gras, tels le roquefort, le bleu ou le vacherin, comprennent jusqu'à 45 % de lipides, tandis que le fromage à 0 % de matières grasses en contient effectivement 0 %.

Nature et rôle des différents lipides

On peut distinguer quatre grandes catégories de corps gras :

• *Les triglycérides.* Ce sont les graisses de stockage, contenues dans les adipocytes ou cellules graisseuses. Les sucres ou les graisses consommés, ainsi qu'une partie des protéines, s'ils ne sont pas utilisés immédiatement pour les besoins de l'organisme, sont convertis en triglycérides. En cas de besoin, ces triglycérides sont fragmentés en acides gras, qui servent de carburant énergétique. Les muscles consomment les acides gras en cas d'effort prolongé, après avoir épuisé les réserves de glycogène. Le muscle cardiaque fait cependant exception et ne consomme que des acides gras. Les cellules du cerveau, qui consomment en temps normal exclusivement du glucose, se mettent à utiliser les acides gras en cas de jeûne ou d'absence d'apport glucidique.

• *Les acides gras.* Les petites molécules sont une forme de carburant cellulaire, tandis que les grosses molécules d'acide gras, à longue chaîne carbonée, jouent un rôle essentiel dans les structures de nos cellules, en particulier celles des nerfs et du cerveau, à tel point que 50 % de la substance grise et 70 % de la substance blanche du tissu nerveux sont faits de lipides. Certains acides gras ont un rôle crucial dans la différenciation et la division cellulaire, l'agrégation plaquettaire, les réactions inflammatoires, vasculaires, bronchitiques, allergiques et immunitaires.

On distingue toutes sortes d'acides gras alimentaires : ceux à chaîne courte ou à chaîne longue, ceux saturés, monoinsaturés, polyinsaturés. On oppose ainsi fréquemment les « bonnes graisses » et les « mauvaises graisses » :
– Les « mauvaises graisses » seraient celles apportées par les produits animaux, beurre et laitages, viandes et charcuteries, qui sont surtout des acides gras saturés, et réputés augmenter le cholestérol sanguin.
– Les « bonnes graisses » seraient les huiles végétales, de tournesol, soja, maïs, pépin de raisin, ainsi que d'olive, colza et arachide, faites d'acides gras dits monoinsaturés ou polyinsaturés, qui diminuent le taux de cholestérol total.
Mais cette division n'est qu'une approximation et la réalité est infiniment plus complexe : certains acides gras saturés, tel l'acide stéarique, ont un effet favorable sur le taux de cholestérol, tandis que l'acide linoléique, un acide gras polyinsaturé, bien que diminuant le taux de cholestérol total, diminue aussi la part relative du cholestérol HDL ou « bon cholestérol », ce qui n'est guère souhaitable... En outre, certains acides gras polyinsaturés, dits acides gras essentiels, jouent un rôle fonctionnel irremplaçable et doivent impérativement être apportés par l'alimentation. On les trouve dans diverses huiles végétales, les poissons gras, les graisses de volailles. Ne vous avais-je pas prévenu que c'était compliqué ?

• *Les phospholipides, ou lécithines.* Troisième catégorie de corps gras, ce sont des lipides complexes, présents dans les membranes des cellules et qui y jouent un rôle primordial. Cependant, quoiqu'on vante parfois leurs effets sur le bon fonctionnement du cerveau (le fameux « phosphore »), on n'a jamais montré qu'un apport supplémentaire de phospholipides rendait plus intelligent ou plus éveillé. Comme ils sont composés en majeure partie d'acides gras polyinsaturés, ils sont aisément oxydés et les aliments riches en phospholipides rancissent facilement.
Le jaune d'œuf, la cervelle et, à un moindre degré, le lait et le beurre, sont riches en phospholipides.
• *Le cholestérol.* Cette molécule, tant décriée, est indispensable à l'organisme, participant à la fluidité des membranes des cellules et jouant un rôle essentiel dans les échanges cellulaires. C'est à partir de la molécule de cholestérol que sont synthétisées bon nombre d'hormones : corticoïdes et aldostérone fabriqués par la glande surrénale, hormones sexuelles fabriquées par le testicule et l'ovaire.
Le cholestérol ne provient pas seulement de notre alimentation : il est aussi synthétisé par les cellules de l'organisme. Toutes fabriquent du cholestérol, à l'exception du tissu nerveux et des globules rouges qui puisent leur cholestérol dans le sang. C'est le foie qui synthétise la plus grande part du cholestérol : alors que l'alimentation apporte entre 300 et 700 mg de cholestérol par jour, le foie en fabrique quant à lui entre 700 et 1250 mg par jour.

Les aliments très riches en cholestérol sont les œufs, les abats, les charcuteries, le beurre et le lait entier ; les aliments moyennement riches en cholestérol sont les viandes et les fromages. L'hypercholestérolémie (trop de cholestérol dans le sang) est le plus souvent d'origine génétique et est due à un défaut héréditaire du métabolisme. Une alimentation riche en matières grasses et en cholestérol favorise l'hypercholestérolémie, mais seulement chez les personnes génétiquement prédisposées. Cela signifie que certains, qui ont les bons gènes, peuvent manger une alimentation riche en cholestérol sans problème pour leur santé (cela les fera néanmoins grossir), tandis que d'autres auront des problèmes de cholestérol même avec une alimentation pauvre en graisses (on peut avoir une hypercholestérolémie et être maigre comme un coucou).

Rappelons qu'un taux trop élevé de cholestérol global, ou bien un taux moyen mais une proportion insuffisante de cholestérol HDL, sont des facteurs d'athérosclérose : les vaisseaux s'encrassent, perdent leur souplesse, ce qui aboutit à l'angine de poitrine, l'infarctus du myocarde et divers autres accidents vasculaires.

MANGER DES LIPIDES

- *Un apport minimum de graisses est indispensable à la santé, ainsi qu'à une cuisine digne de ce nom.*
- *Il existe toutes sortes de corps gras et certains sont meilleurs que d'autres pour la santé : en règle générale, les graisses végétales (huiles et margarines) et les graisses de poissons gras sont à préférer aux graisses animales du beurre et aux graisses cachées dans les viandes et produits laitiers.*
- *Les personnes ayant un bilan des graisses du sang normal (taux de cholestérol, de triglycérides, etc.) peuvent consommer régulièrement, sans danger pour la santé, des aliments riches en cholestérol : œufs, abats, charcuteries, lait entier, beurre et fromages, viandes. Celles qui ont un taux trop élevé de cholestérol global, ou bien un taux moyen, mais une proportion insuffisante de cholestérol HDL, dit « bon cholestérol », et donc trop de cholestérol LDL ou « mauvais cholestérol » doivent réduire la consommation de ces aliments.*

Mais toutes les graisses, quelle que soit leur origine, ont la même valeur calorique et, donc, la même incidence sur le poids.

Les fibres alimentaires

Les fibres alimentaires proviennent des aliments d'origine végétale, légumes frais, légumes secs, pain, pâtes et autres céréales, fruits. Comme elles ne sont pas digestibles par le tube digestif humain, elles passent donc dans le gros intestin ou côlon, puis sont évacuées dans les selles. Elles n'en sont pas moins importantes : une alimentation trop pauvre en fibres est source de constipation, et favorise probablement le cancer du côlon.
Les aliments riches en fibres diminuent les fringales, retardent l'apparition de la faim, et ont un effet favorable sur le taux de cholestérol. Il semble aussi qu'avoir une alimentation riche en fibres aide à perdre du poids : un repas riche en légumes, céréales et fruits représentera un volume de nourriture plus important, à calories égales, qu'un repas pauvre en fibres. Il demandera aussi un effort masticatoire plus important, le repas durera plus longtemps, de même que la digestion. On supportera donc plus aisément l'attente du repas suivant. Enfin, les fibres entraînent avec elles une partie des protéines et des lipides consommés, qui ne seront pas digérés et seront évacués dans les selles. Il y a tout lieu de s'en féliciter si on désire maigrir, et de le déplorer si on est dénutri...

Les vitamines, minéraux et oligo-éléments

Les vitamines sont des substances jouant un rôle dans le métabolisme, et que l'organisme ne sait pas synthétiser. Elles doivent donc être apportées par l'alimentation. On dénombre dans l'espèce humaine treize vitamines. Neuf sont dites hydrosolubles et présentes dans les aliments non gras, tandis que quatre sont solubles uniquement dans les graisses.
Le corps humain, son eau, ses protéines, ses sucres, ses graisses sont en majeure partie composés d'atomes d'oxygène, de carbone, d'hydrogène et d'azote, qui représentent 96 % du poids du corps. D'autres éléments sont aussi représentés, qui constituent donc 4 % du poids corporel, soit tout de même près de 3 kg pour un homme en pesant 70.
Le calcium, le phosphore, le soufre, le potassium, le chlore, le sodium et le magnésium font partie des sels minéraux. Le fer, le zinc, l'iode, le sélénium, le cuivre, le chrome, le manganèse, le cobalt, le fluor, le molybdène, le vanadium et le silicium, pour ne citer que les principaux, sont des oligo-éléments.

Les carences en vitamines

Une carence en vitamines, lorsqu'elle est massive, entraîne des maladies : ainsi, la carence en vitamine D est à l'origine du rachitisme chez l'enfant, de troubles osseux importants chez l'adulte ou la personne âgée. Le déficit en vitamine C se traduit par le scorbut, redouté du temps de la marine à voile.

La carence en vitamine B1 ou thiamine provoque le béribéri, qu'on n'observe plus aujourd'hui que dans certaines populations d'Extrême-Orient qui se nourrissent exclusivement de riz raffiné, ou, dans les pays occidentaux, chez les individus dénutris et alcooliques. Citons encore une anémie particulière, dite mégaloblastique, due à une carence en vitamine B12, ou cobalamine, ainsi que la pellagre, due à une insuffisance de vitamine B3 (appelée encore vitamine PP ou niacine), deux maladies qui touchent par exemple les végétaliens stricts, c'est-à-dire les personnes ne consommant aucun produit d'origine animale.
Il est cependant rare, sous nos climats, qu'on en arrive à de telles extrémités. Mais, selon certaines enquêtes, des subcarences en vitamines B1, B6, C, A et E seraient fréquentes, qui se traduiraient par une baisse de forme, de la fatigue, de la nervosité, des troubles de la mémoire.
Certaines situations font néanmoins courir un risque accru : tout d'abord, certaines situations nécessitent un apport supérieur en certaines vitamines. Tel est le cas des très jeunes enfants, qui peuvent manquer de vitamine D, des femmes enceintes, souvent carencées en folates, des adolescents et des sportifs. Ou bien l'apport se trouve réduit : c'est le cas des individus de milieu socio-économique défavorisé, à l'alimentation carencée en protéines et en produits frais, des végétariens et surtout des végétaliens, des personnes âgées, qui perdent souvent l'appétit, des personnes qui, pour des raisons qui leur sont propres, consomment toujours les mêmes aliments ou les mêmes groupes d'aliments.
Enfin, c'est le cas des personnes faisant régulièrement des régimes amaigrissants draconiens, qui ont un apport en certaines vitamines et minéraux globalement insuffisant en raison de la réduction globale de nourriture, ou qui font des régimes fantaisistes et déséquilibrés.
Enfin, disons un mot de l'abus de vitamines et de minéraux. Certains, croyant ainsi atteindre la « superforme », se dopent aux vitamines. Mais le mieux est l'ennemi du bien et certaines vitamines, en particulier les vitamines A, D, B3 et B6, sont toxiques à hautes doses.

Les carences en minéraux

Quant aux minéraux, c'est surtout en ce qui concerne le calcium et le fer qu'il convient d'être attentif du point de vue alimentaire. Le calcium est apporté par les laitages, les légumes secs, certaines eaux minérales ou, tout simplement, par l'eau du robinet quand elle est calcaire. Un manque de calcium se traduit par des troubles osseux et nerveux. Le fer, quant à lui, est surtout apporté par les viandes et poissons, ou les céréales. L'anémie par manque de fer guette surtout les jeunes enfants, les femmes enceintes ou aux règles abondantes.

LES VITAMINES, MINÉRAUX ET OLIGO-ÉLÉMENTS

- *Une alimentation variée apporte des vitamines et des minéraux variés.*
- *On évite la déperdition des vitamines en consommant rapidement les produits après achat, en les conservant à l'abri de la chaleur, de la lumière ou de l'humidité.*
- *Les cuissons légères et dans peu d'eau réduisent les pertes en vitamines.*
- *C'est la peau des fruits et des légumes qui contient la majorité de leurs vitamines.*
- *Les conserves, les aliments surgelés et les plats cuisinés sous vide apportent bien souvent plus de vitamines que des aliments dits «frais».*

Les médications polyvitaminées et enrichies en minéraux et oligo-éléments n'augmentent pas les performances sportives ou intellectuelles. Elles se justifient cependant en cas de jeûne ou de régime sévère, ou d'alimentation déséquilibrée, ou chez le grand sportif.

QUESTIONS-RÉPONSES

«Mon médecin me conseille, afin de maigrir, de suivre un régime strict, comportant le moins possible d'aliments gras, le plus possible de légumes cuits sans graisses, un peu de céréales, de féculents et de légumes secs, eux aussi préparés sans addition de graisses. Je dois absolument éviter les pâtisseries et les biscuits, la charcuterie, les fromages gras, les plats en sauce et les fritures. N'est-ce pas là un régime équilibré, qui devrait me faire maigrir?»

Votre médecin se fonde, pour vous donner ces conseils, sur une compréhension uniquement nutritionnelle du problème du surpoids, passant ainsi à côté des aspects psychologiques de vos difficultés. Sa prescription comporte en outre un aspect moralisant implicite, car elle est sous-tendue par l'idéologie du « diététiquement correct ». Si un tel régime peut être considéré comme « équilibré » d'un point de vue nutritionnel, il est déséquilibré d'un point de vue psychologique.

De tels régimes font certes habituellement maigrir (dans la mesure où on parvient à les suivre) dans un premier temps, mais mettent en place les conditions de la reprise de poids : les aliments exclus deviennent tabous, et on y regoûte un jour ou l'autre; dès lors, on cesse tout effort de contrôle et l'aiguille de la balance repart dans l'autre sens.

Je résume dans le tableau page 205 les justifications de votre médecin, du point de vue de l'amaigrissement, mais aussi de la préservation de la santé. Je mets en regard les conséquences psychologiques que ces conseils induisent à la longue.

Insisterai-je jamais assez : il ne s'agit pas de maigrir temporairement, mais de devenir une personne mince. Vous devez pour cela, non pas vous rigidifier, mais vous réconcilier avec les aliments que vous aimez.

«Mon médecin me dit que si je mange de grandes quantités d'aliments pauvres en calories et riches en fibres, par exemple beaucoup de légumes cuits à l'eau ou sous forme de crudités, j'aurai moins faim, je mangerai moins en valeur calorique et, donc, je maigrirai. Qu'en pensez-vous ? »

Votre médecin a sans doute raison d'un certain point de vue, mais tort d'un autre. Manger des légumes et des crudités permet de consommer de grands volumes de nourriture, qui remplissent l'estomac. Comme le remplissage de l'estomac est l'un des signaux qui vous informent que vous avez suffisamment mangé, cela vous conduit à faire des repas dont le total est moindre en valeur calorique.

Mais une telle façon de procéder a aussi des inconvénients : elle vous habitue à absorber de grands volumes de nourriture. L'estomac est une poche extensible, qui s'adapte à vos habitudes alimentaires. Tout va bien si vous consommez essentiellement des aliments de faible valeur calorique à chaque prise alimentaire, mais si vous avez tendance à panacher, à manger parfois des aliments apportant peu de calories par unité de volume, d'autres fois des aliments hypercaloriques, vous consommerez en définitive davantage.

En fait, il existe différents signaux destinés à vous faire savoir que vous avez suffisamment mangé : la sensation de remplissage de l'estomac est l'un d'entre eux. Pour ma part, je vous conseille d'en privilégier un autre : le goût. Ainsi qu'on l'a vu dans la Clef de la modération, plus vous mangez, et moins ce que vous mangez vous paraît bon. Quand vous avez moins de plaisir à manger, cela signifie que vous êtes rassasié.

Évidemment, pour que cela fonctionne, il est nécessaire de prêter une grande attention au goût de ce que l'on mange. C'est là une démarche qui est tout le contraire d'un remplissage forcené de l'estomac.

«Mon médecin me dit que les aliments gras sont plus aisément stockés sous forme de graisses que les autres, que donc, pour maigrir, il convient de faire la chasse aux graisses. Qu'en pensez-vous ?»

La chasse aux graisses est ouverte. Elle succède à la chasse aux sucres, quelque peu tombée en désuétude, et, qui sait, elle précède peut-être la chasse aux protéines... Mais tout cela, on l'a vu, procède de la pensée magique, de l'idéologie du « diététiquement correct ».

Tout n'est pas faux cependant, dans ce que vous a dit votre médecin. Qu'en est-il vraiment ? Lorsque vous mangez selon vos besoins du moment, les ali-

Les bons conseils de mon médecin et ce qu'il y a lieu d'en penser :

CONSEIL NUTRITIONNEL	JUSTIFICATION DU POINT DE VUE DE L'AMAIGRISSEMENT	JUSTIFICATION DU POINT DE VUE DE LA SANTÉ	CONSÉQUENCES SUR LE PSYCHISME
Mangez beaucoup de légumes et de crudités sans graisse.	On peut consommer de gros volumes d'aliments sans incidence sur le total calorique.	Ces aliments sont riches en fibres alimentaires, qui évitent la constipation, ont un effet favorable sur le taux de cholestérol. Apport en vitamines et sels minéraux.	Renforcement de la séparation entre bons et mauvais aliments, du clivage entre deux états mentaux séparés. Le deuil de la nourriture ne peut se faire. La restriction engendre la perte de contrôle.
Mangez le moins possible de produits gras.	Les graisses apportent beaucoup de calories par unité de poids.	Certaines personnes, en particulier, celles ayant un risque cardio-vasculaire, doivent réduire leur consommation d'aliments riches en cholestérol et en acides gras saturés.	
Mangez raisonnablement céréales, légumes féculents et légumes secs.	Bonne satiété, moins de fringales.	Apport régulier en glucides, vitamines, sels minéraux.	Si on s'oblige à les manger seuls, l'alimentation est alors placée sous le signe du « diététiquement correct ».

ments sont utilisés pour faire face aux dits besoins. Lorsque vous mangez plus que vos besoins du moment, le surplus est mis en réserve, essentiellement sous forme de graisses. Nous avons vu que l'organisme est capable de convertir des graisses, des sucres ou des protéines alimentaires en graisses de réserve. Il le fait néanmoins avec un rendement variable : 94 % des calories d'origine lipidique sont converties en graisses de réserve, tandis que 75 % des calories en provenance des glucides et 70 % des calories en provenance des protéines deviennent des graisses de réserve. Il est donc exact de dire qu'à calories égales, on fabrique davantage de graisses à partir d'aliments gras que d'aliments sucrés ou protéinés.

Il convient cependant de conserver la tête froide : la différence constatée n'est pas une raison suffisante pour diaboliser les graisses qui, on l'a vu, constituent une part essentielle d'une alimentation digne de ce nom. Éradiquer les aliments gras ne vous fera pas perdre de poids si cela vous conduit à faire des excès de glucides ou d'aliments protéinés. La solution raisonnable consiste à rester attentif à sa consommation de lipides, ce que l'on est vite conduit à faire de façon spontanée dès lors qu'on se préoccupe de sa consommation calorique globale.

LES GRANDS PRINCIPES D'UNE BONNE ALIMENTATION

Manger les bons glucides, les bons protides et les bons lipides, se préoccuper des fibres, des vitamines et des minéraux apportés par son alimentation, tenir compte des aliments qu'il faut impérativement consommer parce qu'ils sont nécessaires à la santé, mais pas en trop grande quantité parce qu'ils sont incidemment riches en calories, prendre aussi en considération ses goûts et ses dégoûts, les circonstances, les aliments disponibles, tout cela semble relever de la quadrature du cercle.

Cela paraît d'autant plus compliqué que, depuis déjà quelques décennies, il semble que médecins, chercheurs en nutrition et gourous de tous poils aient dit à ce sujet tout et le contraire de tout. Je vais donc tenter un exercice particulièrement périlleux : énoncer quelques règles simples, qui devraient permettre de ne pas mettre sa santé en péril lorsqu'on se met à manger moins en vue de maigrir.

En fait, d'un point de vue pratique, la question à se poser impérativement, lorsqu'on décide de modifier son alimentation, est celle-ci : pourrai-je manger ainsi ma vie durant, par exemple les dix, vingt ou cinquante ans qui viennent, ou bien les modifications que j'envisage constituent-elles des privations qui ne sauraient se prolonger au-delà de quelques mois, de quelques années ? Gardez à l'esprit que le mode alimentaire que vous mettez en place en vue de maigrir devra, à peu de chose près, être conservé par la suite, en vue de ne pas regrossir.

Il convient, dans cette perspective, de se montrer souple et tolérant envers soi-même, de ne pas sombrer dans le perfectionnisme diététique. Des repas déséquilibrés, voire totalement fantaisistes du point de vue diététique (mal équilibrés, pas équilibrés du tout, insuffisants ou trop copieux), où il manque par exemple des protéines, ou carencés en vitamines, ou trop gras, ne posent de problème de santé que dans la mesure où ils deviennent une habitude.

QUELQUES GRANDS PRINCIPES NÉCESSAIRES ET SUFFISANTS POUR PRÉSERVER SA SANTÉ LORSQU'ON MODÈRE SES APPÉTITS

➤ *Nourrissez-vous au moins trois à cinq fois par jour.*

➤ *Surveillez l'apport en protéines : il est souhaitable qu'en temps ordinaire, 2 prises alimentaires quotidiennes au moins comportent des aliments protéinés (viandes, poissons, œufs, charcuteries, laitages, céréales, légumes secs).*

➤ *Pour le reste, mangez régulièrement un peu de tout : céréales, laitages, légumes, fruits. Variez votre alimentation, afin de ne risquer de carence en rien.*

➤ *Question graisses, appliquez le principe « de tout, un peu ». Ne leur faites pas une chasse exagérée.*

➤ *Ne vous croyez pas obligé de faire systématiquement trois fois par jour des repas complets. Si certains repas peuvent être composés d'une entrée, d'un plat avec garniture et d'un dessert, d'autres repas peuvent parfaitement consister en un aliment ou un plat unique.*

➤ *Ne faites pas de perfectionnisme diététique. Les repas non « diététiquement corrects », déséquilibrés, ne posent pas de problème de santé, dans la mesure où on n'en fait pas une règle de vie.*

➤ *Mangez avec modération de tout, un peu.*

LE JEU DU VRAI-FAUX

1. *Manger un sandwich au jambon et un fruit au déjeuner en guise de repas peut parfaitement se concevoir dans le cadre d'un amaigrissement.*
VRAI. Le jambon cuit est une viande maigre qui apporte les protéines nécessaires ; le pain, aliment glucidique, vous rassasiera plusieurs heures ; le fruit vous apporte des sucres, des fibres alimentaires, des vitamines et des minéraux. Si vous n'avez pas mis de beurre, si vous avez rajouté quelques cornichons, rondelles de tomate ou feuilles de salade, vous avez là un repas « diététiquement correct » (un peu trop, même, si vous voulez mon avis...) qui devrait vous permettre de ne pas avoir faim jusqu'au goûter.

2. *Sauter le repas de midi ou du soir permet de maigrir sans trop se priver.*
FAUX. La privation aboutit le plus souvent à une perte de contrôle dans la soirée ou le lendemain.

3. *Les régimes sévères, ou les diètes complètes, en clinique ou chez soi, font davantage grossir que maigrir.*
VRAI. Lorsqu'on maigrit rapidement grâce à un régime sévère, on a toutes chances, pour des raisons biologiques et psychologiques, de perdre le contrôle de son alimentation à l'issue du régime. On reprend souvent plus de poids qu'on n'en avait perdu.

4. *Une fois qu'on a maigri, on ne peut plus jamais manger comme auparavant.*
VRAI. Une fois qu'on a maigri, on ne peut pas remanger autant qu'on mangeait avant de perdre du poids. En fait, on peut manger à peine un peu plus que durant la période d'amaigrissement. C'est bien pourquoi le mieux est de considérer que les habitudes mises en place durant l'amaigrissement devront se perpétuer indéfiniment.

5. *Certaines nourritures, tels les sucres ou les corps gras, font automatiquement grossir quelle que soit la quantité mangée. Il convient donc de les éliminer de son alimentation.*
FAUX. Le caractère grossissant des corps gras, qui feraient prendre du poids quelle que soit la quantité consommée, est une croyance d'ordre magique. Ce qui fait grossir ou maigrir est la quantité globale d'aliments consommés, évaluée en valeur calorique. Diaboliser les graisses et les éliminer de son alimentation en fait des aliments tabous, que l'on consommera alors en grande quantité, sans possibilité de contrôle, à un moment ou un autre.

6. *La margarine fait moins grossir que le beurre ; de même, l'huile d'olive première pression à froid fait moins grossir qu'une huile ordinaire.*
FAUX. La margarine et le beurre ont la même valeur calorique, soit environ

8 calories par gramme. De même, toutes les huiles apportent 9 calories par gramme. Ce qui fait maigrir ou grossir est le total calorique apporté par l'alimentation, à l'échelle de la semaine.

7. *Les laitages, les plats à base de légumes, les fruits ou les aliments céréaliers sont des aliments sains qui ne sauraient faire grossir. Une alimentation fondée sur ces produits fait donc automatiquement maigrir.*
FAUX. La qualité saine ou non de l'alimentation n'a que très partiellement à voir avec le poids. Un régime à base de frites, de foie gras et de chocolat fera donc maigrir tout aussi bien qu'un régime à base de légumes, pour peu que les quantités caloriques soient globalement abaissées. Suivre longtemps un régime déséquilibré n'est toutefois pas conseillé du point de vue de la santé.

8. *On peut maigrir en mangeant exclusivement du chocolat.*
VRAI. Tout dépend combien on en mange. Avec par exemple une ration quotidienne de deux tablettes et demie de chocolat de 100 g, soit environ 1 300 calories, la plupart maigriront sans aucun doute à bonne allure. Un tel régime est cependant déconseillé car quelque peu déséquilibré : si les graisses du chocolat n'ont pas une mauvaise influence sur le taux de cholestérol, si le chocolat apporte certes du magnésium et tout un tas de bonnes choses en quantité, l'apport en protéines, en vitamines et sels minéraux divers sera plus qu'insuffisant. On perdra donc rapidement du muscle et on fatiguera, pour regrossir de plus belle par la suite.

9. *Pour ne pas avoir faim, le mieux est de manger le plus de légumes et de crudités (non assaisonnés) possible. On maigrit ainsi durablement.*
FAUX. Certes les légumes et les crudités remplissent votre estomac, mais vous prenez (ou vous conservez) l'habitude de consommer de gros volumes de nourriture. Quand vous craquerez, vous ferez de même, mais avec des aliments hypercaloriques. Les aliments faiblement caloriques apparaissent en outre de plus en plus insatisfaisants au fil du temps. C'est là une des raisons qui font qu'un beau jour, on craque.

10. *Les aliments ne font pas grossir par eux-mêmes, mais uniquement lorsqu'ils sont associés avec d'autres. On peut donc manger à volonté n'importe quel aliment, du moment qu'on ne mange que celui-là au cours de son repas ou pour la journée considérée.*
FAUX. Les régimes de type dissocié, fondés sur la croyance que tel ou tel mélange serait bénéfique ou maléfique du point de vue du poids, n'ont pas de justification scientifique. Ils font appel à des croyances d'ordre magique.

11. *Ce sont les aliments contenant des glucides (pain, céréales, féculents, légumes secs, fruits, lait) qui font grossir et il suffit de les éliminer totalement de son*

alimentation pour maigrir. On peut par contre manger autant d'aliments gras ou protéinés (viandes, poissons, œufs, beurre, margarine, mayonnaise, huile) qu'on le désire.
FAUX. Les régimes qui diabolisent certains aliments et visent à les exclure de l'alimentation contiennent les germes de leur propre perte : les aliments rendus tabous seront ceux par lesquels on reprendra le poids perdu.

12. *Les aliments gras sont plus facilement convertis en graisses de réserve par l'organisme. Il convient donc de ne pas manger de graisses.*
VRAI et FAUX. La conversion des graisses alimentaires en graisses de réserve a un meilleur rendement que celle des sucres ou des protéines. Cela ne signifie pas pour autant qu'il faille faire la chasse aux graisses. Mieux vaut comptabiliser l'apport alimentaire global.

13. *Ce sont les aliments composés à la fois de graisses et de sucres, ou les repas comprenant à la fois des graisses et des sucres, qui font grossir. Il faut donc totalement éliminer les fruits secs, les pommes de terre frites, les pâtisseries et le chocolat ; on peut en revanche manger autant d'aliments gras qu'on en a envie, du moment qu'on les mange sans glucides au cours du même repas.*
FAUX. Il s'agit d'une forme de régime dissocié (voir question 10).

14. *On peut manger autant d'aliments riches en glucides qu'on le désire, à condition qu'ils soient aussi riches en fibres. Par exemple, le pain ordinaire fait grossir, tandis que le pain complet biologique ne fait pas grossir.*
FAUX. S'il est exact que les aliments riches en fibres diminuent, calment (un tout petit peu) mieux la faim que les aliments qui en sont pauvres, il n'en reste pas moins que beaucoup de pain, même complet, représente beaucoup de calories.

15. *Plus on mange certains aliments, tels certains légumes ou certains fruits, et plus on maigrit.*
FAUX. Il n'existe pas d'aliment qui serait amaigrissant et qui ferait d'autant plus maigrir qu'on en mangerait beaucoup.

La Clef de l'existence de soi

La Clef de la décision de devenir mince vous a permis de préciser vos motivations, de vérifier que devenir une personne mince est bel et bien ce que vous souhaitez. Grâce à la Clef du comportement alimentaire, vous connaissez désormais mieux le style d'alimentation qui est le vôtre et avez une idée plus claire des problèmes rencontrés. La pratique du carnet explorateur vous a en outre permis de repérer certains mécanismes aboutissant à des débordements alimentaires. La Clef de la modération vous a permis d'entrevoir un mode alimentaire unifié, avec moins de privations et moins d'excès. La Clef de la nutrition vous a montré qu'il est possible de préserver sa santé sans sombrer pour autant dans un « diététiquement correct » rigide et tyrannique.

Mais vous avez aussi pris conscience que modérer son alimentation et, donc, devenir une personne mince ne peuvent devenir réalité que si vous avez accepté de prendre en considération des éléments qui débordent grandement le domaine de la nutrition. L'être humain est un tout : notre façon de manger reflète des schémas de pensées et de comportements plus profonds. Vous ne pourrez pas mincir et rester mince sans évoluer sur d'autres plans.

LES GROS ONT-ILS DES CARACTÉRISTIQUES PSYCHOLOGIQUES ?

Dans les pages précédentes, j'ai avancé tour à tour diverses explications afin d'éclairer ce fait somme toute bizarre : il vous arrive de manger plus qu'à votre faim, sans d'ailleurs que vous y preniez un réel plaisir gustatif, voire sans plaisir aucun. J'ai ainsi émis de nombreuses hypothèses, invoqué différentes explications des prises alimentaires excessives.

On peut par exemple dire que l'on mange en excès :

- Pour lutter contre un sentiment d'inexistence, de vide, d'ennui douloureux.
- Sous l'effet mécanique de sentiments insupportables, qu'il s'agisse de contrariétés ou d'angoisse, de tristesse ou de colère.

• Pour maintenir la souffrance à distance.
• Pour se faire du bien alors qu'on a bien peu de motifs de satisfaction par ailleurs.
• Pour se punir, parce qu'on est insatisfait de soi.
• Pour se stimuler, parvenir à se mettre au travail, aider à la concentration.
• Pour se prouver à soi-même qu'aucune contrainte ne saurait nous tenir prisonnier.
• Pour défier ceux qui voudraient nous contraindre à maigrir.
• Parce qu'on est la proie de pulsions incontrôlables, et qu'on mange en excès sans qu'il soit possible de déterminer des raisons autres que biologiques ou profondément enfouies dans un inaccessible inconscient.

La multiplicité des situations pouvant aboutir à un excès de nourriture, les nombreuses façons de comprendre le pourquoi des excès peuvent donner l'impression d'une infinie complexité et, partant, d'une impossibilité d'agir sur des causes aussi multiples que protéiformes. Il serait tout à fait regrettable de s'en tenir à cette conclusion. Car ces explications variées sont en fait les avatars d'une cause plus fondamentale, les formes que prend une façon particulière d'être au monde, d'établir des relations avec soi-même et les autres. Toutes choses que je vais maintenant tenter de préciser.

DE LA DIFFICULTÉ À TROUVER CE QUI NE TOURNE PAS ROND CHEZ LES GROS

À mes yeux, et à ceux de bien des psychiatres, psychologues et médecins s'occupant de personnes ayant des problèmes alimentaires et pondéraux, les gros et les personnes ayant des troubles du comportement alimentaire ont une façon bien à eux d'être au monde et de nouer des relations avec les autres. Mais laquelle ? Les difficultés commencent quand on essaie de préciser ce qui différencie les gros des minces sur le plan du comportement et de la psychologie. Passer en revue les multiples descriptions, les théories variées qui ont pu fleurir depuis une cinquantaine d'années, visant à expliquer les particularités constatées est une expérience étonnante, et même carrément fascinante. L'obèse semble tout à la fois clairement différent des autres, mais sa différence s'évanouit dès qu'on tente d'en préciser les caractéristiques.

Certains voient par exemple les obèses comme des personnes inactives, passives, des « patates de canapé » vautrées devant leur téléviseur, engouffrant force sucreries, tandis que d'autres les considèrent comme enjoués et dynamiques, débordant d'une énergie confinant à l'activisme... Il est des médecins qui se plaignent de ce que leurs patients obèses sont trop dépendants, manquent d'autonomie, mais il en est d'autres qui les trouvent un peu trop agressifs et revendicatifs à leur goût. Les gros sont tantôt vus comme des individus en proie au doute, manquant de confiance en eux, tantôt comme bien trop centrés sur eux-mêmes et d'un narcissisme excessif. On les décrit encore comme immatures sur le plan affectif, ayant des tendances dichotomiques et manichéennes, souffrant de diverses difficultés relationnelles.

Les gros sont-ils dominés par leur oralité ?

Des descriptions aussi contradictoires ont bien entendu donné jour à des théories explicatives elles aussi diverses et variées : dans les années 50, on comprenait la problématique des gros comme le reflet d'une personnalité orale, c'est-à-dire dominée par l'avidité, l'incapacité à attendre, les comportements excessifs, les réactions sur un mode binaire, la grande versatilité des sentiments, joie, tristesse, angoisse ou colère alternant sans nuances.

Tout n'est pas faux dans cette description, mais les théories des années 70 ne sont point sottes elles non plus : la mode était alors à la « personnalité psychosomatique » et on parlait de carence fantasmatique et symbolique, c'est-à-dire de personnes sans états d'âme, à l'esprit un peu trop pragmatique, ayant de la difficulté à prendre conscience de leurs états émotionnels, incapables de repérer les conflits psychologiques qui les agitent.

À la même époque, une psychanalyste comme Hilde Bruch, spécialiste réputée en la matière, considérait que les obèses et les anorexiques mentaux (selon elle deux versants d'un même problème) souffraient d'incapacité à reconnaître et différencier leurs différents états émotionnels, qu'ils confondaient volontiers avec les sensations de faim, si bien qu'ils mangeaient quand d'autres étaient tristes ou anxieux.

Les gros sont-ils des toxicomanes de la bouffe ?

La mode, ces dernières décennies, est plutôt de rapprocher la problématique de l'obèse, incapable de maîtriser ses prises alimentaires, de celle du toxicomane, qui ne peut se passer de sa drogue. On a ainsi parlé de toxicomanie au sucre ou au chocolat, tandis que, du point de vue psychologique, on évoque des problèmes d'identité, l'incapacité à devenir autonome, à établir une séparation entre soi et l'autre, la dépendance dans laquelle on se trouve tant par rapport aux autres que par rapport à la nourriture. Cette dernière serait une forme d'ersatz de la mère et on mangerait parce qu'on serait incapable d'assumer la séparation d'avec la mère et ses nombreux substituts.

Les gros sont-ils hypersensibles à leur environnement ?

Tandis que les psychanalystes décrivaient ce que je nommerai un défaut d'intériorité de l'obèse, les tenants de la psychologie expérimentale s'intéressaient aux modes de réaction de l'obèse à l'environnement, pour constater que les gros étaient particulièrement sensibles et réactifs au monde qui les entoure et à leurs congénères. La théorie de l'époque était que les gros, percevant mal les sensations de faim et de satiété (ou y attachant moins d'importance), mangeaient plus dès lors qu'ils étaient environnés de nourritures appétantes, mais à l'inverse moins que la moyenne si rien ne venait les tenter. D'une façon générale, les gros percevraient moins bien les différentes sensations corporelles, qu'il s'agisse de sensations plaisantes (par exemple le goût des aliments) ou déplaisantes (comme les sensations douloureuses). Leur attention serait essentiellement tournée vers le monde extérieur, si bien qu'ils en seraient excessivement dépendants.

Il est encore d'autres auteurs pour considérer que les difficultés psychologiques des obèses n'existent que dans la mesure où ils tentent de maigrir : le fait de se priver en permanence, de tenter sempiternellement de refréner ses appétits aboutirait à un mode de pensée particulier, le syndrome de restriction cognitive, que j'ai déjà décrit précédemment, et consistant pour l'essentiel en un étouffement des sensations, celles de faim, mais bien d'autres aussi, une rigidification des comportements, des raisonnements de type « tout ou rien » et, en définitive, une alternance entre des périodes de sévérité exagérée et de relâchement sans frein.

Les gros sont-ils dénués de problèmes psychologiques spécifiques ?

Disons aussi un mot des médecins adeptes du « tout biologique » : pour eux, les obèses n'ont pas de problèmes psychologiques qui leur soient spécifiques. Ils ne sont ni plus ni moins névrosés, ou dépressifs, ou anxieux, ou n'ont pas plus de troubles de la personnalité que tout un chacun. En fait, ils sont gros pour des raisons génétiques et métaboliques, ou en raison d'une alimentation mal adaptée. À l'extrême rigueur, les biologistes purs et durs vous concèdent que les gros pourraient peut-être souffrir d'avoir un corps qui n'est pas à la mode.

Les gros sont-ils des caméléons ?

Je suis personnellement frappé par le fait que tous ces médecins, tous ces psys, qui s'occupent quotidiennement de personnes en surpoids, et dont il n'y a pas lieu de douter de la compétence ni de la bonne foi, voient des patients qui sont effectivement tels qu'ils les décrivent : les biologistes ne cessent de voir des patients sans états d'âme qui croient en la biologie ; les psychanalystes voient des patients sans intériorité et ne demandant qu'à en acquérir une ; les comportementalistes ont pour leur part affaire à des individus convaincus qu'ils sont victimes d'un environnement qu'il leur faut apprendre à maîtriser. Certes, de nos jours, chacun se renseigne avant d'aller consulter tel ou tel médecin et le choisit en fonction de ses attentes, de ses affinités, mais cette conformité, cette adhésion apparemment sans faille aux théories et au désir du médecin me semblent aller plus loin.

Et si, pour comprendre quelle est la nature subtile de la différence qui caractérise les personnes en surpoids et celles ayant des troubles du comportement alimentaire de leurs congénères, il suffisait d'additionner deux et deux ? Après tout, les différentes théories que je viens de passer en revue sont plus incomplètes que contradictoires. Chacune semble saisir une facette de cet être complexe et changeant qu'est généralement la personne en surpoids ou ayant des troubles du comportement alimentaire. Et ces théories peuvent être regroupées en deux catégories, celles qui insistent sur la méconnaissance du monde intérieur, et celles qui s'intéressent au surinvestissement du monde extérieur. Et ces deux aspects ne sont-ils pas complémentaires ? C'est là ce que j'appelle la *position hyperempathique*.

Depuis que je suis plus attentif à cet aspect des choses, il m'arrive fréquemment, surtout dans les premiers temps d'une relation avec une personne souffrant de son surpoids (après, les choses se compliquent...), d'avoir la sensation que la personne que j'ai en face de moi répond un peu trop bien à ce que j'attends d'elle, ou du moins à ce qu'elle pense que j'attends d'elle. Souvent, elle cherche à me faire plaisir, à me gratifier d'une façon ou d'une autre. En vient-elle à croire que je souhaite qu'elle perde des kilos ? Elle le fait pour moi (mais les reprend malheureusement aussitôt). Croit-elle que ce que j'attends est plutôt de l'ordre d'une mise à nu, elle se livre bientôt à une sorte de strip-tease psychologique. Ayant développé mes idées dans divers ouvrages, j'en viens parfois à le regretter, car leur publication a complexifié ma tâche de thérapeute : ainsi, certains patients, connaissant désormais ma façon de voir, me servent sur un plateau des histoires qui collent décidément un peu trop bien avec ma vision des choses...

Woody Allen a décrit un comportement de ce type dans un de ses films : *Zélig*. Le héros est un individu mimétique, une sorte de caméléon humain : nazi avec des nazis, chinois avec des Chinois, il devient, confronté à un psy, un double plus vrai que nature, qui discute avec son soi-disant thérapeute de confrère à confrère...

Ainsi vont les gros qui, au moins dans un premier temps (on verra plus loin que, le plus souvent, très vite, les choses dégénèrent), sont tels que leur médecin (ou d'autres personnes de leur entourage) veut qu'ils soient. Il n'est donc pas surprenant qu'on ait tant de difficultés à cerner ce qui fait leur différence et qu'on ait pu en donner des descriptions si contradictoires.

LES GROS S'OUBLIENT AU PROFIT DU MONDE ET DES AUTRES

On constate donc que ce qui, d'un point de vue psychologique, fait la spécificité des gros, est pour le moins difficile à définir. Et afin d'y parvenir, il va me falloir faire appel à certaines notions un tout petit peu compliquées, comme l'empathie et le « lieu du contrôle ». Mais vous allez voir, tout va bien se passer, ça ne fera pas mal...

Une qualité fondamentale, l'empathie

Tout d'abord, qu'est-ce que l'empathie ? Il s'agit de la faculté qu'ont les êtres à se mettre à la place de l'autre, à ressentir ce qu'il ressent et à voir le monde avec ses yeux. D'une façon plus générale, notre talent empathique nous permet de percevoir intuitivement le monde, de nous mettre en résonance avec lui.
Le prototype de la relation empathique est celle qui se crée entre la mère et son nourrisson. Une bonne mère est capable de percevoir intuitivement ce que ressent son bébé, ce qui lui convient. Elle sait deviner s'il a faim ou s'il pleure parce qu'il est mouillé, sait – dans une certaine mesure – anticiper ses besoins.
L'empathie est une qualité fondamentale pour l'artiste qui « ressent » un paysage, un objet, des personnages, une atmosphère, qu'il restitue ensuite dans son œuvre, pour l'acteur qui endosse un rôle, pour l'étudiant qui apprend une langue étrangère, pour les personnes exerçant un métier centré sur les relations humaines et la communication, ou encore dans le monde de la médecine. En fait, la qualité empathique est nécessaire à tout un chacun, afin de comprendre son voisin, ses amis, ses proches. Un individu sans capacité empathique, incapable de comprendre les autres « du dedans », restera désespérément fermé à ses semblables.

Démarche empathique et démarche mentalisée

Mais voir le monde par les yeux de l'autre ne suffit pas. Vient un moment où il faut au contraire savoir s'en détacher, faire retour sur soi-même, ordonner ce qu'on a perçu. Après avoir éprouvé ce que l'autre éprouve, perçu ce qu'il perçoit, il est nécessaire de mettre des mots sur ses perceptions, de les classer, leur donner un sens.
On pourrait encore dire que l'étape empathique est de l'ordre de la fusion, avec le monde ou avec l'autre. Nous ne formons qu'un avec eux et c'est pourquoi nos perceptions ont ce caractère d'évidence et d'immédiateté. L'étape

mentale est à l'inverse une étape de séparation, de distanciation.
Quelques exemples permettront de mieux saisir cette différence fondamentale entre démarche empathique et démarche mentalisée. Supposons tout d'abord que nous assistions à un concert. Nous vibrons avec la musique, nous faisons corps avec elle et, d'une certaine façon, grâce à nos talents empathiques, nous *sommes* la musique. Il se peut aussi qu'à certains moments, ou parallèlement, nous nous prenions à penser à la signification de cette musique : il s'agit du concerto des Saisons de Vivaldi. Juste avant le concert, nous nous sommes remis en mémoire l'histoire de ce concerto : c'est à lui que Vivaldi doit sa gloire, c'est un bel exemple de musique descriptive, nous faisant vivre orages et danses champêtres, recueillement au coin du feu, entre deux tempêtes d'hiver, chants d'oiseaux, murmures des sources, aboiements de chiens, marche titubante d'un ivrogne, glissade et chute sur le verglas d'un voyageur d'hiver. Nous cherchons à évaluer le talent du soliste, de l'orchestre, et apprécions les qualités acoustiques de la salle. Ce travail mental nous a certes coupés de la musique elle-même, mais, en définitive, il ajoute une dimension supplémentaire à notre plaisir, de nouveaux harmoniques émotionnels. Un peu plus tard, sortant de la salle de concert, et prenant encore un peu plus de recul, nous discutons des qualités du soliste, de l'orchestre, avec nos amis.

Ressentir la musique empathiquement est un plaisir du premier degré, tandis que l'analyser mentalement apporte des satisfactions du second degré. Notons que chaque type de démarche requiert des talents différents : les individus sont plus ou moins aptes à la perception empathique du monde – on parle de plus ou moins grande sensibilité – et, de son côté, le travail mental nécessite une éducation, un apprentissage, en l'occurrence ici une certaine familiarité avec la musique. Une démarche musicale purement empathique ne permet pas de jugement, ne donne lieu qu'à une parole pauvre (« c'était beau ! »), ne laisse qu'une trace minime dans la mémoire. Mais, à l'inverse, une démarche essentiellement mentale est sèche d'émotion, et finalement sans plaisir.
Ou bien prenons l'exemple d'une discussion avec un ami, qui nous raconte un épisode qu'il aura vécu la semaine à son travail, un accrochage avec un collègue. Grâce à nos capacités d'empathie, nous ressentons sa colère, sa frustration, partageons son animosité. Puis, grâce à un travail mental, nous nous distancions et élaborons une théorie personnelle de l'événement. Nous comprenons la réaction de notre ami, la blessure qu'il a ressentie, mais nous comprenons aussi le point de vue de son collègue. Nous situons cette friction dans le cadre plus général des luttes de pouvoir au sein de l'entreprise, et nous demandons si prendre ainsi la mouche était une bonne stratégie de la part de notre ami. L'épisode nous ouvre aussi de nouvelles perspectives sur son caractère : nous ne le savions pas si emporté. Nous nous demandons si nous devons lui faire part du résultat de nos cogitations, et sous quelle forme. Sans doute le fait que nous n'approuvions pas sa conduite ne

lui fera-t-il pas plaisir ; mais n'est-ce pas le rôle d'un ami que de l'empêcher de se fourvoyer ? Finalement, nous lui exprimons les deux versants de notre position : nous comprenons sa réaction, partageons son émotion, mais, pour telle et telle raison, trouvons son comportement inadéquat.

On voit là encore que démarche empathique et démarche mentalisée sont toutes deux nécessaires : une démarche purement empathique conduirait à vibrer avec son ami, à épouser son point de vue sans le moindre sens critique. Si, dans un premier temps, notre ami nous en est certainement reconnaissant, il n'est pas sûr qu'il ne se lasse pas de notre complaisance et de nos réactions en écho. Inversement, une absence d'empathie, un jugement trop distancié lui feraient se demander s'il parle à un juge ou à un ami véritable.

C'EST EN FAISANT APPEL À NOS CAPACITÉS D'EMPATHIE que nous entrons en **fusion** avec le monde : nous sommes alors capables de le percevoir intuitivement, de nous mettre à la place des autres, de ressentir ce qu'ils ressentent.

C'EST EN FAISANT APPEL À NOS CAPACITÉS DE MENTALISATION que nous marquons une **séparation** entre nous et le monde, que nous nous autonomisons : nous pouvons ainsi comprendre le monde qui nous entoure, faire des comparaisons, porter un jugement, nous distancier de l'événement.

LA PERSONNE HYPEREMPATHIQUE est dépendante, peu autonome. Elle a besoin du monde et surtout des autres, se nourrit d'eux, faute de quoi elle se sent vide et inexistante. Un moyen privilégié pour faire face à ce vide angoissant consiste à manger.

Une déficience fondamentale, l'oubli de soi

Il semble que bon nombre de ceux qui sont en surpoids fassent preuve, durant certaines périodes, d'une position hyperempathique par rapport au monde. Ils vivent alors le monde intensément, sans distanciation. Très perméables aux autres, très intuitifs, ils devinent et vivent les émotions des autres. Ils se révèlent aussi d'excellents observateurs, percevant plus vite, mieux et avec plus d'acuité que la plupart. Voilà pour le bon côté des choses.

Leur problème vient de ce que, restant perpétuellement centrés sur le monde extérieur, voyant toujours les choses du point de vue de leur interlocuteur, ils s'y trouvent comme englués. Comme ils ne parviennent pas à prendre du recul, à se détacher de ce qu'ils perçoivent et éprouvent, ils ne peuvent donc effectuer ce travail mental qui consiste à ordonner ses perceptions, leur donner un sens. Dans ces conditions, dégager un point de vue qui soit personnel, prendre des décisions, agir de façon indépendante, deviennent pour le moins problématiques. Et comme ils sont englués dans le monde extérieur, ils ont tendance à s'oublier, à négliger leurs sensations corporelles, ne sachant plus s'ils ont faim ou soif, voire s'ils ressentent ou non une douleur. Ils ne vivent, ne ressentent qu'au travers du monde qui les entoure, des autres.

En fait, tout se passe à peu près bien pour la personne hyperempathique tant qu'elle est « nourrie » par le monde extérieur et les autres. Mais que vienne à manquer cette manne, et l'individu se trouve confronté à un sentiment d'inexistence angoissant, voire totalement paniquant. Manger, le plus souvent sur un mode incontrôlé, peut être une façon de faire face à ce vide.

Comment expliquer une telle situation ? La position hyperempathique peut être générée par des causes multiples : une restriction alimentaire permanente peut suffire à nous couper peu à peu de notre corps, de ses sensations, de telle sorte que nous devenons progressivement étrangers à nous-mêmes. Il se peut aussi qu'on ne veuille rien savoir de ce qu'on est parce qu'on n'éprouve pour soi-même que du mépris, de la méfiance, voire de la haine. Mieux vaut alors ne pas penser, ne pas ressentir, ne pas trop réfléchir à son passé, pas plus qu'à son futur, tant cela s'avère douloureux. À moins qu'on ne se méfie de soi et de ce qu'on pourrait faire si on se laissait aller à penser librement.

Comment exister malgré tout ?

Les personnes hyperempathiques luttent fréquemment contre leur vide interne par l'hyperactivité. Elles s'immergent par exemple successivement dans leur travail, un loisir très prenant, un spectacle ou une lecture, se laissent totalement absorber par ces activités, ce qui leur permet de ne pas avoir à penser à elles-mêmes. L'important est qu'il n'y ait pas de temps mort, afin qu'elles ne soient jamais confrontées à leur monde intérieur.

Leurs relations avec leurs semblables sont placées sous le signe du vampirisme : au lieu de vivre leur vie, elles se centrent sur celle des autres ; au lieu d'avoir des désirs, des ambitions qui leur soient propres, elles voient le monde à travers les yeux des autres ; au lieu de prendre leurs propres sentiments en considération, elles se mettent à l'unisson de ceux des autres.

Le problème est qu'en agissant ainsi, en se centrant sur le monde extérieur et les autres, on aggrave encore plus l'écart entre le dedans et le dehors : tandis que le monde extérieur et les autres apparaissent comme de plus en plus pleins, vivants, sa propre personne apparaît à l'hyperempathique davantage encore comme une coquille vide. Au fur et à mesure que s'effiloche son identité, il a la sensation que le monde et les autres l'envahissent. Cette impression d'inexistence peut parfois aller, chez certaines personnes, jusqu'à de paniquantes sensations d'anéantissement, voire de véritables angoisses de mort.

Mais le plus souvent, notre hyperempathique dispose d'un arsenal de techniques défensives pour lutter contre ces angoisses, cette transparence de l'être, ces sensations d'inexistence et d'envahissement par le monde extérieur et les autres :

• *Manger, ou plutôt dévorer avec avidité.* Les grignotages, fringales, boulimies, les repas qui s'emballent permettent de créer d'intenses sensations corporelles. L'effort musculaire de la mastication et de la déglutition, le goût et l'odeur des aliments, la perception de son estomac qui se remplit (parfois jusqu'à la douleur), tout cela, en donnant l'occasion de renouer avec son animalité, permet de se sentir vivre et exister. Certes, cela ne dure pas longtemps, cela est fréquemment suivi par des sentiments de culpabilité et de haine de soi, mais cela constitue indéniablement un temps fort.

• *Acheter (ou voler) avec frénésie.* Une autre méthode à laquelle bien des personnes hyperempathiques ont recours consiste en la frénésie d'achats. Là encore, il s'agit de se remplir, mais d'objets plutôt que de nourriture. Certaines personnes achètent ainsi des vêtements qu'elles ne mettront jamais, des appareils coûteux qui ne leur servent à rien. Et, de même qu'elles ne parviennent pas à gérer leur alimentation, elles ne parviennent pas davantage à gérer leur budget. Chez certains, surpoids et surendettement vont de pair. À moins que la fièvre acheteuse ne devienne kleptomanie : le vol compulsif ne met certes pas en danger son budget, mais est toutefois susceptible de présenter quelques autres menus inconvénients.

• *Intensifier ses sensations.* Certaines personnes boulimiques minces ou en surpoids modéré tentent de rétablir le sentiment d'exister en pratiquant l'exercice physique de façon compulsive : il s'agit le plus souvent de sports dans lesquels on se concentre davantage sur les sensations corporelles que sur les performances, tels le jogging, la danse, le body-building. Mais, pour des raisons évidentes, ces méthodes sont peu usitées chez les personnes au surpoids conséquent. Il en va de même des rapports sexuels nymphomaniaques, où le partenaire est vu comme un objet utilitaire, qui visent l'apparition de sensations corporelles fortes, et non pas l'échange affectif entre deux personnes. Citons encore la toxicomanie, ou certains actes de violence, dans le but d'augmenter les sensations et les perceptions, qui sont des méthodes davantage pratiquées par certaines personnes boulimiques minces que par les individus en surpoids.

Nous pouvons maintenant, à la lumière de ce qui précède, caractériser plus précisément les deux états de conscience opposés que connaissent nombre de personnes ayant des troubles du comportement alimentaire et des problèmes pondéraux, et que j'avais évoqués dans la Clef du comportement alimentaire :

• *L'hypercontrôle.* Dans ce premier état de conscience, la personne conserve le contrôle de son alimentation, en fait se restreint. Elle se montre alors logique, raisonnable, rationnelle, mais aussi coupée de son propre corps, de ses sentiments et émotions véritables. Elle a alors souvent l'impression de jouer un rôle, de donner le change. Ce manque à être est compensé par une fusion avec le monde extérieur sur le mode hyperempathique.

• *La perte de contrôle.* Le second état survient lorsque la personne, ne pouvant plus maintenir l'état d'hypercontrôle précédent, doit se ressourcer, renouer avec son intériorité. Le seul moyen qu'elle connaisse pour y parvenir est de se créer des sensations corporelles intenses, occasionnant une brève jouissance, par exemple en dévorant voracement de la nourriture. Un peu plus tard, lorsque la personne retrouve son état d'hypercontrôle, cet état irrationnel lui apparaît comme étranger à elle-même. Ce n'est en fait que le revers d'une même médaille.

Le « ni-ni » : une tentative d'autonomisation

Le paradoxe est que, tout en ayant besoin des autres pour se sentir exister, les personnes hyperempathiques redoutent une trop grande intimité, qui leur donne la sensation d'être envahies par l'autre. À force de vouloir être tel qu'on pense que l'autre veut que l'on soit, on ne sait plus très bien qui on est vraiment, ni ce qu'on pense ni ce qu'on veut, et, du coup, on se sent encore exister un peu moins...

Tandis que certains ne font que se défendre au coup par coup, d'autres parviennent à élaborer une stratégie plus globale. C'est ce que j'appelle le syndrome d'opposition, ou « ni-ni » : c'est pour se défendre contre les sensations d'envahissement que l'individu trop perméable et suggestible en vient à se définir en opposition par rapport à son environnement. « Puisque c'est cela qu'on désire que je fasse, je ferai donc l'inverse. Puisque c'est cela qu'on désire que je sois, soyons donc le contraire » : telle est sa position.

Mais si s'opposer à tout et à tous permet de lutter efficacement contre les sensations d'envahissement et d'enfermement, ce n'est pas sans poser quelques problèmes. Tout d'abord, ne pas être d'accord avec Paul suscite le plus souvent l'approbation de Jacques. Ensuite, comment ne pas être de gauche, si on s'oppose à la droite, comment ne pas être locataire, si on se refuse à être propriétaire ? Se définir comme indéfinissable, devenir celui que l'autre n'est pas, suppose un recours constant au paradoxe. Il est en permanence nécessaire d'annuler toute prise de position avec une autre, opposée. Comme on voit, la vie des « ni-ni » est loin d'être simple...

Mais, quoique fort compliquée, cette stratégie permet d'acquérir, dans une certaine mesure, un sentiment d'existence suffisant pour avoir moins besoin de recourir à la nourriture. La plupart des ni-ni sont gros, mais leurs troubles du comportement alimentaire sont moins intenses, et ils sont moins souvent la proie de compulsions alimentaires de type boulimique. Tout, chez eux, est plus pondéré, même leurs excès.

LES GROS MANQUENT D'AUTONOMIE

J'ai fait appel à cette notion quelque peu complexe d'empathie afin que vous puissiez mieux comprendre la raison d'être de certains de vos comportements, de certaines de vos attitudes qui, jusque-là, avaient pu vous paraître quelque peu mystérieux. Je crois très important que vous preniez conscience que votre façon de vous comporter face à la nourriture n'est que l'un des aspects d'une série d'attitudes plus globales, et correspond à une certaine façon générale d'être au monde. Cela souligne le fait que, pour devenir une personne authentiquement mince, perdre des kilos ne suffit pas.

Il me faut encore abuser de votre patience et vous demander un effort supplémentaire, afin d'éclairer les notions de « contrainte » et de « décision », ce que je ferai au moyen d'un concept, en fait pas si compliqué que cela, celui de « lieu du contrôle ».

Mais, croyez-moi, ce ne sera pas du temps perdu. Cela devrait en particulier vous aider à comprendre pourquoi, alors que c'est vous qui avez décidé de maigrir, vous vivez vite l'amaigrissement lui-même (et la privation qu'il sous-entend) comme une contrainte intolérable, à laquelle vous n'avez de cesse d'échapper. D'où ces tricheries avec vous-même et les autres, ces écarts vécus comme autant de soupapes, de bouffées de liberté.

Les contraintes et les décisions

En apparence, tout est simple : une décision est un acte librement choisi, tandis qu'une contrainte est quelque chose qui nous est imposé. Sont habituellement considérés comme des contraintes les lois et règlements, les multiples obligations sociales auxquelles nous sommes soumis. À l'inverse, on considère que choisir telle ou telle profession, cohabiter ou non avec telle ou telle personne, partir en vacances à la mer plutôt qu'à la montagne, acheter ou non une nouvelle voiture ou une nouvelle paire de chaussures sont des actes impliquant une décision.

Pourtant, certains actes, apparemment décidés en toute connaissance de cause, peuvent se révéler être des sources de contrainte. Supposons par exemple qu'ayant réussi votre baccalauréat, vous décidiez de devenir architecte ; les études sont certes longues et difficiles, mais promettent aussi d'être passionnantes, et c'est avec plein d'ardeur que vous démarrez vos études. Mais, très vite, les devoirs à faire, les examens à passer, les travaux dirigés auxquels il faut participer vous apparaissent comme autant de contraintes qui pèsent sur vous et vous étouffent. Ce qui au départ était pour vous un choix fait en toute liberté vous apparaît peu à peu comme une série d'obligations contraignantes. Inversement, certaines situations que vous n'avez pas originellement choisies peuvent évoluer en actions librement consenties, faites de bon cœur : peut-être est-ce sans enthousiasme que vous vous êtes orienté vers la comptabilité. Pourtant, après quelques mois, vous vous êtes pris au jeu et étudiez avec plaisir, sans ennui, sans vous forcer.

Comme une décision implique l'idée d'action, on peut être tenté de considérer que sont des décisions les choix mis en actes dans l'enthousiasme, qui donnent l'impression de ne pas demander d'efforts. Inversement les situations de contrainte sont le plus souvent vécues passivement, voire en pratiquant la résistance passive. Résister passivement consiste à remplir ses obligations malgré tout, mais en traînant les pieds, ou de façon incomplète, imparfaite. Payer ses impôts est par exemple pour beaucoup une contrainte des plus pesantes, mais dont on ne peut se dispenser. Certains marquent leur désapprobation en remplissant leur déclaration au tout dernier moment, dans la panique, en refusant de prendre connaissance du détail de leurs droits et obligations (« il n'est pire sourd que celui qui ne veut pas entendre »), en faisant diverses erreurs plus ou moins conscientes (mais rarement à leur détriment), en envoyant leur déclaration ou leur règlement en retard (ce qui leur coûte des pénalités), voire en « oubliant » temporairement de le faire.

On remarquera que la résistance passive n'a de passif que le nom : elle nécessite qu'on mobilise une énergie bien plus importante que la libre acceptation de ses obligations. Par exemple, le laisser-aller sur le plan administratif peut sembler à première vue un comportement de passivité face à l'administration. En fait, l'allergie administrative est plutôt un comportement d'opposition active. La passivité ne serait-elle pas plutôt du côté de ceux qui remplissent leurs papiers administratifs sans réfléchir, dès qu'ils les reçoivent? Se refuser à tenir en ordre ses papiers, ne pas répondre aux demandes de l'administration, égarer formulaires et justificatifs nécessitent au bout du compte beaucoup d'énergie, aboutissent à des pertes de temps (et parfois d'argent) considérables, sans parler de l'épuisement émotionnel qu'engendre la lutte stérile contre l'hydre administrative...

Le lieu du contrôle

Les notions d'activité ou de passivité ne sont donc pas suffisantes pour différencier contraintes et décisions, et je leur préfère le concept de « lieu du contrôle ». On peut parler d'action décidée lorsque le lieu du contrôle est interne à l'individu. Celui-ci se sent en harmonie avec ce qu'il fait, se vit comme auteur de l'action et se sent libre. Situer le lieu du contrôle de ses actions en soi signifie qu'on a l'impression qu'on agit comme on le décide, qu'on a la capacité d'influer sur les événements, qu'on est maître de son destin. À l'inverse, situer le lieu du contrôle à l'extérieur de soi signifie vivre dans la contrainte : on est le jouet d'autres personnes, ou de forces obscures, ou d'un destin sur lequel on n'a pas de prise, on ne peut que subir.

Un lieu du contrôle externe débouche sur l'acceptation passive de son sort, la résignation, ou bien sur des élans de révolte brutale, anarchique. En effet, dès qu'une action s'inscrit dans la durée, dès qu'elle doit être répétée, elle acquiert des allures de contrainte. Ainsi, par exemple, jouer d'un instrument de musique, apprendre une langue étrangère doivent, pour que cela soit vécu comme un espace de liberté, être acquis instantanément. La nécessité d'apprendre, de répéter, de jouer régulièrement afin d'entretenir sa dextérité transforme l'acte en une obligation, une contrainte de plus, qui est rapidement vécue comme si c'était le monde extérieur qui l'imposait. Pour de telles personnes, la solution à ces problèmes ne peut venir que de l'extérieur : ne se sentant pas les auteurs de leur vie, se vivant comme faibles et incapables d'influer sur les événements, elles auront donc tout particulièrement tendance à croire au hasard et à la destinée, à la chance et à la malchance, à la magie, à la sorcellerie, ou à l'influence des astres.

Celui qui, à l'inverse, place habituellement le lieu du contrôle de sa vie et de ses actes en son for intérieur se vit quant à lui comme libre. La question, pour lui, est moins de savoir ce qui détermine son action que de savoir s'il se sent en accord avec ladite action. Un acte avec lequel on se sent intérieurement en accord est alors vécu comme une preuve de liberté. Ainsi, peu importe si on a commencé à apprendre le violon en raison d'une décision personnelle ou sous la pression des parents. Prendre régulièrement des cours de violon, faire ses exercices quotidiens, tout cela sera assimilé à un acte de liberté si on se sent en accord avec le fait d'apprendre le violon ; les désagréments de la chose ne pèseront alors pas lourd face à cette évidence : on apprend le violon parce qu'on veut apprendre le maniement de cet instrument, quoi qu'il en coûte.

LE LIEU DU CONTRÔLE

- *On situe le lieu du contrôle à L'EXTÉRIEUR de soi lorsqu'on considère que les événements ont des causes indépendantes de soi. Les personnes qui situent généralement le lieu du contrôle à l'extérieur d'elles-mêmes raisonnent en termes de CONTRAINTES, et attribuent la direction que prend leur vie, leurs succès ou leurs échecs, à des causes ou des personnes extérieures.*
- *On situe le lieu du contrôle à L'INTÉRIEUR de soi lorsqu'on considère qu'on influe sur le cours des événements. Les personnes qui situent généralement le lieu du contrôle à l'intérieur d'elles-mêmes raisonnent en termes de DÉCISIONS, et pensent avoir une influence déterminante sur le cours de leur existence.*

Maigrir ou « être maigri »

Appliquons ces notions au domaine alimentaire : ceux et celles qui placent le lieu du contrôle de leurs actes en dehors d'eux-mêmes ont tout d'abord le sentiment que, lorsque des nourritures appétissantes les environnent, ils ne peuvent faire autrement que les manger. Ils ne se sentent pas la capacité de dire non à la nourriture.

De même, lorsqu'ils désirent maigrir, comme ils se sentent dépourvus d'une volonté autonome, ils ne peuvent envisager d'autre solution qu'une prise en charge extérieure : quelqu'un ou quelque chose d'autre, une volonté extérieure, doivent agir sur eux pour les « faire maigrir ». Ces individus sont donc fortement tentés de faire appel à un médecin qui leur ordonnera un régime sur un mode autoritaire ou prescrira des médicaments amaigrissants ; ou de s'intégrer à un groupe de personnes ayant un problème similaire, la volonté du groupe se substituant alors à celle, défaillante, de l'individu ; ou encore de faire appel à une méthode d'amaigrissement magique, par exemple un régime fondé sur des superstitions non vérifiées, consistant en l'éviction de telle ou telle catégorie d'aliments ou la consommation de telle ou telle autre.

De plus, ils vivent rapidement toute méthode amaigrissante comme quelque chose de tyrannique, imposé de l'extérieur. Ils entrent alors en lutte avec leur propre décision de maigrir – ou bien avec le médecin qu'ils ont chargé de les « faire maigrir » –, s'épuisent en actes de sabotage, de désobéissance, de défi. Le fait que c'est avec eux-mêmes qu'ils sont en lutte est rapidement perdu de vue.

Là réside la raison de nombre d'échecs : les personnes ayant un lieu du contrôle externe peuvent certes se contraindre à maigrir, se priver, se tyranniser – ou bien se faire tyranniser par un amaigrisseur – durant quelques semaines ou quelques mois, mais ne parviennent habituellement pas à endurer une telle position indéfiniment. Elles passent leur temps à basculer de la contrainte à la révolte et, telle Pénélope, saccagent régulièrement ce qui leur a pourtant demandé tant d'efforts.

PERDRE DU POIDS (et ne pas le reprendre) demande dans tous les cas bien des efforts :

– Ces efforts sont d'autant plus aisés à supporter qu'ils s'apparentent à des **décisions**, résultant d'un accord profond avec soi-même.

– À l'inverse, ils seront d'autant plus insupportables qu'ils s'apparenteront à des **contraintes**, imposées par le monde extérieur.

ON PEUT S'IMPOSER des contraintes à soi-même, mais cela n'en reste pas moins des contraintes.

MAIGRIR, SE MODÉRER sur le plan alimentaire, devenir une personne mince deviennent des décisions lorsqu'elles sont ressenties comme faisant partie intégrante de soi, non comme quelque chose d'extérieur à soi.

Maigrir durablement nécessite donc qu'on n'attende pas que la solution de ses problèmes vienne de forces extérieures, mais qu'on soit suffisamment en accord avec soi-même pour pouvoir agir par soi-même sur le cours des choses. En d'autres termes, le lieu du contrôle doit être interne et non externe. Ce qui suppose une intériorité plus étoffée, une plus grande autonomie par rapport au monde extérieur. Tel est le but de la Clef de l'existence de soi.

UN JOURNAL DE BORD POUR RENOUER AVEC SOI-MÊME

Augmenter la conscience d'exister est l'objectif avoué de nombreuses formes de thérapies, et de nombreuses techniques ont été développées dans cet esprit. Citons le training autogène de Schultz et les autres méthodes de relaxation, les méthodes exotiques tels le yoga, le Taï Chi Chuan ou la méditation transcendantale.

Cependant, toutes ces méthodes, peu ou prou, sont centrées sur la perception du corps. Si, comme la majorité des personnes en surpoids, vous n'aimez pas votre corps ou lui vouez une franche détestation, il n'est pas sûr que plus prendre conscience de ce corps haï vous aide à exister davantage.

Je vous recommande donc, dans un premier temps, de plutôt vous intéresser à ce que vous vivez et à la façon dont vous le vivez. L'objectif est de cesser de vivre par procuration, de ne plus contempler le monde à travers les yeux des autres, d'être plus conscient de ce qu'on ressent et de ce qu'on pense, d'apprendre à se connaître, d'avoir un point de vue qui soit personnel. Vous constaterez ainsi peu à peu que vous êtes moins « vide » que vous ne le croyez, que vous n'êtes peut-être pas aussi haïssable et dénué d'intérêt que vous le pensez.

Quinze à vingt minutes par jour consacrées à la conscience de soi

Je vous propose, afin d'étoffer votre monde intérieur et d'en corriger les dysfonctionnements, de consacrer quinze à vingt minutes par jour à cette tâche. C'est bien le moins que vous puissiez faire pour vous-même.

Quelques conditions matérielles minimales sont requises :

• *Une ambiance agréable.* Personnellement je considère que rien ne vaut un bon fauteuil, dans une pièce à la lumière tamisée, et qui ne soit pas trop bruyante.

• *Un peu de temps devant soi.* Il convient aussi d'avoir au moins quinze à vingt minutes devant soi, durant lesquelles on a des chances raisonnables de ne pas être dérangé.

Énoncé ainsi, cela paraît simple ; pourtant, trouver le lieu et le temps nécessaire pose en règle générale énormément de problèmes. Si tel est votre cas, allez voir pages 230 et suivantes.

Durant quinze à vingt minutes, donc, il s'agit de ne plus s'agiter, de ne plus courir à droite et à gauche, de ne plus travailler, s'étourdir, se divertir, lire, écouter de la musique, regarder la télévision, de ne plus penser à sa famille, ses enfants, son conjoint, ses parents, à ce qu'ils veulent ou ne veulent pas, ce qu'ils ressentent ou ne ressentent pas, ce qui leur est arrivé ou va leur arriver.

Mais, si on ne fait rien de tout cela, que fait-on ? Ne va-t-on pas, une fois de plus, se trouver face à ce néant intérieur si redouté ?

Un premier fil d'Ariane peut vous guider pour retrouver votre chemin dans le dédale de vos pensées : les fluctuations de votre comportement alimentaire. Si vous avez mis en pratique le carnet explorateur décrit dans la Clef du comportement alimentaire, vous savez d'ores et déjà repérer ce que vous mangez, si ce que vous consommez répond à un besoin de nature physique ou psychologique, quelles situations vous conduisent à manger plus que vous ne le souhaiteriez. Il s'agit maintenant d'approfondir ce travail plus encore, d'identifier plus précisément les états mentaux propices aux pertes de contrôle alimentaire.

> UTILISEZ LES FLUCTUATIONS
> de votre comportement
> alimentaire comme un outil
> pour identifier :
>
> – les événements,
>
> – les émotions,
>
> – les états mentaux, le dialogue intérieur, qui sont importants pour vous au point de créer la nécessité de manger.

Dissiper la confusion de son esprit, préciser ce qu'on pense et ressent demandent du courage et de la méthode. Du courage, car, certaines pensées se révèlent douloureuses et déplaisantes, et c'est justement pour les éviter qu'on a recours à la prise de nourriture. De la méthode car dans bien des cas, on a du mal à avoir une pensée et des sentiments totalement autonomes par rapport à ceux des autres. En ce qui concerne le courage, je ne peux pas véritablement vous venir en aide ; tout ce que je puis faire est vous encourager à prendre le temps nécessaire, à ne pas chercher à griller les étapes, à ne pas aller plus vite que vous n'êtes en mesure de le supporter. Pour ce qui est de la méthode, je puis sans doute vous conseiller utilement.

Avoir conscience de l'instant présent

Nous partirons donc des situations qui, quelques heures auparavant, ou bien la veille, ont suscité chez vous une envie de manger. Que vous ayez effectivement cédé à cette envie ou bien que vous lui ayez résisté n'entre pas en ligne de compte. Il est nécessaire que vous parveniez à distinguer trois ordres de choses : les événements qui se sont déroulés, les émotions que vous avez ressenties, le dialogue intérieur que vous vous êtes tenu.

Identifier les événements

Commençons par les événements survenus. Il s'agit de vous remémorer ce que *vous* avez fait, et éventuellement qui vous avez rencontré, quelles paroles ont été échangées. L'important dans cette tâche est de considérer les faits tels qu'ils se sont déroulés, non pas du point de vue de vos interlocuteurs, mais de votre point de vue. En ce qui concerne les autres, ne prenez en compte que ce qu'ils ont fait ou dit. *Vous* êtes le héros de ce film.

Il est fondamental, dans cette entreprise de remémoration, d'être absolument honnête. Ne trichez pas en ce qui concerne les événements survenus, ne cédez pas à la tentation de réécrire l'histoire. Votre interlocuteur a fait ou dit telle ou telle chose, eu telle ou telle attitude à votre égard, pour des raisons qui lui sont propres et auxquelles vous ne vous intéresserez pas. Vous-même avez fait ou dit ceci ou cela.

Prendre acte de ses émotions et sentiments

La plupart des personnes, lorsqu'elles en font l'effort, parviennent à retrouver le fil des événements. Les difficultés commencent quand il s'agit de se remémorer les pensées et émotions correspondantes. Car comment être sûr que c'est bien là ce qu'on a effectivement pensé et ressenti ? N'avons-nous pas été influencé par telle ou telle personne, qui nous aura en quelque sorte insufflé ces pensées et sentiments ? Dans quelle mesure ces pensées et ces émotions nous appartiennent-elles véritablement ? Ou bien n'avons-nous pas tout réinventé après coup, parce que telles étaient les choses que nous aurions aimé penser ou ressentir ?

- *Les émotions de base sont : la peur, la colère, la joie, l'anxiété et l'angoisse, la surprise, la tristesse.* Mettons de côté l'amour, émotion complexe s'il en est et sur laquelle nous aurons l'occasion de revenir.
- *Les émotions sont pour une bonne part repérables à leurs effets corporels.* Vous pouvez vous souvenir que telle situation vous a angoissé car vous vous rappelez une certaine tension musculaire, voire des crampes, une boule dans la gorge, un cœur qui s'est brusquement mis à battre la chamade, la transpiration qui s'est mise à couler. Vous savez que vous vous êtes mis en colère car vous vous êtes senti devenir rouge, vous avez crié et tempêté (ou en avez fortement eu envie). Vous identifiez un sentiment de tristesse à une impression de ralentissement, de

perte. À l'inverse, la joie se traduit par une accélération, un dynamisme, une frénésie aisément reconnaissables.

• *Le terme de sentiment correspond à une perception intuitive du monde et de nous-même.* Il s'agit d'une démarche plus élaborée, moins « brute de décoffrage » que l'émotion elle-même. Le vocabulaire en est plus étendu, plus nuancé : on parle par exemple de bonheur, de peine, d'admiration, de générosité, d'enthousiasme, d'indignation, de honte, de culpabilité, d'indifférence, de mépris, d'aversion, de sentiment d'injustice et, bien sûr, d'amour et de haine.

Il peut néanmoins arriver que vous ayez de la difficulté à identifier vos émotions et sentiments. C'est surtout le cas lorsque vous les refrénez et en étouffez les manifestations concrètes. Ils prennent alors un tour plus abstrait. Vous vous dites : j'aurais dû me mettre en colère, mais je ne l'ai pas fait, j'aurais dû être angoissé, mais j'ai été plutôt sidéré. Si vous avez des doutes quant à l'émotion réellement ressentie, envisagez différentes hypothèses et passez en revue les différentes émotions que quelqu'un d'autre, qui vous ressemblerait, aurait pu ressentir dans une situation semblable.

Distinguer sentiments et dialogue intérieur

Il est très difficile de savoir ce que l'on pense, car nos pensées sont rapides et, pour une bonne part, inconscientes. Certaines sont comme des étoiles filantes qui traversent notre esprit, ne laissant qu'une trace fugace et évanescente. D'autres sont comme des trous noirs, denses et invisibles, et nous ne devinons leur présence que par les répercussions qu'elles ont sur nos actes et sur d'autres pensées voisines. D'autres pensées encore sont parfaitement identifiées, mais elles ne nous plaisent guère et nous préférons les ignorer, faire semblant de ne pas les avoir. D'autres enfin sont des pensées répétitives, si mécaniques qu'elles font partie du décor et que nous n'en percevons plus l'étrangeté.

Aussi ne vous demandé-je pas de prendre conscience de vos pensées, souvent inaccessibles à la conscience, mais de votre dialogue intérieur. Nous nous parlons à nous-même, nous nous posons des questions et y répondons. Nous nous racontons de belles histoires ou nous nous torturons avec d'autres, moins plaisantes. Nous nous encourageons, nous nous promettons des récompenses en cas de réussite, ou au contraire passons notre temps à nous critiquer et démolissons par avance tout ce que nous serions susceptible d'entreprendre. Nous élaborons des scénarios de réussite et préparons dans le détail nos actions futures, de telle sorte qu'elles aient toutes les chances d'être des succès, ou bien nous mettons en place les conditions de nos échecs.

Le dialogue intérieur n'est donc pas la pensée au premier degré ; un tri a été effectué et les pensées qui sont choisies sont soumises à un travail de rumination, cultivées, développées. Le dialogue que nous entretenons avec nous-même est ce qui soutient notre ego, nous permet de savoir qui nous sommes et qui nous voulons être. C'est de cette façon que nous parvenons à assurer la continuité de notre être, donnons une cohérence à notre pensée et à nos actes. Il s'agit donc tout à la fois de notre colonne vertébrale et de notre carcan, la meilleure et la pire des choses. Nous nous faisons une certaine idée de nous-même, bonne ou mauvaise, et tentons de nous conformer à cette idée, pour notre plus grand bien ou notre plus grand malheur.

Il existe différentes façons de s'entretenir avec soi-même, et toutes ne sont pas bénéfiques. Ainsi, on peut se tenir un discours de complaisance, se masquer ses déficiences, se raconter des histoires un peu trop belles à son sujet, enjoliver la réalité. Outre le fait qu'on vit alors dans l'irréalité, se bercer ainsi d'illusions dispense d'agir et de progresser. On peut aussi pratiquer l'autocritique acerbe, avoir un dialogue intérieur tourmenté et douloureux, ruminer ses défauts et ses déficiences, insister sur tout ce qui ne va pas, gauchir sa vision du monde dans un sens défavorable, se dévaloriser sans cesse. Un tel discours intérieur conduit tout droit à la passivité et à la dépression. Nous verrons qu'il est parfaitement possible de cumuler Charybde et Scylla, d'être complaisant à l'égard de soi-même sur certains points, et bien trop critique sur d'autres. Enfin, on peut faire barrage à ses pensées, tenir à distance son dialogue intérieur. Si on y parvient un peu trop bien, on finit par avoir l'impression d'être un inconnu pour soi-même, on ressent cette sensation de vide dont j'ai déjà parlé.

Nous pouvons cependant avoir une certaine influence sur nos commentaires intérieurs. Certes, nous ne pensons pas ce que nous voulons penser, mais nous pouvons discuter avec nous-même, rectifier certains jugements, modifier peu à peu des habitudes mentales. Je viens de dire que nous ne pouvions faire autre chose que prendre acte de nos sentiments et émotions, mais ce n'est pas tout à fait vrai : à la longue, mais à la longue seulement, modifier son discours intérieur modifie les émotions ressenties. Nous pesons ainsi sur nos inclinations, encourageons tel sentiment ou freinons tel autre, mais nous ne pouvons cependant pas les créer de toutes pièces. En somme, nous pouvons modifier nos sentiments, mais lentement, et pas de façon directe, seulement par des voies indirectes.

> LA PLUPART DES PERSONNES ne font pas une distinction claire entre ce qu'elles ressentent et ce qu'elles se disent à propos de ce qu'elles ressentent, entre sentiments et dialogue intérieur.
>
> IL S'AGIT POURTANT de choses bien différentes : les émotions sont des réactions primaires dont nous sommes, pour l'essentiel, spectateurs. Nous ne pouvons qu'en prendre acte.
>
> LE DIALOGUE INTÉRIEUR consiste plutôt en commentaires sur ce que nous vivons, ainsi que sur les émotions ressenties.

Avoir conscience du passé, se projeter dans l'avenir

Nous n'avons jusque-là abordé que la conscience de l'instant. Mais être conscient de soi, c'est aussi avoir conscience de son passé, avoir une histoire et être capable de se la raconter. C'est encore avoir une certaine vision de son avenir, ou de ses avenirs possibles. Récapituler sa vie, en reconsidérer le sens, confèrent une épaisseur indispensable à l'être humain. Quoique bien des méthodes soient possibles, je vous propose de procéder de la façon suivante : notez tout d'abord sur une feuille de papier les différentes étapes de votre vie par ordre chronologique. Par exemple, vous avez passé votre petite enfance à Carpentras, avec vos parents ; puis vous avez fait vos études secondaires dans un internat. À dix-huit ans, votre baccalauréat en poche, vous avez fait quatre ans d'études supérieures. Vous avez été embauchée chez Dupuis et Cie. Puis vous avez rencontré Georges et vous vous êtes mariée. Puis vous avez eu César et Rosalie.

Afin d'insuffler de la vie dans vos souvenirs, choisissez maintenant un thème : les différentes chambres dans lesquelles vous avez vécu, ou bien les faits marquants qui ont constitué des tournants de votre existence, ou encore les différentes personnes que vous avez connues tout au long de votre vie : amis, amants, membres de votre famille, voisins, etc.

Supposons que vous ayez choisi le premier thème, les pièces successives dans lesquelles vous avez résidé. Il y a tout d'abord votre chambre d'enfant. Entraînez-vous à la reconstituer, avec son papier peint à fleurs roses, votre petit lit, suivi quelques années plus tard par un plus grand, les jouets avec lesquels vous avez le plus joué. Vous n'avez pas toujours été seule dans cette chambre : vous y jouiez avec Romain, votre grand frère, ou avec Ophélie, la petite voisine. Votre mère entrait dans cette chambre, elle vous racontait des histoires pour vous endormir.

De fil en aiguille, un souvenir en éveillant un autre, vous vous souviendrez ainsi de beaucoup de choses. Certains souvenirs seront plaisants, tandis que d'autres le seront moins. Il est aussi possible que, l'expérience aidant, vous procédiez à un recadrage : certains liens vous apparaîtront, vous conférerez un sens nouveau à certains épisodes, à certaines situations. Des incidents qui vous avaient semblé de peu d'importance prendront tout leur sel, tandis que des choses que vous aviez autrefois vécues sur un mode intensément dramatique vous apparaîtront banales. N'hésitez pas à rester sur un thème le temps qui vous paraîtra nécessaire ; ne passez à un autre thème que lorsque vous aurez l'impression d'avoir fait le tour du précédent.

> RÉCAPITULER SA VIE, pour une personne souffrant de son poids, revient presque toujours à tenter de répondre à cette question : Pourquoi ? Pourquoi suis-je gros ? Qui, quoi m'a rendu ainsi ? De qui est-ce la faute ?
>
> CE SONT PRESQUE TOUJOURS LES PARENTS qui font figure d'accusés…
> Je reviens sur cet aspect des choses page 305, ainsi que dans la Clef de la vie.

Parlons aussi de l'avenir : il est inconnaissable, direz-vous. Certes, mais cela n'empêche pas de s'en faire une certaine idée, sur des bases plus ou moins rationnelles. Ainsi, certains sont-ils persuadés qu'ils mourront jeunes et qu'il n'est donc point besoin de se préoccuper de l'avenir, qu'il vaut mieux brûler la chandelle par les deux bouts. D'autres imaginent que tout leur réussira tandis que d'autres encore sont persuadés que malheur et souffrance sont leur lot.

Si, par exemple, vous êtes intimement persuadé qu'être gros est votre destin, et que, quels que soient vos efforts, vous échouerez, il y a fort à parier que tel sera le cas. On appelle cela une prédiction autoréalisatrice : on met tout en œuvre pour se conformer à la prédiction qui, donc, se réalise.

Il est donc utile, nécessaire, que vous soyez capable d'imaginer un futur dans lequel vous cesseriez d'être gros, dans lequel vous seriez effectivement une personne mince et qui entend le rester. Si cela se réalisait (si vous le réalisiez, plutôt), que feriez-vous, comment réorganiseriez-vous éventuellement votre vie ?

Je reviens plus en détail sur ces points dans la Clef de la vie. Rien ne vous empêche d'aller y jeter un coup d'œil dès à présent.

QUESTIONS-RÉPONSES

« J'aimerais bien faire l'exercice mental que vous conseillez en vue d'augmenter ma conscience d'exister, mais je n'ai pas une minute à moi dans la journée. »

Vous êtes du genre actif. Vos journées commencent tôt et finissent tard. Vous avez une activité professionnelle intense, ou (parfois et) vous devez vous occuper de vos enfants, de votre conjoint, de vos parents, tenir la maison propre, faire les achats nécessaires. Ou bien, sans avoir autant d'obligations, peut-être consacrez-vous beaucoup de temps à un hobby, comme jouer d'un instrument de musique ou apprendre une langue étrangère. Les rares moments de liberté n'existent pour ainsi dire pas, car alors vous vous écroulez sous le poids de la fatigue. En fait, vos seuls moments égoïstes sont ceux durant lesquels vous mangez...

Les choses sont ainsi, pensez-vous, et comme elles ne peuvent changer, comme vous en êtes prisonnier ou prisonnière, votre cas est donc désespéré. Vous avez parfaitement raison : votre cas est désespéré si vous n'effectuez pas un sursaut salutaire, une rupture avec cet état de choses.

Si votre emploi du temps est tel que vous ne disposez d'aucun moment à vous consacrer, c'est cet emploi du temps qu'il faut changer. Dites-vous bien qu'avoir du temps pour renouer avec soi-même est un acte d'hygiène mentale indispensable, prioritaire sur toute autre considération. Il s'agit de quelque chose du même ordre que dormir ou se laver, un acte indispensable à la préservation de soi. Vous arrive-t-il, par exemple, de ne pas vous laver certains jours, « parce que vous n'avez pas le temps » ? J'espère que non, car si tel était le cas, je ne pourrais que vous conseiller, toutes affaires cessantes, de consulter le psychiatre le plus proche de votre domicile.

Cette pauvre excuse, ne pas avoir le temps nécessaire, est un faux-semblant. Examinons quels peuvent être vos véritables motifs. Il est tout d'abord possible que penser vous effraie. Qui sait, si vous vous autorisiez à penser, quelles sortes d'idées envahiraient votre esprit ? Vous seriez peut-être la proie de pensées douloureuses : vous êtes gros ou grosse, vous ne parvenez pas à maigrir, vous n'êtes capable de rien, vous n'êtes pas aimable et d'ailleurs personne ne vous aime. À moins que ce ne soient des pensées « mauvaises » qui ne prennent le dessus : des scénarios de violence dans lesquels vous vous vengez de ceux qui vous font ou vous ont fait du mal, des pensées envieuses et jalouses vis-à-vis de ceux pour qui tout est simple et qui ne connaissent pas leur bonheur. Oui, vous pensez tout cela. Et peut-être le temps est-il venu d'accepter le fait que vous avez de telles pensées. Tel est le prix à payer pour pouvoir, ensuite, passer à autre chose. Si tel est votre cas, les pages qui suivent vous concernent tout particulièrement.

Un autre motif possible réside dans votre abnégation. Comment priver votre entourage de votre présence et de votre attention durant vingt longues minutes ? Vous devez travailler jusqu'à la limite de vos forces ; vous devez nourrir vos enfants, jouer avec eux, les aider à faire leurs devoirs. Vous devez tenir compagnie à votre conjoint, vos parents, vos amis. Vous devez faire la cuisine, tenir la maison propre. Mais ce désintéressement apparent cache peut-être en définitive une profonde fragilité : vous tentez de vous rendre indispensable à vos employeurs, votre famille, vos amis parce que vous pensez que si vous disparaissez à leurs yeux ne serait-ce que quelques minutes, ils vous oublieront, ou apprendront à se passer de vous et, en définitive, vous rejetteront.

Certains, encore, s'acharnent sur leur travail scolaire ou leur tâche professionnelle de façon outrancière. Dans bien des cas, cela cache un profond doute sur soi, sur ses capacités à réussir. Mais est-il bien raisonnable de croire qu'on ratera ses examens ou que son entreprise fera faillite si on travaille vingt minutes de moins par jour ?

Comme on le voit, s'occuper autant des autres, de son travail, est une conduite de fuite, dont l'objectif est de s'oublier soi-même, ou bien une conduite de réassurance, destinée à prouver qu'on n'est pas totalement dénué de valeur. Néanmoins, quelles que soient vos raisons, le fait est là : vous vous êtes rendu indispensable, avez habitué les autres à une attention sans faille de votre part et il n'est pas sûr qu'ils voient d'un bon œil votre désir de prendre un peu de temps pour vous-même. Car c'est bien de cela qu'il s'agit : de les prendre, ces vingt minutes, de les détourner, les voler, les dérober à quelqu'un ou quelque chose d'autre. Prendre vingt minutes est, ne nous voilons pas la face, un acte de violence. Ces minutes, vos enfants, votre conjoint, vos parents, votre employeur ne les auront plus. *Vous* les aurez. Eux devront se faire une raison.

« J'aimerais bien faire l'exercice que vous conseillez en vue d'augmenter ma conscience d'exister, mais je n'en ai pas la possibilité matérielle. »

Qu'est-ce à dire ? Vous n'avez pas de chambre personnelle, pas de bureau personnel, pas de salle de bains personnelle ? Je vous crois. Car peut-être votre chambre à coucher est-elle davantage celle de votre conjoint que la vôtre, peut-être travaillez-vous dans un bureau paysagé ouvert à tous vents (ou dans une bibliothèque publique si vous êtes étudiant). Le salon est dédié à la famille, le téléviseur y trône, déversant son flot de sitcoms et de dessins animés pour enfants, ou sa musique pour adolescents. À moins que vous n'habitiez un appartement minuscule et bruyant, dans lequel s'isoler est une gageure.

Délimiter un territoire personnel, le défendre par la suite sont des actes d'affirmation de soi qui servent à nous définir par rapport aux autres et qui correspondent à une nécessité vitale. Il s'agit là, à l'évidence, d'actes de nature agressive puisque ce qu'on prend pour soi, d'autres ne l'auront pas.

Mais si vous vous octroyez un territoire raisonnable, il y a de bonnes chances que votre entourage, non seulement ne vous mette pas de bâtons dans les roues, mais qui plus est approuve votre acte. Constatant que vous vous respectez davantage, ils vous témoigneront plus d'égard, d'attention et, pourquoi pas, d'amour.

Il m'est souvent arrivé de rencontrer des personnes en surpoids qui n'avaient aucun lieu dont elles puissent dire : ceci est mon espace privé et personnel. Certaines n'avaient pas d'espace de travail qui leur soit propre, si bien qu'elles devaient sempiternellement transporter leurs affaires d'un lieu à l'autre, et étaient en permanence dérangées, par leurs enfants, leur conjoint, ou des collègues. D'autres, ou les mêmes, n'étaient pas véritablement chez elles dans leur propre appartement. Je me souviens d'une jeune femme, faisant du secrétariat à domicile, qui avait constaté, non sans quelque surprise, qu'elle n'avait pas de statut plus reluisant que celui de squatter : alors que ses trois enfants avaient chacun leur chambre, elle-même dormait sur le canapé du salon, si bien qu'elle était forcée d'attendre que tout le monde soit couché pour pouvoir en faire autant. Lorsqu'elle travaillait, elle installait son ordinateur sur la table du salon, mais était obligée de le ranger, ainsi que ses autres instruments de travail, pour faire manger ses enfants. Ce n'est qu'après avoir fait installer une cloison amovible coupant le salon en deux qu'elle put commencer à perdre du poids.

« Comment expliquer à mes proches que je désire m'enfermer tout (e) seul (e) dans une pièce durant vingt minutes et que je désire qu'ils ne me dérangent pas pendant cette période ? Quelle explication donner ? Ne vont-ils pas me croire devenu(e) fou ou folle ou, pis encore, me trouver égoïste ? »

Soyez simple : dites que vous avez besoin d'une période de repos de vingt minutes environ, que vous vous entraînez à la relaxation, et que vous souhaitez qu'on ne vous dérange pas, sauf en cas d'urgence absolue (l'immeuble en flammes ou quelque chose d'équivalent...).

Peut-être votre entourage sera-t-il surpris, s'il a pour habitude que vous soyez taillable et corvéable à merci. Mais il est probable que votre famille ou vos amis parviendront à survivre à ces vingt minutes.

Le seul problème est celui des enfants en bas âge. Si tel est votre cas, vous devez trouver une personne qui puisse s'en occuper (votre conjoint, une voisine) pendant le temps où vous vous occuperez de vous-même. Il ne s'agit pas là d'une exigence démesurée, mais d'une nécessité de survie en ce qui vous concerne. Je vous fais confiance pour trouver un moyen de montrer votre reconnaissance à la personne qui vous aura rendu ce service.

«Il ne se passe pas grand-chose dans ma vie. Je ne ressens et ne pense pas grand-chose à ce sujet.»

Il est possible que votre vie soit terne. Et ce d'autant plus que vous vous interdisez bien des activités en raison de votre surpoids. Cela ne signifie pas pour autant que vous ne pensiez pas, que vous ne ressentiez pas. En fait, ceux qui ne ressentent ni ne pensent doivent se livrer pour cela à bien des efforts, car ressentir et penser sont des fonctions naturelles du psychisme. Il est donc probable que vos pensées et vos émotions sont trop douloureuses ou vous font peur.

Il est plus que temps de vous préoccuper de ce que vous ressentez et pensez vraiment. Peut-être avez-vous de hideuses pensées. La jalousie, l'envie, la haine vous rongent. C'est là votre côté obscur. Ou bien encore retournez-vous le plus gros de votre agressivité contre vous-même, et penser consiste pour l'essentiel à vous critiquer. Dans ces conditions, on comprend aisément que vous vous soyez débrouillé pour penser le moins possible, avoir l'esprit vide.

Mais faire ainsi le vide n'est pas une solution : vous jetez le bébé avec l'eau du bain et perdez ce qui fait le tissu même de votre existence. Il est temps de montrer du courage, d'affronter vos propres pensées, de prendre vos émotions en considération. Poursuivez votre lecture.

Thérèse n'existe que pour les autres

(Suite de la page 169)

Thérèse, 56 ans, 94 kg, ne pense guère à elle: elle a quelque peu tendance à s'oublier au profit de ses proches, Roger, son mari, Roseline, sa fille, les enfants de celle-ci, Charlotte et Zazou. Grâce à son carnet alimentaire, elle a pris conscience, premièrement qu'elle mangeait plus qu'elle ne le pensait, deuxièmement qu'elle ne parviendrait sans doute pas, dans l'état actuel des choses, à se modérer sur le plan alimentaire.

Elle a donc décidé de se centrer en premier lieu sur la Clef de l'existence de soi, et a commencé la tenue d'un journal en distinguant trois rubriques: les événements survenus (et, pour elle, les prises alimentaires appartiennent à cette catégorie), les émotions ressenties, le dialogue intérieur.

Ce qu'elle trouve de plus difficile est d'identifier ces fameux commentaires intérieurs. Dans un premier temps, elle estime ne rien se dire, n'avoir qu'une impression de vide dans la tête. C'est la preuve qu'elle n'est « pas intéressante ».

Mais en y réfléchissant, elle convient que « je ne suis pas intéressante » est justement son dialogue intérieur le plus habituel. Elle se parle donc pour se dire qu'il n'y a pas lieu de se parler.
Les idées développées dans « S'accepter et agir en conformité avec soi-même », que nous verrons page 240, lui donnent à réfléchir : elle se demande si elle n'éprouve pas une certaine rancœur à l'égard de son mari. Somme toute, elle lui a consacré sa vie, et lui ne la prend guère en considération. À chaque reproche de sa part, Roger répète que tout irait mieux si elle maigrissait.
Thérèse adore Roseline, Charlotte et Zazou. Mais elle convient qu'à force d'être aussi attentionnée, de leur consacrer la majorité de ses pensées, elle devient sans doute quelque peu envahissante. C'est probablement pour cela que Roseline se montre si réservée, et que Charles, son mari, ne l'accompagne que rarement. Elle demande donc trop aux siens, doit apprendre à les laisser vivre leur vie et, pour cela, doit être elle-même plus autonome. C'est dans cette idée que Thérèse est allée seule au cinéma pour la première fois de sa vie. Elle était si émue qu'elle a à peine fait attention au film. Elle se promet toutefois de renouveler l'expérience.
(La suite des aventures de Thérèse page 317.)

ÉVÉNEMENT	ÉMOTION	DIALOGUE INTÉRIEUR
Lever, petit déjeuner Courses supermarché	Rien	Je fais des courses pour mon mari, mes enfants et petits-enfants. C'est pour eux que j'achète toutes ces choses, mais c'est moi qui les mange.
11 heures, je fais un gâteau 12 heures, déjeuner léger : 1 tr. jambon, 1 orange.	Contrariété Rien	Je ne m'en sortirai jamais. Je ne peux tout de même pas ne plus faire de gâteaux. Je ne me dis rien. Je ne suis pas intéressante.
Cinéma toute seule. *Pédale douce*, c'est Charlotte qui me l'a conseillé.	Je ne vais jamais au cinéma. Roger ne veut pas. Très nerveuse.	Je me demande ce que je fais là toute seule. Drôle de film. J'ai l'impression que tout le monde me regarde. Je voudrais sortir, mais j'ai payé et il faut que je regarde jusqu'au bout. Si je sortais en plein milieu, tout le monde me regarderait.

Justin est un « ni-ni » !

(Suite de la page 172.)
Justin, souvenez-vous, est marié à Suzie, fin cordon-bleu, et est un sympathique garçon de 85 kilos, ou plutôt de 82 kilos désormais. Il est certes parvenu à se modérer sur le plan alimentaire en simplifiant des repas à vrai dire auparavant surabondants, mais s'est révélé incapable de manger lentement, ou de renoncer à manger quelque chose de bon à sa disposition.
Les descriptions développées dans la Clef de l'existence de soi lui ouvrent de nouveaux horizons : il a, à n'en pas douter, une nette tendance à l'hyperempathie ; il est perpétuellement en train de se demander ce que pensent ses interlocuteurs, ce qu'ils ressentent, et fait d'ailleurs preuve dans ce domaine d'un certain talent, bien utile dans sa profession, responsable de la section théâtrale dans une Maison des Jeunes et de la Culture. Il oblitère le plus souvent son point de vue personnel lorsqu'il est en bonne (ou moins bonne) compagnie et ce n'est qu'une fois seul qu'il parvient à faire le point. Il n'est pourtant aucunement une personne effacée, mais a au contraire la réputation d'avoir une forte personnalité, d'être le genre de personne qui sait ce qu'elle veut. En fait, son attitude varie selon qu'il est en présence de personnes qui comptent à ses yeux (il est alors hyperempathique, prêt à tout pour les satisfaire), ou de personnes plus ou moins étrangères, dont il ne répugne pas à se faire des ennemis.
Somme toute, il est un « ni-ni » : il supporte mal la hiérarchie, les ordres, les obligations. Il aime au contraire provoquer, s'opposer et se juge plutôt non conformiste. Une totale liberté lui paraît cependant un brin angoissante. Ainsi son métier lui convient parce qu'il peut organiser son travail de façon autonome, mais au sein d'une structure protectrice. Quoiqu'il ait rêvé, et rêve encore, d'être comédien, il doit convenir que cette profession lui paraît bien trop aventureuse.
Un autre trait de son caractère est sa difficulté à s'en tenir aux décisions prises, à s'engager sur des chemins irrévocables, à savoir en définitive ce qu'il désire et ne désire pas. Il a la réputation d'être une personne solide, la tête sur les épaules, qui sait ce qu'elle veut, alors que lui-même a l'impression d'être tout le contraire. D'une certaine façon il joue un personnage, ne cesse de donner le change. Certes, il est un parfait professionnel, efficace, sachant tenir son petit monde, une poigne de fer dans un gant de velours, mais c'est là un rôle de composition. Certes, il s'est marié avec Suzie, mais c'était ce qu'elle voulait et il avait trop peur de la perdre. Le mariage ne lui semble d'ailleurs supportable que grâce à quelques coups de canif dans le contrat de temps à autre, ainsi que l'idée, qu'il se plaît à caresser, que si les choses devenaient un jour trop pesantes, il lui resterait toujours la possibilité du divorce.
Tout cela lui paraît un peu désespérant : s'il est gros parce que hyperempathique et « ni-ni », il n'est donc pas près de maigrir...
Mais, pour une fois, il va tenter d'aller jusqu'au bout, de combattre cette ten-

dance à démissionner juste au moment où les choses se mettent à marcher, d'ailleurs si caractéristique des « ni-ni ». Tenir un véritable journal, qui plus est avec des colonnes, lui paraît vraiment rébarbatif, mais il se promet de prendre des notes de temps à autre, de faire le point sur ce qu'il ressent, sur ce qu'il pense.

Il s'intéressera plus particulièrement à deux problèmes, non sans retentissement sur sa façon de manger : tout d'abord sa façon de se comporter à table, entre amis ou lors de repas professionnels. Il lui a toujours semblé jusque-là qu'il mangeait beaucoup par pure convivialité, parce que c'était un moment de fête que toute tentative de contrôle gâcherait irrémédiablement. Mais, à partir du moment où on considère les choses sous l'angle de l'hyperempathie, ce genre d'explication apparaît insuffisant. En fait, si on y regarde de plus près, ces repas sont des moments de grande proximité, physique et psychologique, avec les autres convives, durant lesquels il se sent toujours plus ou moins vulnérable. Peut-être a-t-il l'impression déplaisante, à certains moments, de se laisser contaminer par les idées, les émotions et les sentiments des autres, portés à leur paroxysme sous l'effet des vins et l'exubérance des agapes, de cesser d'être tout à fait lui-même. Plonger le nez dans son assiette, manger vite et beaucoup lui servent peut-être, dans ces occasions, de rempart contre cette trop grande proximité. Se montrer bon convive, jouer au bon gros jovial, lui permettent aussi, lui semble-t-il, d'apparaître sous un jour sympathique, celui du bon vivant sans complexes, et, donc, de se faire accepter à bon compte.

Effectivement, y prêtant désormais la plus grande attention, il constate qu'il est nettement plus tenté de manger lorsqu'il est en compagnie de personnes à la personnalité affirmée et au comportement envahissant. Inversement, lorsqu'il déjeune avec des personnes plus effacées, ou qu'il connaît de longue date, la pression est moindre (quoiqu'il fasse malgré tout honneur au repas).

Le second problème concerne ses relations avec Suzie. Cette dernière a dans toute cette affaire un comportement irréprochable : elle-même mince et sportive, elle ne lui a jamais fait le moindre reproche à propos de son tour de taille. Elle l'a connu pourtant svelte et fringant, au début de leur relation. C'est lui qui lui a demandé de l'aider à maigrir, de lui faire de la cuisine-minceur, de le retenir dans les moments où il succombe aux tentations alimentaires. Bien entendu, il ne cesse de grogner contre ces légumes à l'eau, de chercher à se rattraper avec diverses friandises. Lorsque Suzie tente de l'en empêcher, le plus souvent il se fâche et mange malgré tout. Compter sur Suzie pour qu'elle l'aide à maigrir, puis s'opposer à elle quand elle fait ce qu'il lui a demandé, lui apparaît maintenant comme un jeu de « ni-ni » plutôt idiot et inefficace. Il faut en sortir.

(La suite des aventures de Justin page 319.)

Christine boulimise parce qu'elle est vide à l'intérieur

(Suite de la page 157.)

Christine, souvenons-nous, n'est nullement obèse. Mais si elle n'a que 4 à 5 kg de trop d'un point de vue strictement médical (20 selon elle), c'est parce qu'elle compense ses boulimies par des vomissements et que, le reste du temps, elle ne mange pratiquement rien. Elle vit dans un monde noir et blanc, oscillant sans cesse entre deux états. La majeure partie du temps, elle se restreint et perd alors jusqu'à la notion de ce que manger veut dire. À certains moments, tout bascule, et elle s'empiffre, avec la sensation, brève mais intense, de se vautrer avec délectation dans le péché.

En fait, Christine a des périodes de rémission durant lesquelles elle n'est pas boulimique, et où elle peut manger de façon tout à fait civilisée. C'est par exemple le cas lorsqu'elle tombe amoureuse. Durant quinze jours à trois semaines, ses problèmes alimentaires disparaissent comme par enchantement. Elle fait trois repas chauds par jour, des repas normaux, composés de nourritures normales. C'est d'ailleurs à n'y rien comprendre : c'est alors qu'elle maigrit !

Malheureusement, les amours de Christine tournent vite au vinaigre, ce qui déclenche de terribles boulimies. Les kilos reviennent, et Christine en tire argument pour rompre définitivement : mieux vaut qu'« il » ne me voie pas dans cet état, je le rappellerai lorsque j'aurai un peu maigri !

Un autre moyen pour faire disparaître les boulimies consiste pour Christine à se lancer dans des activités intensément mobilisatrices du point de vue physique. Ainsi est-elle partie l'an dernier pour un trekking au Népal. Elle pratique aussi le parapente et, dans ces occasions, mange comme tout un chacun, quand elle a faim, s'arrêtant quand elle est rassasiée.

Christine se retrouve « à 100 % » dans la description de la personne hyperempathique luttant contre son vide intérieur par le vampirisme et l'hyperactivité. Elle est bien consciente de ses difficultés de relation avec autrui. Elle souffre « au-delà de tout » de son incapacité à nouer une relation stable avec une personne du sexe opposé ; elle se plaint de ce que ses amies sont trop envahissantes lorsqu'elle n'a pas besoin d'elles, et aux abonnées absentes lorsqu'elle est au bord du suicide (ou de la boulimie). Dans son travail (elle est chargée d'initier le personnel d'une grosse entreprise aux outils informatiques), elle a bien du mal à supporter une hiérarchie qui, pourtant, lui accorde une grande autonomie, des collègues mesquins et jaloux.

Les difficultés de Christine, elle en convient, ne sont nullement d'ordre diététique, mais essentiellement psychologique. Il lui paraît clair, d'autre part, qu'elle ne s'en sortira pas sans aide. Elle décide d'entreprendre une psychothérapie axée sur les troubles du comportement alimentaire.

(La suite des aventures de Christine page 295.)

S'ACCEPTER ET AGIR EN CONFORMITÉ AVEC SOI-MÊME

Certaines personnes portent sur elles-mêmes un jugement des plus favorables : tout d'abord, du point de vue physique, elles trouvent qu'elles sont plutôt bien de leur personne. Si elles sont grassouillettes, voire obèses, elles pensent que cela leur va plutôt bien, ou que c'est là un point de peu d'importance. Leur personnalité, les traits de leur caractère ? Elles en sont satisfaites. Leur conduite ? Elles estiment agir pour le mieux. Et si leurs actions n'ont pas donné les résultats escomptés, elles trouvent nombre d'excuses à leurs échecs, dont elles minorent systématiquement la gravité. Inversement, ces personnes ont tendance à mettre en avant leurs réussites et à s'en montrer fières.

Évidemment, si ce contentement de soi s'écarte décidément trop du jugement d'autrui, on parle alors de fatuité, de vanité ou d'orgueil. Mais une certaine dose de vanité et d'optimisme béat est sans doute nécessaire pour se sentir bien dans sa peau et être en bonne santé mentale : on a en effet constaté que les personnes dites équilibrées, sans tendance à la dépression et à l'anxiété, ne sont pas celles qui voient le monde avec objectivité et qui se jugent telles qu'elles sont, mais celles qui portent sur elles-mêmes un jugement plus flatteur que ne le font les autres, et qui ont une vision teintée d'une bonne dose d'optimisme concernant l'avenir. Certains psys ont même pu calculer le pourcentage de pensées positives le plus adéquat : l'équilibre idéal serait atteint avec 62 % de pensées positives contre 38 % de pensées négatives.

D'autres personnes, à l'inverse, se jugent avec sévérité. Leur apparence physique, en particulier, ne correspond jamais à leur attente. Sont-elles grosses ? C'est là une chose épouvantable, une tare rédhibitoire. Le fait qu'elles soient grosses rend dérisoires toutes leurs autres qualités, à supposer qu'elles s'en reconnaissent quelques-unes.

C'est sans doute là aussi une des fonctions de la position hyperempathique : c'est là un moyen de ne pas avoir à affronter l'image négative, détestable, qu'on se fait de soi-même. Comme la douleur n'existe pas tant qu'on n'a pas conscience d'exister, ces personnes développent un talent particulier, aux vertus protectrices, pour ne pas penser à elles-mêmes. La plupart des personnes à tendance hyperempathique ont en fait des capacités limitées en ce qui concerne la prise de conscience de leurs sentiments, leurs pensées, leurs points de vue, et ne font aucun effort dans ce sens, sachant intuitivement que cela ne ferait qu'ajouter à leur douleur.

Lorsque ces personnes maigrissent, certes elles s'en trouvent satisfaites, certes elles s'autorisent un peu plus à avoir des sentiments et des points de vue personnels, mais, bien souvent, elles sont effrayées par leurs propres pensées, les sentiments qu'elles ressentent.

Un patient, récemment, me racontait les raisons de l'échec de son précédent régime amaigrissant : « Maigrir n'est pas un problème pour moi. L'an dernier, j'ai minci et j'en étais vraiment très content. Je pouvais à nouveau m'habiller, parader, faire le joli cœur. Mais le problème est que j'ai senti que mon caractère changeait. Je me suis mis à être égoïste, agressif, pas gentil du tout. Gros, j'étais plutôt sympathique, mais le mince qui est en moi est une personne dure, méchante. Je me suis demandé si je voulais vraiment être cette personne-là. Sans doute que non, puisque j'ai regrossi. »

On comprend que celui ou celle qui évite soigneusement d'affronter son monde intérieur depuis si longtemps envisage cette idée avec une certaine appréhension. Quelles horreurs va-t-il trouver au fond de lui ? L'idée selon laquelle il n'y a pas de fumée sans feu conduit à penser que, puisqu'on ne s'aime pas, on est coupable de quelque chose. Moins on s'aime, et plus, sans doute, la faute est grave... En fait deux grands pièges sont à éviter quand on commence à s'intéresser à soi-même : une trop grande complaisance vis-à-vis de soi-même et, inversement, une trop grande sévérité, la recherche d'une pureté mythique.

Le piège de la victimisation

Il se peut, il est probable que nous ayons été victime de situations injustes, non méritées, que d'autres aient mal agi vis-à-vis de nous, nous aient blessés, meurtris. Il n'y a certes guère à se forcer pour chérir la victime qui est en nous et, ce faisant, nous réconforter, prendre davantage soin de nous. Mais s'en tenir là conduit à une redoutable impasse : celle de nous enfermer dans une conduite de victimisation.

Celle-ci consiste à nous convaincre que tout ce qui est mauvais vient de l'autre, que nous n'avons pris aucune part dans ce qui nous arrive. Nous nous apitoyons alors sur notre sort et demandons aux autres de se joindre à notre concert de lamentations. En fait, nous nous enfermons dans une position passive : victimes, nous n'avons pu éviter ce qui nous est arrivé, nous ne pouvons rien faire pour nous en sortir.

Il arrive aussi que, cessant de nous plaindre, nous passions à l'agressivité revendicative, exigions réparation. Contrairement aux apparences, il s'agit encore d'une position passive : en tant que victimes, la solution à nos problèmes ne peut venir de nous, elle doit venir des autres.

Bien des gros ont une propension à développer des conduites de victimisation. Tout d'abord, s'ils sont gros, ce n'est pas leur faute : l'obésité est une maladie reconnue par la faculté, leurs parents leur ont légué des gènes défectueux, ou leur ont donné trop de sucreries, d'aliments trop gras ou de protéines quand ils étaient petits. Ou bien ils reconnaissent trop manger, mais là encore ils sont des victimes : victimes d'une civilisation de la bouffe, d'un monde trop riche en tentations alimentaires. Ou encore ils mangent trop parce que d'autres les y obligent, les tentant sans cesse, leur offrant toutes sortes de bonnes choses qu'ils ne peu-

vent refuser. Ou bien ils sont victimes de leurs émotions et mangent sous le coup d'une trop grande colère ou d'une trop grande joie.
Maigrissant, ils sont encore des victimes : de modes tyranniques et contraignantes, de stéréotypes culturels déclarant les gros hors la loi. Ainsi maigrissent-ils à leur corps défendant, passifs jusque dans leurs efforts pour perdre du poids. Autant dire que maigrir dans ces conditions a bien peu de chances de succès sur le long terme !
Commence à émerger aujourd'hui une attitude de revendication : la société nous traite injustement, disent-ils, nous exigeons qu'on reconnaisse nos difficultés, qu'on nous fournisse des soins adaptés, qu'on nous rétablisse dans nos droits, que le tort qu'on nous a fait soit réparé.
Appartient aussi à cette revendication victimaire le terrorisme du langage « politiquement correct » : le vocable d'« obèse » est mis hors la loi, celui de « gros » ne va sans doute pas tarder à suivre le même chemin, sans parler de « dodu », « gras », « ventripotent » ou « charnu ». « Rond » a pour le moment la faveur de certains médias, mais sans doute faudra-t-il bientôt dire quelque chose comme « personne de corpulence différente »...
Comprenons-nous bien : les obèses ont mille fois raison de protester contre un certain nombre d'injustices ou d'injures qui leur sont faites. Je citerai à titre d'exemple les attitudes ségrégatives lors d'embauches par certaines entreprises, les mesures discriminatoires de certaines administrations et services sociaux, le refus de certaines compagnies d'assurances d'assurer les personnes en surpoids, même avec une surprime, le refus de transport de certaines compagnies aériennes. Dans tous ces cas, chaque fois que l'individu en surpoids est victime d'une discrimination, d'énergiques protestations de la part des personnes concernées, le regroupement au sein d'une association de défense des droits des obèses sont légitimes et nécessaires.
Mais si se défendre contre des dénis de justice est une excellente chose, s'enfermer dans une pure revendication, considérer que l'état de victime donne droit à des égards particuliers, des droits nouveaux, des dédommagements, sont des attitudes pernicieuses, qui conduisent à penser qu'on ne peut rien pour soi-même, que c'est à d'autres de réparer les torts qui nous ont été faits. Il s'agit là d'une attitude frappée du sceau de la passivité, même si elle consiste à beaucoup s'agiter.

Notre côté obscur

Les personnes qui tentent de se recentrer sur elles-mêmes sont souvent confrontées à cet autre piège : penser davantage à soi conduit à prendre davantage conscience de ses défauts et insuffisances. Nous nous mettons alors à porter sur nous-mêmes des jugements d'une extrême sévérité. Nous avons tôt fait de nous trouver médiocres, futiles, égoïstes, envieux, mesquins, paresseux, ignobles, et sans doute bien d'autres choses encore. Ainsi, la preuve la plus évidente de notre médiocrité ne réside-t-elle pas dans le fait que nous

ne sommes toujours pas parvenus à maigrir ?
Cette sévérité envers soi-même s'enracine en effet pour une bonne part dans l'incapacité de maigrir : les échecs répétés sont la preuve tangible de sa veulerie et de son manque de volonté. Il convient de ne pas être obnubilé par ses difficultés à maintenir le contrôle sur son alimentation et de ne pas passer son temps à culpabiliser à propos de tel ou tel excès alimentaire. Vous avez suffisamment avancé dans la lecture de ce livre pour comprendre qu'il ne s'agit pas d'une question de « volonté ». On n'échoue pas « parce qu'on ne vaut rien », mais parce qu'on est fâché avec soi-même, qu'on utilise la nourriture pour se protéger de situations, de sentiments, de pensées qu'on n'est pas en mesure d'affronter autrement. C'est donc en modifiant ces façons d'être et de faire, et non à coups de volonté, qu'on parviendra au résultat visé.
Mais se réconcilier avec soi-même passe pour beaucoup par un pénible renoncement : il faut abandonner une aimable fiction, celle de la gentille personne qu'on fait habituellement semblant d'être. Bien des individus en surpoids se sont composé un personnage fait d'amabilité et de bonne humeur, excluant tout sentiment s'apparentant à la colère, à la haine et au désir de mort, ou à la jalousie, ou encore à l'envie. Ces sentiments sont vus comme une rupture risquant de créer un irrémédiable fossé entre eux et les autres. Ils se retrouveraient alors seuls et sans substance, sans autre possibilité que manger pour se sentir exister.
Quelles sont les alternatives ?

• *On peut tout d'abord se détourner des sentiments qui gênent*, les nier, faire comme s'ils n'existaient pas. Mais ce refoulement ne les fait pas disparaître pour autant : les sentiments en dehors du champ de la conscience transparaissent dans les conduites. Ainsi, si nous avons du ressentiment vis-à-vis d'un de nos proches, mais préférons nous dire que nous n'éprouvons pour lui rien d'autre que de l'amour ou de l'affection, il y a de bonnes chances que nous tentions de nuire à cette personne de façon déguisée.
• *On peut étouffer la totalité de ses sentiments.* Cela conduit dans bien des cas à manger sans retenue pour faire face au vide intérieur qui en résulte. Nous ne faisons alors de mal à personne, sauf à nous-même.
• *On peut accepter de prendre en considération le côté obscur de son psychisme.*

Il convient alors de conserver à l'esprit deux points fondamentaux : tout d'abord, l'instance que nous appelons notre « moi » et à laquelle nous avons pour habitude de nous identifier en tant que personne est, pour l'essentiel, spectatrice des émotions et des pensées. Elle ne peut que constater que, quelque part en nous, des pensées de haine ou d'amour sont écloses, et qu'ont germé telles ou telles idées. Il n'y a donc pas lieu de se sentir responsable de ses pensées, et de s'en culpabiliser. Le second point fondamental est que si nous n'avons pas de contrôle sur nos sentiments et sur nos pensées, nous devons par contre nous sentir responsables de nos actes et de nos paroles.

Il est bon de reconnaître qu'on ressent par exemple de l'animosité vis-à-vis de telle ou telle personne.

À partir de là, on peut en rechercher les causes éventuelles, et examiner quelle conduite adopter face à cette personne.

On évitera ainsi nombre de réponses inadaptées, dont celle qui consiste à manger pour éviter d'avoir à résoudre cette difficulté relationnelle.

Agir en accord avec soi-même

Il ne suffit pas de bien se connaître, encore faut-il pouvoir agir, et ce, de façon autonome. On a vu que les hyperempathiques, vibrant à l'unisson avec le monde autour d'eux, sont d'excellents spectateurs, mais de piètres acteurs. Le fait qu'ils situent le lieu du contrôle en dehors d'eux aboutit à l'impression qu'ils n'agissent que sous la contrainte des événements extérieurs, et non pas mus par des décisions personnelles. Je vais tenter de préciser maintenant un peu plus ce que signifie le fait d'être en accord avec soi-même et d'agir en conséquence.

Avoir un point de vue personnel et agir en fonction de ce point de vue, c'est-à-dire en définitive exister en tant que personne autonome, sous-entendent en premier lieu une idée de violence. Décider *(de-cidere)* implique d'ailleurs l'idée de coupure *(caesura)*, de rupture. Mais, direz-vous, n'est-il pas possible d'agir sans s'opposer au monde, en étant en harmonie, en conformité avec lui ? Pourquoi faudrait-il vivre sur le mode de la violence, et non pas dans la paix et l'harmonie ? Le monde ne serait-il pas comme apaisé, meilleur, si les individus cessaient de fonctionner sur un mode égotiste, s'ils vibraient empathiquement avec le monde ?

Certes. Mais une telle position est de l'ordre de l'utopie. Elle présuppose un monde uni, dépourvu de différences, d'oppositions. Or le monde qui nous entoure n'est pas ainsi : il est au contraire chaotique, différencié. Si bien qu'il se révèle impossible d'être en harmonie avec la totalité du monde : être en harmonie avec une partie, c'est être en dysharmonie avec une autre.

C'est d'ailleurs ainsi que se construit toute individualité : le premier acte d'affirmation d'un moi indépendant de l'enfant se traduit par l'opposition, par un « non ». Exister en tant qu'individu, c'est se différencier des autres, par ses sentiments, opinions et actions.

Comme on le voit, la position hyperempathique, qui s'apparente à un état de fusion avec le monde – le point de vue des autres est le nôtre, nous ne faisons rien qui ne soit un consensus –, est plus qu'inconfortable : elle est invivable.

Décider implique non seulement qu'on adhère à un point de vue et qu'on le mette en acte, mais aussi qu'on renonce aux autres termes de l'alternative. Supposons que je sois au restaurant en train de consulter une carte bien alléchante. Me décider pour un filet de bœuf implique que je renonce

aux noisettes d'agneau, au ragoût de lotte et aux darnes de saumon.
C'est ce renoncement, cette séparation radicale, qui pose en général problème. « Il n'y a pas de choix sans tourment », dit un proverbe populaire allemand. Déguster un filet de bœuf est certes un plaisir, mais me faire à l'idée que je serai définitivement privé des autres plats est une pilule particulièrement amère. Or, je ne pourrai déguster mon filet de bœuf l'esprit serein que lorsque j'aurai fait le deuil des plats que je ne prendrai pas. Que signifie faire ce deuil ? Si le processus de décision implique une idée de violence, c'est là qu'elle se situe : il me faut me détacher de ces plats dont j'avais durant quelques instants imaginé le goût. Eux et moi serons deux entités distinctes, vouées à ne jamais se rencontrer. Si je ne parviens pas à tirer définitivement un trait sur les plats non choisis, ceux-ci, parasitant mon esprit, s'interposeront entre mon filet de bœuf et moi, gâchant ainsi mon plaisir. Certes, je déguste mon bœuf, mais quel dommage de ne pas avoir de la noisette d'agneau, du ragoût de lotte !...
Les personnes hyperempathiques ont en règle générale la plus grande peine à effectuer des choix. Ce qu'elles ne parviennent pas à faire, c'est exercer cette violence qui consiste à se séparer de ce qu'on ne choisit pas. Se décider pour l'option n° 1, c'est faire son deuil de toutes les autres options, s'en séparer, s'en détacher et, d'une certaine façon, les détruire, les annihiler. Il est clair que tout choix est simplification, et qu'à la suite d'un choix, on est en quelque sorte appauvri, privé de toutes les options non choisies.
De même, être soi-même, avoir des sentiments et des opinions personnels, signifie qu'on renonce aux sentiments et opinions des autres. L'hyperempathique, qui partage les sentiments et opinions de ses interlocuteurs, s'en trouve certes enrichi ; mais étant un peu partout, il n'est nulle part en particulier. Et surtout, il perd ainsi la possibilité de dégager une ligne de conduite qui lui soit propre, il reste tributaire du monde extérieur. S'en dégage l'impression que sa vie n'est faite que de contraintes, qu'il n'a d'autre choix que la révolte ou l'acceptation d'une vie faite de faux-semblants, d'une succession de rôles tenus pour complaire à l'autre, dont aucun n'est soi à proprement parler.

QUESTIONS-RÉPONSES

« À force de penser à moi, ne vais-je pas devenir égotiste ? »
Les personnes égotistes, encore appelées narcissiques, ont une personnalité caractérisée par un centrage exagéré sur elles-mêmes. Ces personnes ont besoin qu'on s'intéresse à elles et qu'on les admire ; pour ce faire, elles exagèrent leurs réussites et leurs talents. Elles ne s'intéressent pas aux autres et manquent d'empathie.
Il ne s'agit pas pour autant de devenir égotiste et de ne plus penser qu'à soi (consacrer toute son attention à la préservation de son ego est en fait un signe de fragilité), mais plutôt d'avoir de soi une conscience suffisamment développée et cohérente, de s'accepter tel qu'on est, avec son côté obscur, ses limites, ses manques, et de cesser de se vouloir du mal. Entre l'oubli de soi que

vous pratiquez, et l'oubli des autres pratiqué par ceux qui sont un peu trop centrés sur leur ego, il doit bien être possible de trouver un juste milieu…

Vous occuper de vos intérêts, défendre votre point de vue, sont des attitudes légitimes car c'est à vous, et à nul autre, de les prendre en considération. Nous verrons un peu plus loin comment travailler à s'affirmer davantage face aux autres sans leur nuire pour autant. Et ne croyez pas que prendre davantage soin de vous vous transformera en un être vaniteux et complaisant, car c'est tout le contraire.

Il existe deux sortes de personnes qui font preuve d'intérêt pour leurs congénères : celles qui s'estiment si peu qu'elles préfèrent penser aux autres plutôt qu'à elles-mêmes, et celles dont la personnalité est suffisamment forte pour qu'elles puissent se permettre de faire bénéficier les autres de cette force. Les premières sont faussement généreuses : elles tentent d'asseoir leur pouvoir sur leur entourage par une présence envahissante parce qu'elles pensent qu'on ne leur témoigne de l'intérêt qu'en raison des services qu'elles rendent. Elles visent en fait à se rendre indispensables, et à acquérir ainsi un moyen de chantage pour obliger les autres à les aimer. Seule la générosité des forts est authentique.

Prendre soin de soi-même est donc le premier des devoirs sociaux : ceux qui se prennent en charge et veillent à leurs intérêts évitent d'être un poids pour les autres, et peuvent espérer devenir suffisamment forts pour pouvoir se permettre d'être généreux dans un second temps.

« Il me semble que je ressens des choses, mais qu'elles ne sont pas celles que je devrais normalement ressentir. Je me sens en porte-à-faux avec moi-même. »

Vous n'êtes pas sûr de vos sentiments. Aimez-vous *vraiment* telle personne, ou bien la détestez-vous ? Ou encore vous est-elle en fait indifférente ? Vos sentiments vous semblent variables, versatiles, et cela vous inquiète. Il va falloir vous y habituer : souvent cœur varie et nos sentiments manquent de constance. Et surtout, cette versatilité est le signe de l'ambivalence de ces mêmes sentiments. Il est en effet habituel, normal, de ressentir des sentiments mélangés et contradictoires. Ainsi l'amour ne va pas sans haine. L'ambivalence est d'autant plus nette que nos sentiments sont puissants, d'autant plus effrayante que nous nous refusons à reconnaître cette part de nous-même. Les sentiments négatifs, que souvent nous nous masquons à nous-même, sont ce que j'ai appelé notre côté obscur. En prendre conscience, d'une certaine manière, nous en libère.

Mais cette façon de présenter les choses n'est peut-être pas exactement la bonne en ce qui vous concerne. Disons alors qu'ayant de la difficulté à savoir ce que vous ressentez, vous en êtes venu à poser le problème sous une forme abstraite. Telle personne est ma mère, donc je l'aime et tout autre sentiment est une illusion. Vous ne vous occupez plus de ce que vous ressentez vraiment, mais tentez de ressentir ce que vous pensez devoir ressentir. J'aime mes amis et mes parents, j'estime mes collègues de travail, suis bien disposé à l'égard de mes congénères, car c'est là ce qu'on est censé ressentir. Il est clair que vous avez perdu tout contact avec vos sentiments véritables. Vous vivez dans un monde factice, sans grande consistance et, bien entendu, vous souffrez de ce vide intérieur.

Formulons les mêmes choses sous une forme encore différente : vous avez conscience de ce que vous ressentez, mais estimez que ce que vous ressentez n'est pas correct et que vous êtes donc anormal ; par exemple, vous avez de l'animosité envers vos parents, alors que chacun sait qu'on *aime* ses parents. Ou bien vous enviez certains de vos amis, en êtes jaloux, et vous vous en voulez d'avoir de tels sentiments. Vous tentez donc de nier ce que vous ressentez, de vous imposer des sentiments plus conformes à la bienséance. Cela aboutit à un vécu en porte-à-faux.

Dans tous ces cas, les différents exercices proposés dans « Un journal de bord pour renouer avec soi-même », pages 226 et suivantes, devraient vous permettre de sortir peu à peu de cette impasse.

Mme Berthe « peace and love »

(Suite de la page 133.)

Nous ne nous sommes guère appesantis sur Berthe, notre infirmière-chef qui mange la nuit et fait des régimes le jour, dans la Clef de la modération. En effet, dès l'abord, il lui avait paru clair que jamais, dans l'état actuel des choses, elle ne pourrait appliquer tous ces judicieux conseils. Manger peu mais bien, faire posément de petits repas, ne rien consommer le reste du temps, c'était grosso modo ce qu'elle faisait au moment de ses régimes annuels. Elle perdait d'ailleurs ainsi généralement beaucoup de poids, mais reprenait ses kilos – avec le plus souvent un petit supplément – dès qu'elle relâchait un peu la pression. Consommer ses aliments tabous ? Mais elle ne cessait de le faire, puisqu'elle en mangeait toutes les nuits ! En consommer derechef durant la journée ne ferait qu'ajouter à son problème.

Berthe s'était sentie concernée par les idées de « Ces personnes qui vous font manger ». Elle faisait essentiellement des excès la nuit, et ses collègues, qui ne cessaient d'apporter des nourritures tentatrices, y étaient assurément pour quelque chose. Mais comment refuser de partager avec elles ?

Quelque peu dépitée, elle s'était alors intéressée à des concepts plus psychologiques, tels que ceux développés dans la Clef de l'existence de soi. Elle s'était reconnue dans le portrait de l'hyperempathique s'oubliant au profit des autres, qu'il s'agisse de ses collègues infirmières, dont elle était la confidente attitrée, ou de malades, dont elle partageait les souffrances au point de ne plus pouvoir dormir lorsque leur état s'aggravait.

Mais n'était-ce pas là ce que toute bonne infirmière était censée faire ? L'idée de devenir plus égoïste, en quelque sorte plus dure, comme certaines de ses collègues qui se contentaient de faire leur travail de façon impersonnelle, distanciée, ne lui paraissait guère envisageable. Une chose était sûre : elle ne s'en

sortirait pas toute seule. Elle décida d'entreprendre une psychothérapie centrée sur les troubles du comportement alimentaire.
La première chose que lui demanda le psychothérapeute, en l'occurrence votre serviteur, comme vous l'aviez deviné, fut, outre de consigner ce qu'elle mangeait, de prendre en note événements, émotions et dialogues intérieurs.
Berthe s'aperçut rapidement qu'elle avait en fait la plus grande peine à distinguer, dans ce qu'elle ressentait au-dedans d'elle, ce qui lui appartenait en propre, ses sentiments et émotions personnels, voire son degré de faim ou de rassasiement, de ce qui n'était que perceptions en provenance d'autres personnes, captées par elle grâce à son empathie exacerbée. Parvenir à mettre un nom sur ses états intérieurs, sensations, sentiments, en connaître la provenance, tout cela ne pourrait faire de mal à quiconque et, elle en avait l'intuition, pourrait peut-être s'avérer décisif.
Berthe prit ainsi conscience, au fil des semaines, que la pression qu'elle subissait à son travail variait en fonction du climat au sein de l'équipe. Ainsi, lorsque surgissaient des conflits opposant certaines personnes, elle se sentait dans l'obligation d'être plus présente (ce qui était tout à son honneur), mais aussi de partager les collations des unes et des autres, ou les friandises qui traînaient toujours çà et là. Elle se justifiait en disant que partager ainsi la nourriture était un acte amical, destiné à la rapprocher des autres membres du groupe.
En tant qu'infirmière-chef, Berthe focalisait l'agressivité de l'équipe. N'était-elle pas la représentante de l'administration, celle à qui on faisait ses doléances ? Bien qu'elle tentât en permanence de satisfaire tout le monde, ce n'était pas toujours possible : une telle voulait prendre ses congés tel jour, ce qui ne convenait pas à une autre, et c'était à elle, Berthe, qu'il revenait de trancher. Toute cette hargne mettait Berthe mal à l'aise et, ces jours-là, elle mangeait davantage.
Et Berthe, que ressentait-elle, en tant qu'individu, placée dans cette position inconfortable ? Elle constata que, de toute sa vie, elle ne s'était jamais encore posé la question en ces termes. Il lui fallut se rendre à l'évidence : elle-même n'avait pas l'impression de ressentir quoi que ce soit, mais, c'était sûr, un double d'elle, plus affirmé, plus sûr de lui, vivant ce qu'elle vivait, ressentirait sans nul doute beaucoup d'agressivité à l'égard de ces collègues futiles et indisciplinées. Berthe, néanmoins, était inquiète : si elle se laissait aller à de tels sentiments, elle risquait de ne plus pouvoir se maîtriser, de se laisser aller à des paroles et même des actes irréparables. Il était probable qu'elle mangeait en définitive pour étouffer ces dangereux sentiments agressifs.
La psychothérapie s'orienta donc dans le sens d'une mise en pratique des conseils développés dans « Ces personnes qui vous font manger » (page 177) et « Les difficultés de relation avec autrui » (page 249). Berthe apprit ainsi à élaborer et exprimer des sentiments et points de vue personnels, formuler des critiques et en accepter lorsqu'elles étaient justifiées, et, *last but not least*, refuser des offres de nourriture.
(La suite des aventures de Berthe page 324.)

LES DIFFICULTÉS DE RELATION AVEC AUTRUI

On a vu que certaines personnes, souffrant trop d'être ce qu'elles sont, s'en défendent en s'oubliant au profit des autres. Il résulte de cette position hyperempathique deux conséquences particulièrement néfastes : tout d'abord, un manque à être, l'impression, lorsqu'on est seul, de ne pas exister (et devoir manger pour combattre ce terrifiant néant intérieur). Ensuite, une dépendance vis-à-vis des autres, dont on a besoin comme d'air pour respirer. Mais l'autre, celui par lequel on se sent exister, est aussi vécu comme un envahisseur : en sa présence, on n'est plus tout à fait soi-même. Si bien que la personne hyperempathique oscille sans cesse entre ces deux extrêmes : l'avidité relationnelle, et le rejet, la fermeture pour se protéger de l'envahissement.
Voilà qui ne facilite pas les relations sociales…

Il est possible de distinguer plusieurs cercles concentriques dans la façon dont nous organisons nos relations avec les autres :

- Le premier cercle, le plus près de nous, est celui de nos intimes.
- Le deuxième cercle est constitué de nos amis et relations.
- Le troisième cercle est celui des personnes que nous ne connaissons pas de façon personnelle, mais avec qui nous avons occasionnellement des échanges.
- Enfin, viennent ceux que nous n'intégrons dans aucun de ces trois cercles, les « étrangers », qui ne sont pas nos semblables, pour lesquels nous n'avons aucune empathie et qui nous sont au mieux indifférents, au pis inquiétants et menaçants.

Ces trois cercles nous serviront de guide dans notre revue des difficultés couramment rencontrées.

Les échanges dans la vie de tous les jours, ou le troisième cercle

Les relations avec les personnes du troisième cercle sont surtout gouvernées par les codes sociaux. Nous sommes tous conduits à endosser différents rôles sociaux tout au long de la journée, et avons pour interlocuteurs d'autres personnes qui, elles aussi, s'appliquent à jouer de leur mieux le rôle qui leur est imparti. Nous sommes ainsi successivement des usagers des transports en commun (tandis qu'une autre personne jouant au guichetier nous donne la réplique), ou des automobilistes (éventuellement face à un individu tenant le rôle d'agent de la circulation entre neuf et dix-sept heures), des piétons (face à d'autres qui jouent à être des automobilistes), des clients (face à des vendeurs), des salariés (ayant affaire à un patron, des clients, des collègues), etc. À chaque fois, nous nous identifions à notre rôle, le jouons avec application. Ainsi, quand nous sommes automobilistes, voyons-nous le monde avec des yeux de conducteurs et pestons-nous contre ces piétons imprévisibles qui nous obligent à freiner ; puis quelques instants plus tard, descendus de notre véhicule et endossant le rôle de piéton, nous voilà en train de maugréer contre ces automobilistes qui se croient tout permis.

Entre inconnus, on ne peut se fier qu'aux apparences

Ce troisième cercle est donc le lieu des relations avec des inconnus ou des quasi-inconnus. Pour savoir à qui nous avons affaire, nous n'avons d'autre possibilité que de nous fier aux apparences : nous mesurons la considération que nous accordons à nos interlocuteurs selon leurs atours et leur prestance. On l'aura compris, sur ce terrain, les personnes en surpoids sont d'emblée désavantagées. Ainsi que nous l'avons vu précédemment (cf. « Ce que vous attendez de votre amaigrissement, Être comme tout le monde », page 29), les obèses sont les victimes de préjugés défavorables : ils sont considérés comme manquant de volonté, ayant tendance à se laisser aller, moins intelligents, plus dépendants, moins beaux et moins féminins ou virils.

La réprobation ou la condescendance dont elles sont victimes faussent les relations sociales des personnes en surpoids. Ces dernières réagissent diversement : la plupart pratiquent l'évitement, et tentent de limiter au maximum les échanges sociaux problématiques. Elles cherchent à se faire discrètes, évitent de s'exposer au regard des autres. Les lieux publics, salles de spectacles, transports en commun sont bien souvent des lieux redoutés ; force est de constater que, trop souvent, les sièges y sont étriqués, ne convenant pas aux personnes grandes ou corpulentes. Outre le fait que l'obèse s'y installe bien inconfortablement, il dérange ses proches voisins, qui ont tôt fait de lui faire sentir leur réprobation. Bien des gros, dans le but d'éviter de s'exposer au regard des autres, renoncent donc à sortir et à se montrer, se replient sur eux-mêmes. On les comprend, certes, mais la conséquence de cette attitude phobique est un appauvrissement de la vie, ne pouvant conduire qu'à la dépression. Et comme manger est bien souvent le moyen utilisé pour éviter de sombrer tout à fait, on voit bien qu'on se trouve englué dans un cercle vicieux.

D'autres gros font face au rejet social en adoptant une attitude joviale, enjouée. Ils vont au-devant des autres, coupant ainsi court à toute velléité d'ostracisme. La plupart du temps, leurs interlocuteurs en concluent que ce sont là des gens qui assument pleinement leur surpoids, qui n'en font pas problème. Certes, le fait que la souffrance sous-jacente demeure invisible permet des rapports sociaux apparemment normaux, mais la personne en surpoids en retire une impression de fausseté et d'amertume. Tout cela, en définitive, contribue une fois de plus à un repli sur une valeur sûre, jamais décevante, toujours à disposition : la nourriture.

SOUFFREZ-VOUS D'ÊTRE MÉJUGÉ ?

AVEZ-VOUS TENDANCE à éviter certaines activités, certaines rencontres ?

LORSQUE VOUS ÊTES AIMABLE et chaleureux avec telle ou telle personne, ce comportement correspond-il à ce que vous ressentez vraiment tout au fondde vous ?

QUEL DIALOGUE INTÉRIEUR vous tenez-vous dans ces circonstances ? Ou bien quel dialogue intérieur vous tiendriez-vous si, par hasard, vous vous mettiez en tête de le faire ?

QUESTIONS-RÉPONSES

« J'ai honte de mon aspect corporel. J'évite autant que faire se peut les lieux où on se donne à voir, plages et piscines, salles de gymnastique, mais aussi grandes avenues, jardins publics, grands magasins. Mais je me rends bien compte que cette attitude ne me laisse d'autre ressource que manger seul dans mon coin. Comment m'en sortir ? »

Notre époque est éprise des apparences. Les salles de gymnastique sont les nouveaux temples voués à l'adoration du corps ; il s'agit certes d'entretenir sa forme, mais aussi de contempler son corps dans le miroir, de le comparer à celui des autres. De là ces tenues colorées et souvent érotiques. Quant aux enceintes de piscines et aux plages, la baignade n'y est qu'accessoire ; les plastiques corporelles sont la seule richesse qu'on puisse étaler, et les obèses sont donc là comme les plus pauvres parmi les pauvres.

La fuite est une solution déprimante, au sens propre du terme. La forfanterie n'est guère mieux. Maigrir semble donc à l'évidence la seule issue, mais nous verrons que perdre des kilos ne suffit pas à résoudre tous les problèmes. Il est donc nécessaire de développer de nouvelles conduites face aux autres sans attendre. C'est l'objectif de la Clef du corps que de vous aider à affronter le regard des autres et à vous réconcilier avec votre corps. Allez page 277.

Les amis et relations, ou le deuxième cercle

La situation diffère en ce qui concerne le second cercle, dans la mesure où il s'agit là de relations suivies : nos connaissances et amis, les membres de notre famille plus ou moins éloignée, les collègues, supérieurs et subordonnés, nos voisins sont des personnes que nous sommes conduits à fréquenter de façon régulière, et qui ont donc la possibilité de ne pas s'en tenir uniquement aux apparences pour se forger une opinion à notre sujet.

Des relations satisfaisantes et durables avec ces personnes nécessitent que chacun donne et reçoive dans des proportions identiques. Il est bon d'avoir avec les personnes du second cercle des re-

lations de réciprocité, une sorte de donnant-donnant. De telles relations présupposent des individus ayant une autonomie suffisante, aptes à prendre soin de leurs propres intérêts.
Or, les personnes hyperempathiques ont tendance à trop donner, et à ne pas demander leur dû. De telles façons de faire ne permettent pas d'établir des relations pleinement satisfaisantes.

QUESTIONS-RÉPONSES

« Je ne supporte pas d'être seul. Je me sens alors abandonné, vide, sans existence propre. Je mange. »

Lorsque vous êtes en compagnie de vos collègues de travail ou avec des amis, vous vous sentez exister pleinement. Mais lorsque vous vous retrouvez seul, par exemple le soir ou le week-end, vous ressentez une impression de vide et d'inexistence insupportable, contre laquelle vous luttez le plus souvent en mangeant.
Êtes-vous aussi vide que cela ? Nous avons vu plus haut que ce vide intérieur est le plus souvent dû au fait qu'on se détourne des sentiments et pensées qui sont au-dedans de soi, parce qu'ils ne nous plaisent pas ou nous font peur, ou encore parce que nous les jugeons indignes du moindre intérêt. Les autres sont intéressants, captivants, ont des idées justes et qui tiennent la route, mais pas nous, car nous ne valons rien.
Je ne tenterai pas de vous convaincre que vous valez quelque chose car, à ce stade de votre évolution, sans doute ne me croiriez-vous pas. Mais que vous valiez quelque chose ou non, vous êtes ce que vous êtes, et ces émotions et ces pensées sont les vôtres. Accepter ces pensées et ces sentiments, même si cela vous est désagréable, même si cela revêt un caractère effrayant, est une étape nécessaire. Il n'est pas d'autre moyen pour acquérir la substance qui vous fait défaut, et qui vous permettra de devenir un individu entier et autonome. Tenir un journal de bord, établir un dialogue avec soi-même, formuler ce qu'on ressent et ce qu'on pense vous permettront de devenir moins dépendant des autres.
Si vous ne vous sentez pas de taille à vous en sortir seul, n'hésitez pas à vous faire assister par un spécialiste et à entreprendre une psychothérapie centrée sur le surpoids et les troubles du comportement alimentaire.

« Je »donne« sans compter à mes amis et relations, et j'ai l'impression de recevoir bien peu en retour. »

Vous avez soif d'affection et d'approbation. Il s'agit d'un besoin vital : sans cet apport des autres, c'est votre existence même qui est menacée. Cela vous conduit à faire tout ce qui est en votre pouvoir pour être agréable à vos amis et relations. Cette attitude de quête et de soumission suscite des réactions diverses chez les autres. Certaines personnes vous trouvent sans doute trop envahissant, trop exigeant, trop dépendant, « collant ». Ces personnes souhaitent établir des relations d'égal à égal avec leurs congénères, ce qui s'avère difficile avec vous. Elles vous reprochent de ne pas avoir de répondant, de point de vue personnel. Très vite, elles prennent leurs distances.

Mais d'autres personnes ont tôt fait d'exploiter la spécificité de votre style relationnel : certaines, par exemple, vous confèrent le rôle de « meilleur ami », dans le sens où l'on dit que le chien est le meilleur ami de l'homme. Vous êtes celui ou celle à qui on peut tout dire, le ou la confidente. Peut-être vous satisfaites-vous de ce que nombre de personnes de votre entourage vous confient leurs états d'âme, leurs secrets, vous demandent conseils et soutien. En bon hyperempathique, vous vibrez avec elles, comprenez leurs sentiments, leur position et prodiguez des conseils éclairés.

Mais pensez-y : cette position signifie que vous comptez « pour du beurre » du point de vue social, que vous n'êtes pas dans la course, que vous êtes hors compétition. Si vos amis vous confient si aisément leurs peines de cœur, c'est parce que vous n'êtes jamais en concurrence avec eux. Si on vous demande aussi souvent de rendre de menus services, c'est parce qu'on sait que vous n'exigez pas de réciprocité. Vous êtes taillable et corvéable à merci, et qui plus est, apparemment satisfait de l'être.

Ne me dites pas que vous êtes pleinement heureux de cette situation, car je ne vous croirai pas. En réalité, vous vous en accommodez, faute de mieux, parce que cela vous paraît préférable à pas de relation du tout. Si vous prenez la peine d'y penser, vous constaterez que le fait qu'on vous exploite ainsi génère de la rancœur en vous, mais que cette rancœur, vous préférez l'étouffer tant elle vous paraît dangereuse. Une bonne méthode pour étouffer la rancœur consiste à manger…

« Mes proches, mes collègues ne me laissent pas le loisir de m'occuper de moi, d'avoir la moindre intimité. Je n'ai rien qui soit véritablement à moi. Parfois, je m'en irrite, mais je crois qu'en réalité cela ne me déplaît pas. »

Vous consacrez la totalité de votre temps aux autres et négligez de vous occuper de vous. Mais vous préférez formuler les choses autrement : ce sont vos enfants, vos parents, votre conjoint, vos collègues qui ont besoin de vous, et vous ne pouvez faire autrement que répondre à leur attente.

Tandis que certains n'ont plus une minute à eux, d'autres, ou les mêmes, n'ont pas d'espace qui leur soit propre. Bien des personnes grosses semblent aussi avoir de la difficulté à délimiter un territoire géographique personnel. J'ai pris précédemment pour exemple le cas de cette personne incapable de s'octroyer un territoire personnel à son domicile (pages 232-233).

De même, certaines personnes connaissent une surprenante difficulté à établir leur emprise sur des objets personnels. Telle cette jeune femme qui, plus qu'accommodante, « prêtait » à qui le voulait tout ce qu'elle possédait, vêtements, téléviseur, objets divers, et qui s'étonnait du « manque de correction » de ses amies, qui ne lui rendaient jamais rien. Il s'avéra qu'elle n'établissait à aucun moment de revendication claire sur les objets prêtés, les présentant non pas comme lui appartenant (« je te prête ceci, mais il est bien entendu qu'il reste ma possession »), mais plutôt comme des objets qui seraient à la disposition de chacun. Ses amies, plus ou moins de bonne foi (agrandir ses possessions représente pour beaucoup un attrait irrésistible), considéraient qu'il était donc inutile de les lui rendre, et même s'offusquaient lorsque, plusieurs mois plus tard, elle demandait timidement qu'on lui restitue ses biens.

Dans la majorité des cas, les personnes grosses ont moins de difficultés à défendre leur territoire professionnel. Tout se passe en fait souvent comme si elles survalorisaient leur travail, pour compenser leurs autres difficultés. Peut-être le caractère plus abstrait de ce territoire, le fait que la matérialité du corps s'y fasse moins sentir facilitent-ils les choses.

Comment expliquer cette incapacité à délimiter un temps pour soi, à établir son emprise sur un lieu ou des objets? On peut tout d'abord remarquer que lorsqu'on a une piètre opinion de soi-même, il est aisé de conclure qu'on ne mérite pas d'avoir quoi que ce soit à soi. Ensuite, ne pas établir de séparation entre ce qui est à vous et ce qui ne l'est pas peut être un moyen pour vous autoriser à envahir les autres. Certes vous n'avez pas de lieu qui soit à vous, mais, de ce fait, vous êtes partout chez vous. Vous ne vous occupez pas de vous, mais considérez que tout ce qui arrive aux autres vous concerne.

Notons enfin que délimiter des territoires personnels est une forme de violence qu'on exerce vis-à-vis des autres : ce temps pris pour soi, les autres ne l'auront pas et devront s'en accommoder. L'espace que l'on se réserve, les objets qu'on décrète siens deviennent indisponibles pour les autres. La vérité est qu'on ne peut avoir d'existence propre sans un minimum d'agressivité. Il va de soi que, si vous vous reconnaissez, même partiellement, dans cette description, acquérir une existence propre nécessitera que vous repreniez aux autres ce que vous leur aviez jusque-là un peu trop généreusement concédé. Si vous leur avez donné de mauvaises habitudes, il est bien possible que cela engendre quelques grincements de dents.

«Je ne supporte pas les conflits et me débrouille pour les éviter, quoi qu'il m'en coûte.»

Manifester une volonté propre, c'est forcément aller dans le sens contraire de la volonté d'un autre et, donc, marquer la séparation entre cet autre et soi-même. Exprimer un désaccord, dire non, voire s'opposer physiquement à quelqu'un, établir que « lui c'est lui, moi c'est moi » apparaissent à certains comme particulièrement dangereux et terrorisant. De fait, la personne avec qui on s'oppose va, pensez-vous, elle aussi s'opposer à vous, vous rejeter, ne plus vous aimer.

Cette rupture de l'unité fondamentale est des plus douloureuses pour certaines personnes. Elles préfèrent étouffer leurs sentiments, les refouler au plus profond d'elles-mêmes, afin de maintenir une entente fictive. Certes, elles apparaissent ainsi comme des personnes aimables et faciles à vivre, mais rien ne fait plus grossir que ces couleuvres qu'elles avalent...

«Les gens me trouvent habituellement sympathique, dévoué, d'humeur égale, agréable à fréquenter et merveilleusement équilibré. Je ne suis rien de tout cela.»

C'est une des caractéristiques les plus étranges des personnes hyperempathiques que cette capacité à être exactement telles que l'autre souhaite qu'elles soient. Et qui ne désire avoir pour ami une personne dynamique, fiable, gentille et serviable, de caractère enjoué, toujours de bonne humeur ? De telles personnes sont considérées par leurs amis comme des modèles d'équilibre et de sérénité. Bien évidemment, l'individu hyperempathique est bien loin de se vivre lui-même comme tel : il se sent au contraire profondément malheureux, a la sensation de jouer un double jeu, de ne faire que donner le change. Cette impression de mener une vie fausse augmente son malaise et ne le conduit que trop souvent à chercher un refuge dans les abus alimentaires.
Chez de telles personnes, une perte de kilos qui n'est pas accompagnée de progrès sur le plan psychologique aboutit souvent au désastre : la minceur insuffle une nouvelle confiance en soi qui conduit à régler ses comptes avec sa famille et ses proches. Mais cette agressivité mal maîtrisée n'aboutit que trop souvent à de la culpabilité et à une aggravation du malaise.
Prendre conscience de ses sentiments agressifs vis-à-vis des autres, accepter de reconsidérer les événements passés d'un œil critique, rééquilibrer ses relations, demander que soient pris en considération ses besoins et ses désirs sont d'impérieuses nécessités et nous allons voir comment on peut y parvenir. Mais cela ne signifie pas pour autant qu'il faille régler ses comptes dans un bain de sang.
Si vous avez le sentiment que tel pourrait être le cas, que votre colère risque de devenir incontrôlable, je vous conseille alors d'envisager de vous faire aider, de mettre vos sentiments au clair en allant voir un psychothérapeute.

« Me laisser aller à ressentir et penser me paraît bien trop dangereux. J'ai parfois d'horribles pensées. Que se passerait-il si je perdais le contrôle de moi-même et les mettais en actes ? »

Votre esprit n'est pas le vide envisagé précédemment, et il vous arrive de le regretter car vos pensées vous paraissent bien inquiétantes. Ou bien êtes-vous apeuré à l'idée que vous pourriez perdre le contrôle de vous-même, dire et faire un certain nombre de choses irrémédiables que vous regretteriez par la suite.
Certaines personnes ont le sentiment que, si elles s'abandonnaient à leurs pensées, elles pourraient se livrer à des actes de violence, comme brutaliser ou tuer quelqu'un, ou, à un moindre degré, dire quelque chose de si blessant que le dommage serait irréparable. Ou bien encore, sans aller jusque-là, elles pensent qu'exprimer quoi que ce soit de déplaisant pour son interlocuteur ne pourrait conduire qu'à une rupture de la relation. Elles se retrouveraient alors seules et abandonnées. Manger est un moyen d'étouffer dans l'œuf des pulsions vécues comme infiniment dangereuses.
Tordons le cou à un certain angélisme : avoir des pensées agressives, voire des envies de meurtre est chose banale et la plupart d'entre nous en ont, de façon fugace et sans même y prêter attention. C'est par exemple le cas en voiture : tout automobiliste qui se

respecte imagine de temps à autre qu'il se livre à des voies de fait sur le chauffeur d'une autre voiture, le tue de telle ou telle manière. En règle générale, quelques instants plus tard, il n'y pense plus, et ne se souvient même pas y avoir jamais songé.
Mais, direz-vous, vos pensées sont bien plus intenses, vos motifs de haine sont autant de braises qui couvent à bas bruit depuis des lustres. Les reconnaître, les laisser venir librement à votre conscience sont un risque que vous ne pouvez courir. Vos pertes de contrôle alimentaire, ainsi que dans d'autres domaines (par exemple des achats inconsidérés), sont là pour témoigner que vous n'avez guère de contrôle sur vos actes.
Vous n'avez pas entièrement tort : plus on s'empêche de penser, et plus on est l'esclave des pensées qu'on se refuse à examiner. Il en va d'ailleurs ainsi de vos pertes de contrôle alimentaires : elles sont d'autant plus violentes que vous vous refusez à les reconnaître. En fait, vous ne risquez pas grand-chose à examiner vos pensées et vos émotions, tout au contraire : considérer mentalement une action, en décortiquer le scénario (par exemple, je pousse mon conjoint dans les escaliers) ne signifie nullement qu'on la mettra en pratique. C'est même tout l'inverse : non seulement le fait d'envisager une action n'oblige pas à la réaliser mais, en fait, bien souvent nous en dispense.
Si vous vous reconnaissez dans cette description, un travail sur vous-même, seul ou avec l'aide d'un psychothérapeute, vous sera nécessaire, afin de parvenir à différencier clairement la pensée et l'acte. Je le répète : nous sommes en très grande partie spectateurs de nos pensées et n'avons donc pas à les redouter, nous en affliger ou nous culpabiliser ; nous sommes au contraire responsables de nos actes et de nos paroles. La rancœur, la colère, la haine sont des sentiments ordinaires, banals. Lorsque nous sommes conscients de nos sentiments agressifs, nous sommes plus à même de choisir nos paroles et nos actes que lorsque nous les refoulons.

Tout le monde fait manger Julie

(Suite de la page 144.)
Julie est cette charmante jeune femme de 24 ans, trop ronde à son goût, qui tente en permanence de se restreindre, mais finit toujours par craquer.
Les idées développées dans la Clef de l'existence de soi font prendre conscience à Julie de sa dépendance par rapport aux autres, ainsi que de sa lutte permanente contre cette dépendance, dans laquelle elle s'épuise. L'idée qu'elle serait comme un vampire psychique, vide à l'intérieur, ayant besoin de se nourrir des autres lui paraît des plus déplaisantes, mais elle est obligée de convenir qu'il y a un peu de vrai là-dedans. Seule, elle se sent inexistante. Avec d'autres, au contraire, elle se sent pleinement elle-même, vivante, joyeuse.

OÙ, QUAND, QUOI, COMBIEN ?	ENVIE BESOIN	ÉVÉNEMENT	ÉMOTION	DIALOGUE INTÉRIEUR
11 heures, bureau	+ +	Je refuse le pain aux raisins de Christiane.	Très contente.	Christiane peut penser ce qu'elle veut, je m'en fiche !
12 heures	Appétit coupé	Mon boss veut que je recommence mon rapport.	Sentiment d'injustice. Colère.	Ma vie est idiote, je cours dans tous les sens, je suis grosse et moche.
12 heures 30, substitut de repas			Je pourrais m'en passer, tellement je suis en colère.	
12 heures, 2 parts de flan dans ma voiture, 1/2 litre de crème glacée en arrivant chez moi, 1 paquet de noisettes		Pas d'événement	Vide.	J'ai déjà mangé dans la voiture, alors un peu plus un peu moins...

Ses amis et collègues de travail la voient, pense-t-elle, comme une personne sympathique, dynamique et entreprenante, et même plutôt bien dans sa peau de grosse. Mais elle sait que tout cela n'est que du vent, qu'au-dedans d'elle-même elle est fondamentalement malheureuse.

Considérant les moments où elle bascule dans cet état second, où aucun contrôle sur ce qu'elle mange n'est possible, Julie constate qu'ils correspondent à plusieurs types de situations :

• Elle perd en premier lieu régulièrement le contrôle quand elle se retrouve seule, inoccupée, harassée par une journée de labeur frénétique. Elle a alors besoin de se restaurer, dans tous les sens du terme : restaurer un corps fourbu et affamé par des restrictions alimentaires permanentes, restaurer une intégrité psychique, un manque à être, lutter contre cette impression de vide angoissant qui la prend.

• Elle perd aussi systématiquement le contrôle en présence d'amis ou de collègues, étant alors incapable de ne pas manger dès lors que les autres mangent, de refuser quelque nourriture que ce soit. Il lui semble que, si elle refusait le croissant qu'on lui propose, le dessert qu'on s'attend à la voir commander, quelque chose serait brisé entre elle et les autres. Un refus de nourriture serait comme un déchirement, les personnes deviendraient tout à coup étrangères les unes aux autres. Elle serait alors seule, coupée des autres.

• Enfin, il lui arrive aussi de perdre le contrôle en présence de Jean-Michel. Quoiqu'il prétende que cela lui est indifférent, Julie sait fort bien que ce dernier la préférerait plus mince. Sa crainte qu'il ne finisse par la quitter crée chez Julie une ardente obligation à maigrir. D'un autre côté, se conformer aux vœux de Jean-Michel, lui obéir en maigrissant, revient d'une certaine façon à abdiquer face à lui, à se transformer en un objet qu'il aimera exhiber: « Vous tous, regardez Julie, comme elle est mince et élégante. C'est ma femme, c'est pour moi qu'elle est ainsi ! » Ce fantasme d'être ravalée au rang d'objet si elle mincit la conduit à manger par pure provocation lorsque Jean-Michel la regarde, comme pour lui prouver qu'elle est libre.

Julie en a assez de faire le décompte de ses calories: à quoi bon puisque de toute façon elle mange trop. Elle décide, tout en continuant à noter ce qu'elle mange, de centrer son attention sur les différents événements de la journée, ses émotions et son dialogue intérieur. Il lui apparaît de plus en plus clairement que son principal problème consiste en son manque de confiance en elle-même, son incapacité à s'affirmer face aux autres. Refuser quelque chose à quelqu'un, émettre une critique, formuler un désaccord lui paraissent autant de situations insurmontables. On ne l'aimera plus, on la rejettera. De même, la moindre critique la plonge dans la détresse la plus grande.

C'en est assez! Il faut prendre le taureau par les cornes, s'affirmer, devenir forte. Julie décide de s'inscrire à un groupe d'affirmation de soi dont elle a entendu parler.

(La suite des aventures de Julie page 321.)

Les parents, enfants et conjoints, ou le premier cercle

Avec les intimes du premier cercle, nous avons des relations intenses sur le plan affectif, en règle générale, durant la vie entière. C'est bien entendu avec nos parents que nos affects sont les plus forts, que les relations sont tissées avec la plus grande densité. La puissance des liens nous unissant à notre famille a souvent une traduction dans le domaine du comportement alimentaire : il est fréquent que des personnes, jeunes adultes, et parfois moins jeunes, qui sont parvenues à une certaine maîtrise de leur alimentation, perdent cet acquis lorsqu'elles se trouvent replongées dans le cadre familial. Elles semblent alors régresser, revenir à une problématique qu'elles croyaient dépassée.

Il en va de même avec le conjoint: la vie de couple est elle aussi comme une pièce de théâtre dans laquelle chacun joue un rôle bien défini, qu'il en soit conscient ou non. Comprendre, ne serait-ce qu'en partie – ne soyons pas excessivement prétentieux –, les enjeux de la relation qu'on entretient avec son

conjoint constitue un enrichissement de sa propre existence et, de plus, permet d'être davantage acteur de sa propre vie.
Mieux comprendre ce qui s'est passé entre lui et nous, comment nous avons été aimé ou rejeté, soutenu ou étouffé, ce qu'on attendait de nous et quel rôle nous avons joué, tout cela nous aide à nous faire une idée plus précise de nous-même. C'est d'ailleurs en cela que consistent la majorité des psychothérapies : mettre au clair l'histoire de sa vie, saisir comment les choses se sont organisées. Avoir la sensation d'exister, c'est aussi cela : pouvoir se raconter l'histoire de sa propre vie, repérer dans cette histoire les divers enchaînements qui ont fait de nous ce que nous sommes.
Mais vous n'êtes peut-être pas obligé pour cela de faire appel à un professionnel. Avant d'en arriver là, essayez de mettre en pratique les conseils de « Avoir conscience du passé, se projeter dans l'avenir », page 231.

QUESTIONS-RÉPONSES

« Vous conseillez de prendre davantage conscience de ses sentiments. Mais, supposons que je m'aperçoive que je voue des sentiments de haine à l'un de mes proches, que va-t-il se passer ? »

Notre liberté ne consiste pas à choisir ce que nous ressentons, mais à choisir nos façons de nous comporter. Si nous ne pouvons ressentir autre chose que ce que nous ressentons, nous conservons la pleine et entière responsabilité de nos actes. Il se peut, par exemple, que nous haïssions telle ou telle personne. Il se peut que, examinant cette haine, nous constations qu'elle est fondée sur des motifs qui nous sont propres, bien plus que sur les torts que la personne en question a envers nous. Ou encore, cette haine s'explique par des événements anciens, bien ancrés dans notre mémoire, mais ne correspondant plus à l'attitude actuelle de ladite personne. Deux attitudes sont alors possibles : soit nous appliquons la loi du talion, nous nous montrons offensifs et tentons de faire le plus de mal possible à cette personne, ou bien, au contraire, nous surveillons nos comportements et, malgré nos sentiments agressifs, nous veillons à ne pas blesser la personne en question.
On en vient donc à ne pas forcément dire tout ce qu'on pense et tout ce qu'on ressent. Est-ce là ce qu'on appelle l'hypocrisie ? Il s'agit certes de tenir cachés ses sentiments et émotions, mais cette feinte n'a pas pour but de tromper, de se faire passer pour ce qu'on n'est pas, ou d'obtenir quelque chose de l'autre. Il s'agit au contraire de ne pas faire payer l'autre pour des choses dont il n'est pas responsable, ou encore des faits pour lesquels on peut considérer qu'il y a prescription.
Ne pas traduire forcément en actes ce qu'on ressent nécessite qu'on fasse clairement la distinction entre le dedans et le dehors, soi et le non-soi. Nos sentiments et émotions sont des événements privés, nous appartenant, dont nous sommes libres de faire ce que bon nous semble. Nous n'avons nulle obligation de les rendre publics en les exprimant verbalement ou en les

laissant dominer nos comportements. En fait, ne pas avoir le pouvoir de tenir secrets ses sentiments, ses idées et jugements, les exprimer quoi qu'il arrive, sont le contraire de la liberté, une aliénation, une soumission aveugle à ses pulsions.

« On m'a fait trop de mal et j'ai trop de comptes à régler. Mieux vaut laisser tout cela dormir dans un recoin bien caché de mon esprit. »

Vous refrénez vos pensées parce que vous craignez que le contentieux accumulé ne fasse surface si vous ne veillez pas au grain. Peut-être considérez-vous qu'il vaut mieux attendre d'être mince pour régler vos comptes avec vos proches, leur dire enfin leurs quatre vérités, ou encore pour faire ce dont vous n'aviez pas eu jusque-là le courage.

En fait, deux possibilités s'offrent à vous :

• La première consiste à se débrouiller pour ne jamais être effectivement au pied du mur. C'est là chose facile puisqu'il suffit d'échouer dans ses efforts d'amaigrissement. La plupart choisissent cette solution, regrossissent avant même d'avoir fini de maigrir. Ils attribuent leur échec aux circonstances, au manque de chance ou de volonté. Mais la partie n'est pas perdue pour autant, ils feront mieux la prochaine fois, tous les espoirs sont permis...

• La seconde option est plus courageuse, mais inconséquente : elle consiste à maigrir et à régler effectivement ses comptes, avec ses parents, son conjoint, ses amis, son patron. Ce sont eux qui vous ont rendu gros et vous ont obligé, jour après jour, à le rester. Vous comptez bien leur dire leur fait, voire leur présenter l'addition. Il n'est malheureusement pas rare que ce déballage tardif tourne au psychodrame. Vous avez accumulé tant et tant de choses... Certains griefs sont conscients et vous vous les formulez tous les jours. D'autres sont moins avouables et vous les tenez en réserve dans un recoin de votre esprit.

Certains, en cours d'amaigrissement ou parvenus à un poids satisfaisant, rompent avec leurs parents après les avoir copieusement insultés. D'autres entament une procédure de divorce. D'autres encore entrent en conflit avec leur employeur, donnent leur démission, voire changent de métier.

Procéder ainsi n'est pas obligatoirement une bonne idée (mais pas non plus forcément une mauvaise). En fait, tout est dans la manière. Ne rien faire, continuer à étouffer ses pensées et sentiments est source d'infinies souffrances et je ne puis évidemment le conseiller. Se transformer en Attila et pratiquer la politique de la terre brûlée ne sont pas non plus la solution. Peut-être un psychothérapeute pourrait-il vous aider à départager le bon grain de l'ivraie. Nous y reviendrons dans la Clef de la vie.

L'amour et la séduction

L'amour est un sentiment complexe. En fait, on regroupe sous le nom d'« amour » des choses bien différentes. Ce peut être tout d'abord une disposition à vouloir le bien d'une personne : on est alors en empathie avec l'objet d'amour et on s'oublie à son profit, on se dévoue de façon désintéressée. N'est-ce pas là l'amour le plus pur, le plus beau, un amour altruiste, empreint d'esprit de sacrifice, chanté par les poètes, magnifié par le théâtre, le roman, le cinéma, celui de Roméo et Juliette, de Tristan et Yseut ?

L'amour-passion et l'amour altruiste

Certes, mais il s'agit là d'une forme d'amour incomplète, éthérée, forcément tragique. S'oublier totalement au profit de l'autre aboutit à une relation hémiplégique, déséquilibrée. Car il y manque à l'évidence la dimension passionnelle nécessaire à la réalisation de l'amour physique. Or l'amour-passion, ce qu'on nommait dans la tradition chrétienne « amour de concupiscence », par opposition à l'« amour de bienveillance », n'a rien à voir avec la générosité désintéressée : il s'agit plutôt d'un désir de possession, d'un instinct irraisonné qui domine l'individu, à base de violence, de convoitise, de faim irrépressible qui cherche un assouvissement.

Lorsque l'amour n'est que « de bienveillance », il n'est pas nécessaire d'attirer l'attention de l'objet d'amour sur soi. À la limite, cette forme d'amour peut fort bien rester anonyme. Mais dès lors que cet amour se teinte un tant soit peu de « concupiscence », il faut bien, pour qu'il ait des chances d'aboutir, que l'autre prenne conscience qu'on se consume d'amour pour lui. Là intervient l'acte de séduction.

Séduire est une action empreinte de violence.

Séduire, c'est exercer sur l'autre une forme de violence : en le séduisant, on prive l'autre de son libre arbitre, on le contraint à agir éventuellement contre sa volonté première, à vous prendre en considération, bon gré, mal gré. La terminologie est militaire : on parle de conquête, de puissance de séduction, de faire le siège de quelqu'un afin qu'il succombe à notre séduction. Ou bien encore la violence exercée est de nature magique : il s'agit d'user de sortilèges, de charmes, de différents moyens d'influence. En fait, tous les moyens sont bons pour contraindre l'autre à s'intéresser à nous.

On peut séduire sans qu'il soit question de sexe, par exemple sur le plan intellectuel, mais ce dont il est question ici est la séduction sexuée : non seulement il faut subjuguer, mais il faut aussi éveiller l'interêt sexuel. Or le sexe est, pour l'essentiel, affaire de comportement ; les vêtements choisis, le maquillage sont autant de signaux qui signifient : je suis un homme, une femme sexués ; ou à l'inverse : je suis un individu sans sexe, ou dont le sexe est pour le moment entre parenthèses. De ce point de vue, les femmes ont une palette de comportements plus variée que les hommes : il est par exemple courant qu'une femme choisisse des vêtements et un maquillage minimisant son appartenance au beau sexe durant la journée, puis se transforme du tout au tout pour une sortie nocturne.

Mais, plus que l'apparence, ce sont la façon de marcher, de tenir son verre ou sa fourchette, les intonations de la voix et, bien entendu, les sujets de conversation choisis qui indiquent qu'on est une femme plus ou moins féminine, un homme plus ou moins viril. Et, s'il est exact que les gros sont spontanément considérés comme moins sexués que les minces, cela signifie qu'il leur est nécessaire d'adresser des signaux plus appuyés, non de baisser les bras.

Séduction et empathie

S'opposent donc deux formes d'amour, toutes deux complémentaires, nécessaires à une relation pleinement satisfaisante : tout d'abord l'amour « de bienveillance », de nature empathique, dans lequel on se centre sur l'objet d'amour, dont on ne veut que le bien. Ensuite l'amour séducteur, qui nécessite qu'on se centre moins sur l'objet d'amour que sur soi-même. Car c'est en se témoignant à soi-même de l'intérêt, en mettant en avant ses qualités (réelles ou imaginaires) qu'on conduit l'autre, par un effet mimétique, à s'intéresser à nous. Si bien que ce sont fort logiquement les personnes les plus narcissiques, les plus centrées sur elles-mêmes, qui se révèlent les séducteurs ou séductrices les plus efficaces.
Le plus souvent, tout commence par la séduction : on cherche à éveiller chez l'autre de l'intérêt pour soi-même et, pour cela, il est nécessaire de lui faire violence, de le déranger, le sortir de sa routine. Mais lorsqu'on est parvenu à faire en sorte qu'il nous prenne en considération, il faut alors lui montrer qu'on ne s'intéresse pas seulement à soi-même, mais aussi qu'on ressent ce qu'il ressent, qu'on est en empathie avec lui, qu'on veut son bien, son bonheur.
La personne hyperempathique échoue doublement dans la relation amoureuse : ne s'aimant pas, elle s'avère tout d'abord incapable de séduire. Ensuite, si elle s'oublie – ô combien !! – au profit de l'autre, c'est moins parce qu'elle veut véritablement le bien de l'objet d'amour que parce qu'elle cherche à vampiriser l'autre pour lui soutirer sa substance, et vivre au travers de lui. On aboutit alors fréquemment à une relation contraignante, tyrannique : la personne hyperempathique dévore ceux qu'elle aime et souffre de n'être pas aimée en retour.

QUESTIONS-RÉPONSES

« Je maigris quand je suis amoureux ou amoureuse, je regrossis lorsque cesse cet amour. »
L'amour, c'est bien connu, fait maigrir. On n'a plus d'appétit, on se contente d'eau fraîche. Il y a sans doute là un effet de nature biologique : on sait aujourd'hui que le processus amoureux (c'est-à-dire la période qu'on appelle lune de miel) est une forme d'orage hormonal et neuro-hormonal, produisant entre autres choses un effet coupe-faim.
Cet effet coupe-faim peut aussi s'expliquer d'un point de vue psychologique : le processus amoureux, dans sa composante empathique, consiste en un centrage exclusif sur l'objet d'amour, un oubli de soi qui peut être si complet qu'on en néglige ses besoins vitaux. Remarquons que tel n'est pas le cas des grands séducteurs. Certes, ceux-ci, lors-

qu'ils sont accaparés par leur tâche, peuvent en faire une priorité. Mais il est bien rare que séduire leur ôte l'appétit. Les personnes hyperempathiques, emplies de l'objet de leur amour, s'en nourrissent, existent grâce à lui et n'éprouvent plus le besoin de confirmer leur existence en mangeant. Maigrir devient facile et se fait le plus souvent sans même que la personne s'en préoccupe.

Malheureusement, cet état ne dure guère. En premier lieu, l'effet coupe-faim du processus amoureux ne se manifeste que durant quelques semaines, deux à trois mois au grand maximum. Ensuite, un tel amour n'a que peu de chances d'aboutir, tant il est déséquilibré. La première possibilité est... qu'il ne se passe rien, ou presque rien, puisque aucune tentative de séduction n'aura été entreprise. L'hyperempathique amoureux déchante donc rapidement et se console en mangeant. Ou bien une relation s'instaure, mais elle tourne au vinaigre. Parfois, ce sera parce que notre hyperempathique amoureux se comportera en vampire dévorateur et possessif. Il voudra tout savoir, partager chaque minute, se montrera si jaloux et exclusif que l'objet de son amour, étouffé, asphyxié, ne verra d'autre salut que dans la fuite. Ou bien, à l'inverse, ce sera notre hyperempathique amoureux qui paniquera devant le fait de se perdre dans l'autre. La proximité amoureuse, le mélange des sentiments et des pensées occasionneront des angoisses de dissolution, qu'il combattra le plus souvent en s'en prenant à l'autre, en provoquant des disputes. Ainsi s'expliquent bon nombre de crises amoureuses. Ce n'est pas l'autre qui ne nous comprend pas, c'est nous-même qui ne nous reconnaissons plus, ne savons plus qui nous sommes et demandons à l'autre de nous le faire savoir.

Ces amours avortées ont tôt fait de se transformer en crises dévoratrices, si bien qu'à moyen terme, tout comme les coupe-faim médicamenteux, elles finissent par faire davantage grossir que maigrir.

« Je suis malheureux ou malheureuse en amour. J'aime et ne suis pas aimé (e) en retour. Je suppose que c'est en raison de mon poids. Tout changera lorsque je serai mince. »

Comment voulez-vous que vos amours ne soient pas malheureuses si vous ne faites rien pour séduire l'objet de votre amour ? Oui, je sais, vous allez me dire que vous êtes gros(se) et laid(e) et que, donc, vous ne pouvez séduire personne, hormis peut-être des êtres encore plus disgraciés par la nature que vous.

Rien n'est plus faux ! Certes, je veux bien admettre qu'avec votre corps démodé, vous partez avec un petit handicap. Mais il n'est nullement insurmontable. Le seul frein véritable à votre incapacité réside dans le fait que vous ne vous aimez pas et que, par conséquent, les autres ne vous trouvent pas aimable. Les gros et grosses qui se témoignent une estime suffisante savent trouver le moyen de faire parvenir à l'autre ce message : « Je suis passionnant(e), captivant(e), attachant(e), original(e), troublant(e), piquant(e), et, en définitive, belle ou beau. »

Mettez en pratique les conseils de la

Clef de l'existence de soi afin d'acquérir plus de substance, ou, à défaut, entreprenez une psychothérapie. Mais ne croyez pas que perdre simplement des kilos suffira à résoudre vos problèmes sentimentaux comme par magie. À supposer que vous y parveniez, vous constaterez alors que, certes, on prête davantage attention à vous en tant que personne sexuée, mais que cela risque de ne pas aller bien loin si vous manquez de savoir-faire. Ou bien encore, ce soudain intérêt pour votre personne de la part de gens qui, autrefois, ne vous accordaient pas le moindre regard éveillera en vous plus de rancœur que de plaisir. Allez jeter un coup d'œil du côté de la Clef de la vie.

«L'être que j'aime me traite en bon copain ou bonne copine. Sans doute ne suis-je pas désirable.»

Vous serez désirable si vous vous faites désirer. Vous établissez avec ceux qui vous plaisent une relation de type hyperempathique, vous vous centrez exclusivement sur eux en vous oubliant. De ce fait, ils font de même : ils se centrent sur eux et vous oublient.

Rappelons les deux règles de tout acte de séduction réussi :

- Forcer l'autre à s'intéresser à soi par tous les moyens.
- Lui apparaître comme un individu sexué.

«Je suis désespérément en quête d'amour, mais je panique dès qu'on s'intéresse à moi et fais vite machine arrière.»

Hyperempathique, vous êtes à la recherche de celle ou celui par qui vous existerez. Mais, l'ayant trouvé, ou étant sur le point de le trouver, vous faites machine arrière, ou encore sabotez la relation afin que ce soit l'autre qui vous laisse choir.

Bien des choses peuvent vous paniquer, dans cette proximité entre deux êtres qu'on nomme communément l'amour :

- Tout d'abord, l'impression de ne plus savoir, dans ce qu'on ressent ou ce qu'on pense, ce qui provient de soi et ce qui provient de l'autre. La fusion de deux êtres, tant prisée par les chantres de l'amour, panique ceux qui doutent de la réalité de leur personne.
- Ensuite, l'amour implique qu'on pense à soi comme à un être sexué : ce genre de choses ne s'improvise pas.
- Enfin, se trouver face à un individu réel qui s'intéresse réellement à vous (ou est susceptible de le faire) oblige à faire le deuil de bon nombre de rêves plus ou moins irréalistes. Il n'est pas rare qu'alors on choisisse les rêves, des rêves confortables qui dispensent de tout effort, de toute obligation, au détriment de la réalité.

«Je n'aime pas ceux qui m'aiment, et ceux que j'aime ne m'aiment pas !»

Connaissez-vous le « syndrome de Groucho Marx » ? Probablement pas, car je viens de l'inventer à l'instant. À l'instar de Groucho, qui avait proclamé : « Jamais je n'accepterais de faire partie d'un club qui voudrait d'un individu tel que moi pour membre », vous vous dites quelque chose comme : «Jamais je ne pourrais aimer quelqu'un qui aurait mauvais goût au point de m'aimer. »

Résumons-nous : vous ne faites rien pour séduire celles ou ceux qui seraient susceptibles de vous plaire. Si malgré tout ils s'intéressent à vous, ils perdent tout attrait à vos yeux, puisqu'ils font preuve d'un mauvais goût déplorable en s'intéressant à votre personne. Il y a là une logique implacable : vous ne vous aimez pas, et n'aimez donc pas ceux qui vous aiment. Ceux qui ne vous aiment pas, par contre, font en cela la démonstration de leur bon goût. Il est donc normal que vous soyez attiré par eux.

Une autre façon de présenter les choses serait de dire que, comme la relation amoureuse vous terrorise, vous choisissez plus ou moins inconsciemment comme cibles des individus avec lesquels vous n'avez pas la moindre chance – les individus fétichistes de la beauté physique, par exemple – et vous écartez de la même façon ceux avec lesquels une relation serait possible.

« Il ou elle m'aime, ou en tout cas le proclame. Certes il ou elle souffre de divers handicaps mais quelle chance d'avoir trouvé quelqu'un qui s'intéresse à moi ! »

Vous avez fini par trouver une personne qui veut bien de vous. Certes, il s'agit de quelqu'un au caractère difficile, ou bien d'un niveau socioculturel bien inférieur au vôtre, ou encore nettement plus âgé que vous. Mais il vous semble que, vu votre conformation physique, vous ne devez pas faire la fine bouche.

Ou encore, saisi par le complexe du sauveur, vous vous êtes lancé dans la rédemption d'un individu en perdition. Il ou elle va mal, très mal, mais si vous parvenez à le ou la sauver, il ou elle vous devra une reconnaissance éternelle.

Quoi qu'il en soit, les choses vous semblent ne pas aller si mal que ça : vous vous montrez agréable et dévoué, et votre compagne ou compagnon semble l'apprécier. Pourquoi, d'ailleurs, en irait-il autrement ? Cette personne profite de votre état de dépendance à son égard qui lui confère une agréable supériorité, une impression de puissance. Vous l'aimez, ne pensez qu'à son bien-être, son intérêt. En retour, elle se laisse aimer par vous, vous permet de vivre au travers d'elle, par procuration. Cela peut paraître étonnant, mais l'échange paraît équitable tant à ses yeux qu'aux vôtres. Du moins, tant que vous fonctionnez sur le mode hyper-empathique… Certes, il peut arriver que vous preniez conscience du côté tyrannique d'une telle relation, de l'oubli de soi qu'il suppose, mais vous révolter vous paraît bien trop dangereux. Il ne vous reste donc plus qu'à étouffer vos élans de révolte à coups de prises alimentaires superfétatoires.

Un danger susceptible de menacer ce fragile équilibre serait un amincissement réussi. Car, dès lors, le marché passé risquerait de vous apparaître trop déséquilibré. Mince, vous vous aimeriez davantage, et pourriez un jour ou l'autre estimer avoir suffisamment enduré de choses de la part de votre compagne ou compagnon. Vous deviendriez plus exigeant, ou voudriez vous en séparer. Ne comptez donc pas sur cette compagne ou ce compagnon pour vous aider à mincir, bien au contraire !

Huguette et l'amour

(Suite de la page 75.)

Huguette, jeune étudiante, ne fait ordinairement pas de repas chaud et mange n'importe quoi, ce qui lui tombe sous la main. En fait, il s'agit presque toujours de friandises diverses ou de sandwiches. Lorsqu'elle retourne chez ses parents, elle mange à table avec eux et, inévitablement, grossit.

Elle se reconnaît bien dans le portrait de la « ni-ni » : elle est l'esprit de contradiction incarné, contre tout ce qui est pour, pour tout ce qui est contre. Mais désordonnée dans son comportement alimentaire, elle est rigoureuse à l'extrême dans ses études. Elle s'y révèle d'ailleurs particulièrement brillante, et entame un troisième cycle d'économie, plus exactement de gestion des marchés financiers.

Huguette a pris connaissance des conseils de la Clef de la modération avec le plus grand scepticisme. Noter ce qu'elle mange et tenir un décompte calorique ? Rien ne lui paraît plus horripilant. Non, définitivement non. Faire de petits repas, bien sages, bien raisonnables ? Elle aime trop la liberté pour s'imposer ce genre de contraintes. La seule consigne qui trouve grâce à ses yeux est celle qui consiste à dire « oui et non » à ses aliments tabous : jeter de bonnes choses qui se mangent est une idée suffisamment farfelue pour la séduire, au moins durant quelques jours.

De toute façon, Huguette a conscience que ses problèmes sont d'une autre nature. Les idées développées dans la Clef de l'existence de soi lui paraissent correspondre plus ou moins à ses difficultés, mais elle ne croit guère en sa capacité à progresser sans aide. Ce qu'il lui faut, c'est une psychothérapie.

C'est moi qu'elle vient voir. D'emblée elle aborde les entretiens sur le mode de la provocation : je suis un cas particulièrement récalcitrant, et je vous mets au défi d'arriver à quoi que ce soit avec moi !

En fait, plutôt que de nourriture, Huguette et moi nous retrouvons au bout de quelque temps à parler d'amour. De ce point de vue, cela n'a jamais tellement marché pour Huguette : elle a bien eu quelques aventures, essentiellement des amours de vacances, mais n'a jamais véritablement pris de plaisir durant les relations sexuelles. En fait, elle ne comprend pas qu'on puisse l'aimer : tout individu de sexe mâle s'intéressant à elle ne peut être qu'un raté sans envergure. Qui plus est, elle a terriblement honte de son corps graisseux ; qu'on la regarde, qu'on la touche, lui fait se souvenir de sa difformité et elle se sent alors encore plus grosse et mal à son aise.

La distinction entre amour et séduction laisse Huguette quelque peu pantoise. L'idée que séduire est actif et non passif, qui plus est une violence qu'on inflige, va à l'encontre de tout ce qu'elle pensait jusque-là. Pour elle, une femme séduit passivement, par la seule beauté de ses formes. Comme ses formes à elle ne sont pas belles, elle ne peut donc séduire qui que ce soit, ou alors des hommes laissés pour compte. CQFD.

D'autre part, elle a toujours considéré que l'amour est une chose douce et tendre, la fusion de deux êtres. Les rares fois où elle s'est essayée à séduire, elle s'est donc montrée serviable et affable, si bien qu'en définitive cela a tourné à la camaraderie.

Cet élément de violence inhérent aux relations entre individus et qui panique tant Huguette, nous l'abordons aussi en ce qui concerne les relations de tous les jours, avec ses amis de faculté, ses professeurs.

Et, bien évidemment, nous ne pouvons faire autrement que de parler de sa famille. Là, la violence est parfaitement repérable : violence des régimes auxquels Huguette a été soumise dès l'âge de dix ans par une mère phobique de la graisse, autant pour elle-même que pour les siens, une mère belle et le sachant, ne craignant pas, pour sa part, d'user et d'abuser de la séduction. Huguette a eu droit à tout : coupe-faim, homéopathie bidon, substituts de repas, carottes en guise de goûter, cliniques de diététique. Indéniablement, cela lui a forgé le caractère.

(La suite des aventures d'Huguette page 296.)

CLEF DE L'EXISTENCE DE SOI

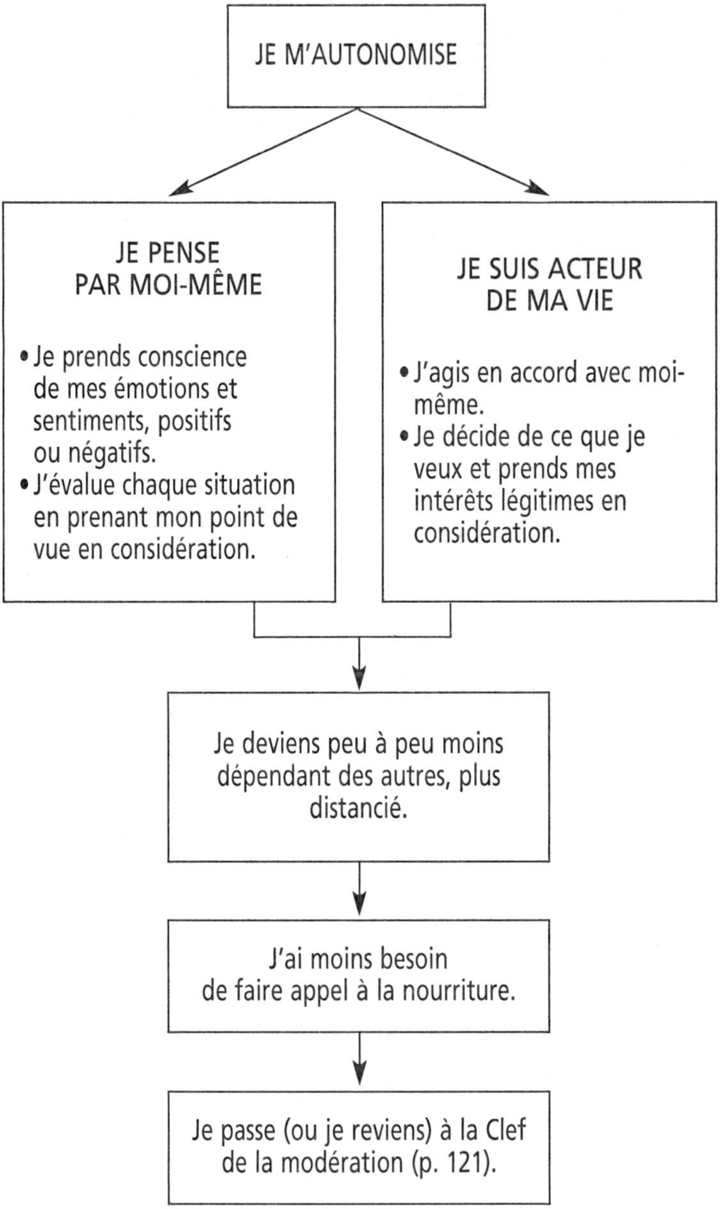

J'évalue mes caractéristiques psychologiques

Suis-je autonome par rapport au monde extérieur ?

Question A. Ai-je de l'estime pour moi-même ?

Portez-vous de l'estime à votre personne ? Ce sera le cas si vous chérissez la personne que vous êtes vraiment au fond de vous-même, si vous pensez que votre personne véritable, ce que vous êtes vraiment au fond de vous-même, sont dignes d'être aimés par les autres.

1 – Je ne porte aucune estime à ma personne ☐

2 – Je porte peu d'estime à ma personne ☐

3 – Je porte assez d'estime à ma personne ☐

4 – Je porte beaucoup d'estime à ma personne ☐

Question B. Ai-je de la volonté ?

Pensez-vous que vous manquez de volonté et que seul un soutien extérieur peut vous permettre de maigrir ?

1 – Je pense ne pouvoir parvenir à maigrir que si un médecin ou un amaigrisseur non médecin m'y contraint, ou que si mes proches surveillent ce que je mange et l'évolution de mon poids ☐

2 – Je pense ne pouvoir parvenir à maigrir qu'avec le support et les encouragements d'un groupe, ou de mes proches qui s'intéressent à ce que je mange et à l'évolution de mon poids ☐

3 – Je pense pouvoir maigrir par moi-même, mais je ressens la nécessité de faire appel à un professionnel, afin qu'il me donne des conseils diététiques, ou qu'il m'aide à résoudre mes problèmes psychologiques et existentiels ☐

4 – Je pense pouvoir maigrir par moi-même, par exemple en appliquant une méthode éprouvée ☐

Question C. Est-ce que je dirige ma vie ?

Croyez-vous que, d'une façon générale, vos succès et vos échecs, la direction que prend votre vie, ne dépendent de vous que pour une faible part ? Pensez-vous que ce qui vous arrive dépend plus de la destinée, ou des actes et de la volonté des différentes personnes qui vous entourent ?

1 – Mes succès et mes échecs ne dépendent pas de moi, mais sont le fruit du hasard, ou de la destinée, ou de la volonté d'autres personnes ☐

2 – Mes succès et mes échecs dépendent de moi pour une part, mais sont davantage le fruit du hasard, ou de la destinée, ou de la volonté d'autres personnes ☐

3 – Mes succès et mes échecs dépendent surtout de moi, et pour une part du hasard, ou de la destinée, ou de la volonté d'autres personnes ☐

4 – Mes succès et mes échecs dépendent de moi et de moi seul ☐

Question D. Ai-je des conduites impulsives ?

Avez-vous tendance à avoir des conduites impulsives problématiques ? Ce sera le cas s'il vous arrive d'avoir des conduites irréfléchies, que vous ne pouvez contrôler, et dont les conséquences peuvent se révéler préjudiciables. Il peut par exemple s'agir d'achats qui mettent en péril votre budget, de vols impulsifs (kleptomanie). Vous considérerez que vous avez tendance à avoir des conduites impulsives problématiques si vous craignez d'être pris d'impulsions qui vous conduiraient à faire des actes irrémédiables, même si vous êtes parvenu jusque-là à contrôler l'impulsion.

1 – J'ai fréquemment tendance à avoir des conduites impulsives problématiques ☐

2 – J'ai parfois tendance à avoir des conduites impulsives problématiques ☐

3 – J'ai rarement tendance à avoir des conduites impulsives problématiques ☐

4 – Je n'ai pas particulièrement tendance à avoir des conduites impulsives problématiques ☐

Question E. Ai-je tendance à me centrer sur des activités extérieures ?

Vous arrive-t-il de vous laisser absorber excessivement par une tâche ou une activité de loisir ? Vous considérerez qu'il s'agit d'un excès si vous perdez la notion du temps qui passe, ne prêtez plus attention à la faim, la soif, la fatigue, la douleur, et que cela vous met en situation de danger ou vous conduit à oublier ou négliger d'autres tâches importantes.

1 – Lorsque je me lance dans une activité, elle m'absorbe complètement et plus rien d'autre ne compte ☐

2 – Lorsque je me lance dans une activité, elle m'absorbe beaucoup, et il peut m'arriver de perdre de vue d'autres éléments importants ou mes besoins propres (fatigue, faim, soif…) ☐

3 – Lorsque je me lance dans une activité, elle m'absorbe, mais pas au point de perdre de vue d'autres éléments importants ou mes besoins propres (fatigue, faim, soif…) ☐

4 – Je fais passer mes besoins propres (fatigue, faim, soif…) en priorité, quelle que soit l'activité dans laquelle je me suis lancé ☐

Question F. Que se passe-t-il quand je n'ai rien à faire ?

Être inoccupé correspond-il pour vous à une sensation agréable ou désagréable, voire intolérable ? Être inoccupé sera considéré comme intolérable si vous avez systématiquement des conduites de fuite dans ces circonstances. Vous pouvez alors ressentir la nécessité de vous lancer dans une nouvelle occupation (travail manuel ou intellectuel, lecture, télévision, activité physique), ou bien ressentir la nécessité de manger.

1 – Lorsque je n'ai rien à faire, je ressens un ennui insupportable ☐

2 – Lorsque je n'ai rien à faire, je ressens un ennui déplaisant, mais supportable ☐

3 – J'apprécie d'être désœuvré durant de courtes périodes, mais ne le supporterais pas trop longtemps. Je peux alors rêvasser, apprécier le temps qui passe ☐

4 – J'apprécie d'être désœuvré durant de longues périodes. Je peux alors rêvasser, apprécier le temps qui passe ☐

Question G. Sais-je me décider ?

Avez-vous de la difficulté à déterminer ce que vous voulez, à prendre des décisions ? Avoir de la difficulté à décider se traduit par exemple par une tendance à attendre le dernier moment pour se décider, ou encore avoir tendance à laisser faire le hasard, ou encore à se ranger au choix des autres. Lorsqu'une décision a été prise, on regrette le choix fait.

1 – J'ai la plus grande difficulté à prendre des décisions. Je regrette fréquemment mes choix ☐

2 – J'ai parfois de la difficulté à prendre des décisions. Je regrette parfois mes choix ☐

3 – J'ai rarement de la difficulté à prendre des décisions. Je regrette rarement mes choix ☐

4 – Je n'ai pas particulièrement de difficulté à prendre des décisions. Je regrette rarement mes choix ☐

Question H. Est-ce que je lutte contre les contraintes ?

Supportez-vous mal les contraintes ? Ce sera le cas si vous supportez mal les tâches obligées, les horaires imposés, si vous n'aimez pas vous conformer aux règlements et, éventuellement, tentez de les tourner, si vous supportez mal les rapports hiérarchiques et avez de ce fait des relations conflictuelles avec vos supérieurs hiérarchiques, ou encore si vous avez fait en sorte de ne pas être confronté à des rapports hiérachiques. Vous pouvez encore mal supporter d'avoir à remplir des papiers administratifs, ou à tenir à jour vos comptes.

1 – Je supporte mal les contraintes et refuse la plupart du temps de m'y soumettre. Ces attitudes ont tendance à compliquer mon existence et à me créer des difficultés ☐

2 – Je n'aime guère les contraintes ; je ne cherche toutefois pas à leur échapper au point que cela suscite des difficultés ☐

3 – Les contraintes ne constituent pas un problème pour moi ; je fais ce que je dois faire sans rechigner ☐

4 – J'apprécie d'avoir une vie organisée et planifiée ; je fais ce que j'ai à faire avec plaisir ☐

Vous avez répondu 1 ou 2 à la majorité des questions.
Vous disposez de peu d'autonomie par rapport au monde extérieur. Vous êtes hyperempathique, ce qui s'accompagne d'une difficulté à prendre des décisions, d'une tendance à vivre les choses sur le mode de la contrainte. On pense n'avoir pas de volonté propre, pas de véritable contrôle sur ses actes, et devoir s'en remettre à d'autres pour résoudre ses difficultés. On se sent comme vide à l'intérieur et on compte sur le monde, les autres, pour nous procurer de la substance. Pour vous, maigrir, c'est vous priver, et vous priver est justement LA chose que vous supportez le moins. C'est à partir de la Clef de l'existence de soi qu'il vous faut travailler à devenir une personne mince.

Vous avez répondu 3 ou 4 à la majorité des questions.
Vous ne vous vivez pas comme dépendant du monde extérieur, ou vous vous vivez comme partiellement dépendant du monde extérieur. Cela augmente notablement vos chances de parvenir à perdre du poids de façon durable.

Quel est mon degré d'autonomie par rapport aux autres ?

Question A. Est-ce vraiment moi qui décide de maigrir ?

Votre décision de maigrir correspond-elle à une démarche personnelle, ou bien décidez-vous de maigrir parce que certaines personnes de votre entourage vous ont conseillé ou intimé de maigrir, ou encore parce que, sans qu'elles le formulent explicitement, vous savez qu'elles désapprouvent votre surpoids ? Considérez comme des personnes de votre entourage : vos parents, votre conjoint, vos enfants, vos employeurs, collègues ou subordonnés, ainsi que vos amis et fréquentations. Considérez votre médecin comme une personne de votre entourage si vous ne l'avez pas consulté en vue de maigrir.

1 – Les avis de mon entourage sont déterminants dans ma décision de maigrir ☐

2 – Les avis de mon entourage, sans être à l'origine de ma décision de maigrir, y contribuent de façon importante ☐

3 – Les avis de mon entourage ne contribuent pas de façon prépondérante à ma décision de maigrir ; ma décision de maigrir correspond pour l'essentiel à une démarche personnelle ☐

4 – Certaines personnes de mon entourage ne souhaitent pas que je maigrisse, ou ont intérêt à ce que je n'y parvienne pas ; ma décision de maigrir correspond non seulement à une démarche personnelle, mais m'oblige à m'opposer à ces personnes ☐

Question B. Mon état émotionnel est-il sous la dépendance de mon entourage ?

Avez-vous l'impression que votre état émotionnel dépend pour l'essentiel de celui des personnes qui vous entourent (vous êtes content ou mécontent, gai ou triste, dans la mesure où ceux qui vous entourent sont contents ou mécontents, gais ou tristes), ou au contraire avez-vous l'impression que votre état émotionnel dépend pour l'essentiel de vous-même ?

1 – Mon état émotionnel est fortement influencé par celui de mon entourage ☐

2 – Mon état émotionnel est modérément influencé par celui de mon entourage ☐

3 – Mon état émotionnel est faiblement influencé par celui de mon entourage ☐

4 – Mon état émotionnel n'est pas influencé par celui de mon entourage ☐

Question C. Suis-je influençable ?

D'une façon générale, vous laissez-vous aisément influencer ? Ce sera le cas si, lorsque quelqu'un émet une opinion, vous avez de la difficulté à déterminer quelle est votre opinion personnelle, ou si lorsque quelqu'un vous rapporte un événement, vous considérez cet événement uniquement du point de vue de votre interlocuteur. Il se peut encore que vous craigniez de vous laisser influencer et que, pour lutter contre cette tendance, vous preniez le contre-pied de votre interlocuteur.

1 – Je vois aisément les choses du point de vue de mon interlocuteur ☐

2 – Je cherche à comprendre le point de vue de mon interlocuteur, tout en considérant mon point de vue personnel ☐

3 – Je considère mon point de vue personnel avant tout ☐

4 – Je prends fréquemment le contre-pied de mes interlocuteurs ☐

Question D. Est-ce que je vis pour moi-même ou pour les autres ?

Avez-vous l'impression que, dans vos actions, dans vos choix, dans la conduite de votre vie, vous tenez davantage compte des besoins et des désirs des autres (votre famille, votre compagnon ou compagne, vos amis) que de vos propres besoins et désirs ?

1 – Je fais systématiquement passer les désirs et besoins de mon entourage avant mes propres désirs et besoins ☐

2 – Je fais souvent passer les désirs et besoins de mon entourage avant mes propres désirs et besoins ☐

3 – Je fais rarement passer les désirs et besoins de mon entourage avant mes propres désirs et besoins ☐

4 – Je ne fais jamais passer les désirs et besoins de mon entourage avant mes propres désirs et besoins ☐

Question E. Est-ce que j'ai tendance à jouer un rôle ?

Avez-vous fréquemment l'impression de jouer un rôle, de faire semblant, de ne pas être vraiment vous-même ? Ce sera le cas si, d'une façon générale, votre souci est de vous conformer à votre propre personnage, ou si au lieu de vous demander ce que vous pensez ou ressentez, vous vous demandez ce que votre interlocuteur attend de vous.

1 – J'ai en permanence l'impression de jouer un rôle ☐

2 – J'ai souvent l'impression de jouer un rôle ☐

3 – J'ai parfois l'impression de jouer un rôle ☐

4 – J'ai l'impression d'être moi-même en permanence ou la plus grande partie du temps ☐

Question F. Sais-je faire preuve de séduction ?

Usez-vous de séduction ? Ce sera le cas s'il vous arrive de susciter de l'intérêt pour votre personne, par ce que vous faites ou par ce que vous êtes, et d'avoir alors de l'ascendant sur d'autres personnes. À l'inverse, vous considérerez que vous n'usez pas de séduction si on vous considère comme un ou une confidente, quelqu'un à qui on peut confier ses joies et ses peines, plutôt que quelqu'un qui serait à l'origine de joies ou de peines.

1 – J'ai fréquemment tendance à user de séduction ☐

2 – J'ai parfois tendance à user de séduction ☐

3 – J'ai rarement tendance à user de séduction ☐

4 – Je n'use jamais de séduction ☐

Vous avez répondu 1 ou 2 à la majorité des questions.
Vous disposez de peu d'autonomie par rapport aux autres. Vous êtes hyper-empathique, ce qui s'accompagne d'une tendance à vivre sous l'influence des émotions et des idées des autres, d'une difficulté à prendre vos besoins et vos désirs en considération, voire à les identifier en tant que tels. Les autres vous croient solide et sans états d'âme, ils se confient à vous, mais prêtent en définitive peu d'attention à votre personne. Cela vous arrange, car vous ne vous aimez guère. Pour vous, maigrir, c'est retrancher le peu de plaisir et de satisfaction qui vous reste. C'est à partir de la Clef de l'existence de soi qu'il vous faut travailler à devenir une personne mince.

Vous avez répondu 3 ou 4 à la majorité des questions.
Vous ne vous vivez pas comme dépendant des autres, ou vous vous vivez comme partiellement dépendant des autres. Cela augmente notablement vos chances de parvenir à perdre du poids de façon durable.

Vous avez répondu 4 à la question A.
Vous maigrissez pour vous opposer à une personne de votre entourage. Pourquoi pas ? C'est parfois une bonne motivation au départ. Mais sur le long terme, il vous faudra aussi trouver des motivations d'ordre plus personnel.

Vous avez répondu 4 à la question C.
Vous affirmez votre personnalité en vous opposant aux autres. Pourquoi le nier et vous opposer ainsi à ce que je dis ? Vous vous reconnaîtrez dans le portrait du « ni-ni », page 219.

La Clef du corps

La Clef du corps s'adresse aux personnes en surpoids qui veulent améliorer leur corps et se réconcilier avec lui. Il se peut qu'elles en soient insatisfaites au point de le haïr : n'est-il pas la cause de leurs souffrances, ce corps rétif, qui se refuse à se conformer à leurs attentes, à leurs désirs ? Prendre conscience de son corps gras, lourd, laid, penser que c'est ainsi qu'on est, que c'est cela que les autres voient, sont des choses si pénibles pour certaines personnes qu'elles tentent par tous les moyens d'en faire abstraction.

Comme on l'a vu dans la Clef de l'existence de soi, ce déni de soi, qui va de pair avec un centrage sur le monde extérieur et les autres, conduit à un manque à être, un sentiment de vide existentiel. Manger est le moyen le plus simple pour retrouver des sensations corporelles et se sentir à nouveau exister. Bien entendu, tout le problème vient de ce que manger en excès fait grossir...

Comment échapper à ce cercle vicieux ? J'espère que la Clef de l'existence de soi vous aura fourni quelques pistes : travaillant à devenir conscient de vos émotions et sensations, de vos pensées et opinions, agissant davantage en accord avec vous-même, établissant avec autrui des relations plus équilibrées, vous devriez peu à peu moins avoir besoin de faire appel à la nourriture pour vous sauver du néant.

Mais exister en tant qu'être psychique ne suffit pas : vous êtes aussi un être incarné. L'obèse est souvent piégé dans un paradoxe : son corps gros l'insatisfait et il voudrait donc maigrir. Mais ce corps, objet de déplaisir, il le nie, le refuse, tente de l'oublier par tous les moyens. S'il parvient à l'oublier un peu trop bien, il ne lui reste alors plus rien pour lui rappeler pourquoi il veut tant maigrir... D'où cette perpétuelle oscillation : si la prise de conscience du corps gros motive – ô combien ! – à maigrir, l'oubli du corps gros en dispense.

Certes, accepter de prendre pleinement conscience de son surpoids est, dans un premier temps, déplaisant, pour ne pas dire plus. C'est bien pourquoi un travail de réconciliation est nécessaire. Ce corps, si on veut obtenir quelque chose de lui, si on veut qu'il embellisse, il convient de le prendre par la douceur.

NOTRE CORPS, NOUS ET LES AUTRES

Nous existons parce que nous avons un corps et que nous en tirons des leçons. C'est parce que nous sommes des êtres incarnés que nous sommes à même de ressentir des sensations, et que nous sommes aptes à distinguer ce qui est soi et ce qui ne l'est pas. De même, des catégories telles que le haut et le bas, le devant et le derrière, le loin et le près, le maintenant, l'avant et l'après ne se peuvent concevoir qu'en se référant à l'expérience que nous avons de notre corps. Si bien que la façon dont on ressent et dont on pense son corps modèle notre relation au monde et aux autres.

Le schéma corporel et l'image du corps

Mais entrons un peu plus dans le détail. Notre cerveau, tout d'abord, à partir des différentes informations en provenance de la peau, des muscles et tendons, élabore ce qu'on appelle le « schéma corporel ». Ce schéma corporel, synthèse de nos perceptions internes, est donc subjectif ; il présente des différences notables avec l'image plus objective que nous renvoie par exemple le miroir, ou la façon dont nous nous découvrons quand nous nous visionnons dans une séquence au magnétoscope.

Outre ce schéma corporel de base, nous construisons différentes images de notre être incarné, plus ou moins réalistes, auxquelles nous nous identifions. Ces images du corps ne sont pas des constructions mentales stables, mais fluctuent au contraire en permanence. Par exemple, le mouvement et le contact avec des objets extérieurs renforcent nos sensations et donc l'image du corps, tandis que l'immobilité entraîne une dégradation de cette image du corps.

Les vêtements et parures sont intégrés à l'image du corps et la modifient, temporairement, mais en profondeur : par exemple une femme n'aura pas la même image de son propre corps selon qu'elle est nue ou habillée, qu'elle porte une tenue de jogging ou une robe du soir avec des talons hauts. Selon sa tenue, elle se fera d'elle-même une idée fort différente, ce qui la conduira à se mouvoir, se comporter tout autrement.

En outre, d'une façon générale, les vêtements très ajustés, plus ou moins malcommodes et entravant la liberté de mouvement, les lourds bijoux et pendentifs, les chapeaux et autres accessoires, tout cela oblige à rester concentré sur son propre corps et, plus généralement, sur soi-même, sur l'image que l'on donne aux autres. Ce qui, soit dit en passant, aide à séduire, puisque, comme on l'a vu dans la Clef de l'existence de soi, l'acte de séduire nécessite qu'on centre en priorité son attention sur soi. À l'inverse, des vêtements informes, coupés dans des tissus souples et élastiques, facilitent l'oubli du corps, tant par soi-même que par les autres.

Le corps gros mal aimé

Le surpoids modifie la perception du corps. La personne obèse a l'impression d'avoir un corps rigide, sans souplesse, plus trapu qu'il n'est en réalité. Les forces centrifuges et centripètes, ressenties par exemple dans les transports en commun, ou lors de mouvements rapides, sont perçues plus intensément, et cela, allié à une musculature souvent insuffisante par rapport au poids corporel, crée la sensation d'être soumis à des forces extérieures incontrôlables. Le corps étant difficile et douloureux à mouvoir, l'obèse est économe de ses mouvements ; l'immobilité lui permet ainsi d'oublier son corps insatisfaisant alors que le mouvement ne cesse de le lui rappeler. Le problème est que l'immobilité conduit à une dégradation de l'image du corps, engendrant elle-même encore plus d'immobilité.

Il n'est pas rare que la personne en surpoids fasse preuve de maladresse dans ses mouvements ou ses gestes : ce corps mal aimé, elle le connaît mal. Cette maladresse est encore aggravée chez les personnes qui ont un poids instable, toujours en train de maigrir et de grossir. Elles évaluent alors difficilement leurs proportions, ont fréquemment des mouvements gauches, empruntés.

Un autre phénomène couramment observé consiste en une méconnaissance de la forme et du volume du corps, souvent perceptible lorsque la personne maigrit. Il n'est pas rare que celle-ci persiste à se voir grosse, à se sentir telle, à se comporter comme telle. Elle n'est pas devenue une personne mince, elle a simplement perdu des kilos, qu'elle ne tarde d'ailleurs pas, dans la plupart des cas, à reprendre.

Nous percevons aussi différemment notre corps selon l'amour, ou la haine, que nous lui portons. Nous accordons par exemple plus d'attention aux sensations provenant de parties du corps que nous chérissons davantage. Que d'autres parties de notre corps nous déplaisent, ou bien notre silhouette dans son ensemble, nous ferons alors mine de les ignorer. Bon nombre de personnes en surpoids, profondément insatisfaites de leur silhouette, fuient les miroirs, ne s'y mirent que de façon morcelée. Elles peuvent ainsi examiner une partie de leur visage pour se maquiller ou se raser, tout en veillant à ne pas enregistrer la rondeur du visage ou le double menton. Les mêmes personnes évitent généralement de se faire prendre en photo et encore plus de se laisser filmer. De la haine de son propre corps au refus des sensations corporelles, au sentiment d'inexistence, à la croyance de ne pas être aimable, au discrédit des personnes qui disent vous aimer, il n'y a qu'un pas, vite franchi.

Le corps réel et le corps virtuel

Une autre difficulté tient au fait que la perception que nous avons de notre propre corps est fortement influencée par la vision du corps de nos congénères. C'est par une démarche empathique que nous pouvons nous identifier à leur corps et, dans une certaine mesure, ressentir ce qu'ils ressentent. Qui n'a pas tenté, un jour, de « se mettre dans la peau » de telle ou telle personne ? On a vu que, justement, bien des personnes en surpoids excellent dans ce genre d'exercice. Est-ce parce qu'elles sont insatisfaites de leur corps au point de n'en vouloir rien savoir qu'elles s'identifient tant aux autres, à leur corps ?

Quoi qu'il en soit, nombre d'obèses finissent par avoir la perception de deux corps :

• *Un corps réel, trop réel.* Ce vrai corps, ils tentent de le mettre en sommeil en faisant semblant de ne pas le voir, en bougeant le moins possible afin d'éviter des sensations physiques déplaisantes.

• *Un second corps, virtuel et mince.* Il s'agit du corps qu'ils aimeraient avoir et auquel ils pensent comme à leur « vrai moi ».

Comme le disait un auteur britannique, Cyril Connolly : « À l'intérieur de tout homme gros est enfermé un homme mince qui fait des signes désespérés pour qu'on le laisse sortir. »

LE MIROIR ET LA BALANCE

L'expérience que nous avons de notre être incarné est donc le produit d'une expérience intime, subjective, et de données plus objectives, par exemple celles que nous renvoie un miroir. Nous sommes là dans un monde de sensations, mais aussi d'images : nous nous sentons, mais, surtout, nous nous voyons. Pourquoi, dans ces conditions, tant de personnes en viennent-elles à s'obnubiler sur un nombre, censé résumer à lui seul la réalité de leur corps : leur poids évalué en kilos, voire en grammes ?

Deux attitudes sont également courantes :

• *La première consiste en un refus de prendre connaissance de son poids.* Cette phobie du poids est généralement le fait des personnes qui rejettent leur corps en bloc, ne veulent plus rien savoir de lui, tant ce dernier est source de souffrance. Il s'agit en quelque sorte d'une politique de l'autruche.

• *La seconde attitude consiste à fétichiser son poids,* faire de ce nombre le symbole de ce que l'on est, sa vérité ultime. On en vient à se peser plusieurs fois par jour, et la balance acquiert des vertus météorologiques : pèse-t-on 49,8 kg ? La journée sera bonne. La balance indique-t-elle 50,2 kg ? On sombre alors dans le désespoir et le dégoût de soi. Est-ce bien raisonnable ?

Cela l'est d'autant moins que, si les pèse-personne ont aujourd'hui une précision de l'ordre de la centaine de grammes, voire davantage, notre corps est, quant à lui, bien plus approximatif. Notre poids corporel fluctue sans discontinuer, d'une heure à l'autre, d'un jour à l'autre, et ces fluctuations sont de l'ordre de 1 à 3 kg. Mesurer son poids corporel avec une précision supérieure à 1 kg est donc dépourvu de sens, et n'est qu'un moyen de se créer des à-coups émotionnels, fausses joies lorsqu'on a « perdu » quelques centaines de grammes, vraies dépressions devant une aiguille qui penche du mauvais côté.

> L'USAGE IMMODÉRÉ DU PÈSE-PERSONNE n'aboutit en règle générale qu'à se créer des émotions inutiles :
>
> – Pèse-t-on quelques grammes de plus ? La journée en est gâchée.
>
> – Pèse-t-on quelques grammes de moins ? On en profite pour s'octroyer quelque aliment supplémentaire.
>
> IL EST BON DE SE SOUVENIR qu'on ne peut pas connaître son poids avec une précision supérieure à plus ou moins 1 kg.
>
> CE N'EST PAS LA BALANCE qui est imprécise, c'est notre corps.

Quels éléments font ainsi varier le poids du corps ?

• *Le degré d'hydratation du corps.* Le corps humain ne tolère que des variations d'eau de l'ordre de 2 à 3 litres, selon qu'on est hydraté ou déshydraté à son maximum. Cela représente néanmoins 2 à 3 kg, c'est-à-dire plus qu'il n'en faut pour se réjouir ou se désoler faussement.

• *L'exercice physique.* Faire fonctionner ses muscles consomme de l'énergie, mais il faut un effort long et intense pour que la perte calorique soit appréciable. En fait, la plus grande partie du poids perdu l'est par la transpiration ; cette perte d'eau est donc temporaire.

• *Le froid, le chaud.* Lorsqu'on a chaud, on transpire et on se déshydrate. Il convient donc, si on veut avoir bon moral, de se peser après avoir bien transpiré, juste avant de boire.

• *Le stress.* Différentes hormones sont mobilisées en cas de stress, dont un des effets secondaires est de diminuer temporairement la quantité d'urine excrétée. On accumule donc un peu d'eau, ce qui, pour les obsédés de la balance, est en soi un facteur de stress.

• *Le type d'aliments ingérés.* Les aliments riches en glucides sont hydratés et l'eau qui les accompagne amplifie trompeusement leur valeur pondérale. Au moment où on les mange, on s'alourdit donc plus que ne le voudrait leur valeur calorique, et au moment où on les utilise, on s'allège dans les mêmes proportions. Les graisses, quant à elles, ne sont guère hydratées et leur poids ne représente qu'elles.

• *Le cycle féminin.* La femme prend quelques kilos durant la période des règles, qu'elle reperd ensuite. À quoi bon s'en énerver ?

Faut-il donc ranger le pèse-personne définitivement au placard ? Et pourquoi pas ? Si on considère que ce qui est primordial est la façon dont on vit son corps, dont on l'habite, la relation qu'on entretient avec lui, alors qu'importe l'énoncé de ce nombre ? Pour ce qui est de nos relations avec nos congénères, certes le rejet des gros existe bel et bien, mais, pour une bonne part, nos congénères voient ce que nous leur donnons à voir : nous serons ainsi « un gros ou une grosse de 90 kg » ou, si nous en faisons l'effort, « M. ou Mme X, plus ou moins sympathique, plus ou moins intéressant(e) ».

Mais, allez-vous me dire, si on ne se pèse pas, comment savoir si on grossit ou si on maigrit ? Vous n'avez pas tort car, de ce point de vue, on ne peut guère faire confiance à ses impressions subjectives. L'immobilité, par exemple, donne la sensation qu'on est plus gros, alors que le mouvement, en augmentant le tonus musculaire, fait qu'on se sent plus léger. Tout événement qui fait qu'on s'estime davantage améliore l'image du corps et confère une impression de légèreté. À l'inverse, un chagrin, une avanie nous conduisent à nous sentir immédiatement plus lourds.

Pourquoi, alors, ne pas vous fier à certains vêtements suffisamment ajustés, qui feront fonction de baromètre et vous permettront de savoir si vous grossissez ou maigrissez ? De tels critères sont à l'évidence bien imprécis, mais, d'un certain point de vue, c'est là plutôt un avantage : on évite ainsi de se laisser prendre au piège de la précision illusoire de la balance.

Si, malgré tout, vous souhaitez connaître votre poids :

- Pesez-vous une fois par semaine, si possible le même jour, au même moment de la journée, dans la même tenue.
- Ne tenez aucun compte des décimales.
- Considérez que votre poids se situe dans une fourchette de plus ou moins 1 kg par rapport au poids indiqué. Ainsi, si votre balance indique 85 kg, considérez que votre poids se situe entre 84 et 86 kg. Si la semaine précédente la balance indiquait 85,5 kg, ne considérez pas que vous avez perdu 500 g, mais plutôt que vous vous situez dans les environs du même poids. Seule une diminution du poids sur plusieurs semaines et de plusieurs kilos signifie que vous êtes sur la pente descendante, et vice versa.

Il n'est pas rare que les accros de la balance soient en même temps des phobiques du miroir. Mais faire de l'énoncé d'un nombre l'alpha et l'oméga de sa vie, se cantonner dans cette abstraction sont peut-être des moyens de se protéger contre une vision terrifiante : sa propre image, telle que la reflète le miroir.

QUELQUES IDÉES TOUTES FAITES SUR LES APPARENCES, LE BONHEUR ET LE SENS DE LA VIE

Je ne cesse de le proclamer au fil des pages : il est dur, très dur d'être gros. Aussi suis-je parfaitement à mon aise pour poser cette question iconoclaste : ne vous arrive-t-il pas, parfois, de pousser le bouchon un peu loin, de dramatiser quelque peu votre situation ?

Le mythe du corps-machine

Par exemple, ne succombez-vous pas un peu trop aisément à certains stéréotypes culturels, cette tendance de notre époque à glorifier les corps lisses, sans aspérité, sans odeur, en définitive insubstantiels et irréels ? Des corps de papier glacé ou de celluloïd, des corps sur bande magnétique, et surtout des corps-machines, fonctionnels et bien huilés. Journaux, mais surtout cinéma et télévision nous tendent un miroir déformant et irréel : des hommes, des femmes jeunes et beaux, mais aussi inodores et incolores, mènent une vie de rêve, faite de sentiments mimés, jamais ressentis.

Dans un tel monde, la souffrance et la maladie, la vieillesse, la mort, mais aussi la laideur, la difformité deviennent alors des faits inacceptables, innommables, qu'on tente de dissimuler par tous les moyens. Les malades perdent une part de leur humanité, et par là même leur libre arbitre : leurs médecins, leur entourage décident souvent pour eux. Les vieux deviennent, en langage « politiquement correct », des personnes du troisième ou du quatrième âge, sommées d'avoir l'air jeunes et fringantes. Quant à la mort, elle est en grande partie niée, exclue des pensées.

L'obèse, en mangeant, buvant, excrétant, suant, répandant des odeurs, se déplaçant lourdement, rappelle à ses congénères que, quoi qu'ils fassent, ils n'en restent pas moins des êtres organiques, vivants, et donc mortels. Le corps de l'obèse est l'antithèse de ce corps lisse, sans substance, pure image, prôné par notre société. Il fait donc scandale, et ce scandale doit cesser au plus vite !

Le gros doit donc maigrir. Mais il doit le faire sans efforts, puisque toute souffrance est elle aussi exclue. C'est sans doute dans cette contradiction que s'enracinent les infinies recettes, si médiatiques, proposant de maigrir sans effort, sans douleur, sans privation, « en fête ». L'amaigrissement est présenté comme une libération alors qu'en pratique il s'agit d'une lutte épuisante, une course d'obstacles aux embûches de tous ordres, biologiques, psychologiques et sociales.

Tel est donc le discours ambiant Devez-vous pour autant hurler avec les loups ?

Le mythe de la toute-puissance de la volonté

L'idée que notre corps serait infiniment malléable, que « si on veut, on peut », est voisine de la précédente. Bien des gens pensent qu'il est possible, si on s'en donne la peine, de modeler son corps à son gré. Un régime bien conduit doit permettre de faire fondre les graisses, une musculation intensive fait apparaître des muscles auparavant absents, l'appel au chirurgien permet d'ôter des graisses résiduelles, de retendre les peaux flasques, de gommer les rides, voire de redessiner la silhouette dans son ensemble. Bien entendu, l'intérieur du corps n'est pas oublié : les artères peuvent être remises à neuf (téflon garanti dix ans), et on procède éventuellement à un échange standard du cœur.

La vérité est moins rose : tandis que certains perdent aisément un surpoids dû à des excès passagers, d'autres, on l'a vu, auront d'énormes difficultés à maigrir, soit pour des causes génétiques, soit pour des raisons d'ordre psychologique. Pour certains, l'amaigrissement peut même être déconseillé.

Les formes corporelles sont elles aussi tributaires de la génétique : quels que soient les régimes qu'ils s'imposent, les heures qu'ils passent dans les salles de gymnastique, si les petits gros au visage poupin peuvent mincir et gagner en muscles, ils ne deviendront jamais de grands baraqués à la John Wayne pour autant ; les brunettes qui ont tendance à devenir un peu trop pulpeuses pourront certes devenir plus sveltes, mais ne se transformeront jamais en mannequins longilignes. Et bien évidemment, quoi que fasse votre chirurgien, il ne vous empêchera pas de vieillir...

Le mythe de l'avancement au mérite

Le volontarisme du mythe de la toute-puissance de la volonté est un redoutable facteur de culpabilisation. Être gros, hypertendu, diabétique ou essoufflé en montant l'escalier est le signe d'une coupable négligence : chacun ne dispose-t-il pas d'un capital santé, qui lui serait en quelque sorte donné à la naissance, dont il serait responsable, qu'il pourrait faire fructifier ou dilapider ?

Les individus seraient donc personnellement responsables de leur état de santé, de leur forme physique, et bien entendu de leurs formes corporelles, de leur apparence. Une hygiène de vie irréprochable doublée d'un mental d'acier conférerait beauté, santé parfaite et longue vie. Dans cette optique, la bonne santé se mériterait, la maladie serait une forme de punition, et le surpoids serait le signe d'un ratage personnel, d'une personnalité imparfaite, voire d'une moralité douteuse. Qui plus est, fumeurs, alcooliques et obèses, dispensés de gymnastique et amateurs de sucreries, tous seraient de mauvais citoyens qui grèveraient indûment le budget de la Sécurité sociale en raison de maladies bien méritées.

L'hygiénisme est à la mode et, depuis

que les homme politiques y voient un moyen de diminuer le coût des soins de santé, il a tendance à se transformer en ce que certains n'ont pas hésité à baptiser le « fascisme sanitaire ».

Pourtant, les choses sont moins simples qu'il n'y paraît : en vérité, les médecins ne savent pas avec autant de certitude qu'ils voudraient le faire accroire quels changements dans le mode de vie, l'alimentation, se révéleront bénéfiques pour un individu donné, à un moment donné de sa vie. Oh, bien sûr, on sait que, de même qu'il vaut mieux être riche et en bonne santé que pauvre et malade, il est préférable d'être mince et beau que laid et gros. Mais cela ne nous dit pas si, lorsqu'on est gros, on a toujours intérêt à tenter de mincir. Mme Durand, 38 ans et 110 kg, sommée de maigrir, peut par exemple faire un régime mal conduit, qui créera plus de problèmes de santé qu'il n'en résoudra. Ou bien Mme Durand regrossira-t-elle et prendra-t-elle plus qu'elle n'a perdu, ce qui entamera son moral et sa santé. Ou encore Mme Durand voudra-t-elle, à la suite de son amaigrissement, vivre une nouvelle vie et, n'y parvenant pas, devra-t-elle être soignée pour une dépression.

Certains ont la chance d'avoir une bonne santé, quoique menant une vie de patachon ; ils restent minces en mangeant beaucoup et n'importe quoi. D'autres ont une santé fragile, ou bien ont des facteurs de risque d'ordre génétique et ne resteront en bonne santé que s'ils en font l'effort ; un rien leur profite et être minces, sans être forcément impossible, exige un travail de leur part. Certains reçoivent plus qu'ils n'ont mérité, tandis que d'autres font des efforts méritoires, qui ne sont pas récompensés. Il n'y a rien de juste à cela. Mais qui a dit que la vie était juste ?

Le mythe de Superwoman

Si vous êtes du sexe féminin, un autre mythe vous tend encore les bras, celui de Superwoman. Une femme digne de ce nom se doit d'être belle et mince, si possible jeune ou en ayant l'apparence, habillée sexy. Mais cela ne suffit pas : elle doit aussi être une bonne maîtresse de maison, bonne vivante, sachant faire honneur aux plats proposés, ne chipotant pas dans son assiette. Elle ne serait enfin pas une femme complète si elle n'était aussi une mère attentive, une nounou douce et tendre. Satisfaire en même temps à ces différents modèles relève bien entendu de la quadrature du cercle.

Les médias véhiculent ces différents messages, proposant ainsi à notre contemplation des corps parfaits, auxquels il s'agit de s'identifier, corps idéaux hors de portée pour la plupart ; les mêmes prônent aussi les soins du corps, la gymnastique, d'innombrables méthodes destinées à nous rendre plus beaux, plus jeunes, et bien entendu plus minces. Mais, dans le même temps, ils font aussi la promotion de la bonne cuisine, de restaurants gastronomiques, de tous ces délicieux en-cas sucrés ou salés qui nous tendent les bras. Une publicité télévisée pour une huile de cuisine mettait ainsi en scène de charmantes jeunes femmes, dyna-

miques, sportives et aimant la cuisine à l'huile, et proclamant ce message édifiant, terrorisant, symbole de notre temps : « Je veux tout ! »
Là encore, y a-t-il lieu de tenter de se conformer à ces modèles sociaux, ou bien vaut-il mieux développer un itinéraire plus personnel, davantage compatible avec sa biologie et sa psychologie propres ?

Comment se torturer avec son poids

Il n'est pas rare que les personnes en surpoids tiennent en leur for intérieur des discours particulièrement démoralisants. Passons en revue les plus courants :
• *Je suis gros(se) et donc laid(e).* Disons que vous avez un corps qui n'est pas à la mode. Les critères de la beauté physique sont relatifs, dépendant de l'histoire et de la géographie. Songez par exemple aux femmes peintes par Rembrandt, Boucher, Renoir : qui oserait prétendre qu'elles sont des laiderons ? De même, de nos jours, en Afrique ou en Inde, une femme, pour être considérée comme belle et désirable, doit peser 10 à 15 kg de plus qu'en Occident. Mais peut-être, en plus d'être gros ou grosse, êtes-vous effectivement laid ou laide : vous avez un bec-de-lièvre, de gros boutons suintants, des bosses ici ou là. Si c'est le cas, il me semble que vous devriez faire quelque chose pour y remédier... Si vous n'avez d'autre difformité que votre surpoids, *vous êtes déjà en train de faire quelque chose pour y remédier* !
• *Les gros ne valent rien, sont des ratés.* En ce qui concerne la maîtrise du comportement alimentaire et du poids, il est vrai que jusqu'à présent vous n'avez pas fait très fort. Cela ne signifie pas que vous ratez *tout* ce que vous entreprenez. Votre travail, certaines réalisations, la qualité de vos relations avec vos parents, vos enfants, votre conjoint, vos amis et collègues, tout cela compte-t-il, si j'ose dire, pour du beurre ? Je suis sûr qu'en cherchant bien, vous trouverez des choses que vous réussissez... Notons aussi qu'il existe de plus une différence de taille entre ces deux formulations : «J'échoue (pour le moment) dans tel ou tel domaine », et : « Je suis un raté. » Dans le premier cas, vous constatez une lacune dans vos façons de faire, dans le second, vous généralisez abusivement à la totalité de votre personne.
• *Si je ne suis pas capable de maigrir, je ne vaux rien, ma vie est ratée.* Ce discours intérieur est clairement une variante du précédent. Vous faites de la capacité à maigrir la mesure de toutes choses. N'est-ce pas quelque peu exagéré ?
• *Les gens minces sont heureux et réussissent en tout. Si je maigris, je serais donc heureux et tout me réussira.* Vous êtes envieux face à tous ces minces, si bien dans leur peau et à qui tout semble réussir. Mais n'avez-vous pas quelque peu biaisé les comparaisons, en choisissant comme « minces de référence » des personnes hors du commun ? Il est possible que vous ayez repéré des gens heureux *et* minces, puis que vous ayez décrété qu'ils étaient heureux *parce que* minces. Je suis sûr qu'en y regardant de plus près,

vous parviendrez aussi à trouver autour de vous des personnes minces et malheureuses. Il se pourrait que ce soit d'ailleurs ce qui vous arrive, si vous vous contentez de perdre bêtement des kilos. Vous constaterez alors que la minceur ne suffit pas à faire le bonheur. Réciproquement, et sans nier le handicap que constitue le surpoids, certains le surmontent et s'épanouissent malgré leurs kilos.

• *Gros (se) comme je suis, personne ne peut véritablement m'aimer.* Vous êtes gros ou grosse, et vous ne vous aimez pas. Vous en concluez arbitrairement que personne ne peut vous aimer : personne n'aime les gros puisque vous n'aimez pas les gros. Vous avez tort. Certaines femmes apprécient les hommes gros, pour des raisons qui leur sont propres. Les femmes rondes ou plus que rondes séduisent certains hommes, là encore pour des raisons qu'il serait malvenu de votre part de contester. Outre ces différentes inclinations en faveur d'un physique ou d'un autre, j'ai longuement insisté dans la Clef de l'existence de soi sur le fait que séduire est une action en direction d'un ou d'une autre, une captation de l'attention. On peut, pour cela, jouer de son physique, quel que soit ce physique. On séduit moins par sa beauté que par sa présence, la force qui se dégage de sa personne. Ensuite, séduire ne suffit pas : il s'agit d'établir une relation de personne à personne, de se faire apprécier pour ses qualités d'être humain.

• *Ceux qui aiment les gros dans mon genre sont eux-mêmes des ratés.* Variante du discours précédent. Vous présentez un « syndrome de Groucho Marx » typique. Allez voir page 264.

APPRIVOISER SON CORPS

Il ne m'appartient pas de juger si nous sommes seulement notre corps ou quelque chose de plus, mais que notre corps soit nous m'apparaît comme un fait indéniable. Faire du mal à son corps, c'est se faire du mal et, inversement, prendre soin de son corps est une démarche positive, permettant d'augmenter la conscience d'exister.

Nous allons passer en revue différentes méthodes ayant pour objectif une meilleure conscience de soi en tant qu'être incarné et la réconciliation avec son être corporel. Il n'est bien sûr pas question que vous appliquiez *toutes* ces méthodes simultanément. Commencez par celle qui vous paraît le mieux vous convenir, n'hésitez pas à passer à une autre quand vous aurez l'impression d'avoir épuisé les possibilités de la première.

Les soins du corps

C'est dans une optique de réconciliation avec votre corps que je vous conseille de le bichonner : les soins de toilette, l'utilisation de laits et de crèmes corporels, d'appareils de massage, de gants de crin, les plaisirs du bain, du sauna ou du hammam permettent d'augmenter la conscience du corps, de constater que son corps peut être le lieu de sensations plaisantes. Je placerai aussi dans cette catégorie tous les soins de beauté tels que manucure et coiffure.

Ces cadeaux que vous ferez à votre corps, n'ayez crainte, il vous les rendra. Je vous conseille de consacrer vingt minutes à une demi-heure par jour à ces soins. Il s'agit en fait, pour l'essentiel, de conférer une dimension de plaisir, de détente, de relaxation, à des soins de toilette que vous ne concevez peut-être que dans une perspective fonctionnelle. Si l'attention nouvelle portée à votre corps ne fait qu'exacerber votre mécontentement envers celui-ci, repérez les griefs que vous avez à l'encontre de votre corps et reportez-vous à « Comment se torturer avec son poids ».

La conscience du corps par la relaxation

Il existe une infinité de méthodes de relaxation, que nous ne pouvons toutes passer en revue. Là encore, vingt minutes à une demi-heure quotidiennes sont nécessaires pour obtenir des résultats tangibles. Contrairement à une idée reçue, pratiquer une méthode de relaxation nécessite de l'attention, une concentration dite passive car faite de recueillement intérieur.

Quelle que soit la méthode utilisée, veillez aux points suivants :

- Choisissez, pour vos séances d'apprentissage, des moments dans la journée où vous n'êtes pas dans un état d'épuisement trop avancé. Le matin conviendra à certains, tandis que d'autres préféreront l'heure du déjeuner ou le début de soirée.
- Chez vous, mettez-vous au calme, et faites en sorte de ne pas être dérangé durant le temps de votre séance.
- Ne tentez pas de forcer les choses, appliquez bêtement la méthode, qu'elle vous paraisse fonctionner ou non, et prenez patience, au moins deux à trois semaines…

Il est conseillé d'apprendre la relaxation avec un professeur, mais de nombreuses méthodes existent sur le marché, par exemple sous forme de cassettes, qui conviendront à certains.

Les méthodes les plus couramment pratiquées sont :

- *Le training autogène de Schultz*. C'est sans doute la méthode de relaxation la plus connue, dérivée des techniques hypnotiques, qui consiste à s'autosuggestionner à la relaxation. Le sujet, allongé ou assis, s'aide de phrases telles que « je suis tout à fait calme » ; « mon bras droit est tout chaud » ; « bras et jambes sont chauds et lourds » ; « mon cœur bat calme et fort » ; « mon plexus solaire est tout chaud » ; « tout mon être respire » ; « mon front est au frais », pour induire la relaxation. La concentration porte donc sur des représentations intérieures et non sur les sensations corporelles. Cette méthode convindra donc particulièrement aux personnes très, très fâchées avec leur corps, leur permettant de renouer avec lui sans se trouver brutalement confrontées à une réalité déplaisante.

• *La relaxation de Jakobson.* L'attention se porte dans cette méthode sur les sensations que provoquent les contractions musculaires. Une première phase, dite de relaxation progressive, consiste à apprendre à différencier l'état de tension musculaire de celui de détente, groupe musculaire par groupe musculaire. On passe ensuite à l'étape de relaxation différentielle, qui consiste à reconnaître les tensions dans ses différents muscles et à les rapporter aux situations, images ou idées qui les provoquent. La troisième étape permet de se relaxer dans la situation de tension elle-même, afin d'y faire face le mieux possible. Cette méthode se révèle bien adaptée à l'objectif recherché ici : en se focalisant sur la contraction et la décontraction, on prend davantage conscience de son corps.

• *Le yoga.* Il ne s'agit en principe pas d'une méthode de relaxation, mais plutôt d'une discipline spirituelle. Quoi qu'il en soit, hormis les mouvements respiratoires, plus abordables pour tout un chacun, la plupart des postures se révèlent fort difficiles à mettre en pratique pour une personne en surpoids. Si, cependant, on y parvient, les étirements des tendons et des articulations qu'entraînent ces postures avivent la perception du corps.

Visualisation du corps sous relaxation

On peut envisager la relaxation comme méthode de prise de conscience de son être incarné ; on peut aussi l'utiliser comme mise en condition pour un travail plus en profondeur sur l'image du corps. Comme cette image du corps est le plus souvent détestable, et détestée, il s'agit d'en promouvoir une autre, plus positive, ce qu'on obtient, non pas en cherchant à s'illusionner, mais plutôt en faisant varier à l'infini ses visions de soi-même et en prenant conscience de leur relativité.

Certains thérapeutes demandent, dans cette perspective, à leurs patients de revivre le corps de leurs cinq ans, de leurs douze ans, le corps qu'ils avaient au moment de leur mariage, et ainsi de suite. On peut aussi demander à la personne de s'imaginer dans le corps d'un ou d'une autre, par exemple son père ou sa mère, ou encore dans le corps d'une personne importante à ses yeux. La même technique peut être employée pour s'imaginer en individu d'une race différente, d'un sexe différent et, bien sûr, d'une conformation corporelle différente – plus gros, encore plus gros, plus mince, encore plus mince…

Une technique voisine consiste à demander au patient de sélectionner un animal-totem qui lui semble en correspondance avec lui, puis éventuellement d'en changer. Par exemple, une patiente qui s'imaginait au départ comme un hippopotame se sentit plus à l'aise dans son corps lorsqu'elle put se visualiser en tigresse…

Ces exercices ne sont pas anodins et

entraînent le plus souvent des réactions affectives intenses. Si tel est votre cas, mieux vaut alors les entreprendre sous la direction d'un psychothérapeute chevronné.

Dessin, peinture et sculpture du corps

D'une certaine façon, dessiner, peindre ou sculpter des corps humains s'apparentent à l'exercice précédent : peu à peu, l'image qu'on se fait de son propre corps se modifie, pour peu qu'on s'identifie suffisamment aux corps qu'on met en scène. Ce n'est bien entendu pas le plus ou moins grand talent artistique qui est important ici, mais la prise de conscience et l'intégration des formes du corps. On a tout loisir de se représenter tel qu'on se voit, tel qu'on aimerait être dans l'idéal, tel qu'on pense pouvoir devenir un jour.

Travailler sur les représentations du corps humain a en outre l'avantage de faire prendre conscience que la beauté ne réside pas dans la perfection des formes. Nombre d'artistes mettent en scène des corps aux rondeurs très peu modernes, ou bien des corps vieux et abîmés, ou encore des corps dans des postures peu avantageuses. Nous trouvons beaux ces personnages, non pas en raison de leur esthétique corporelle, mais parce que l'artiste est parvenu à nous transmettre leur essence. Nous pouvons faire de même, nous aussi, et mettre de l'amour dans la représentation – même maladroite – que nous faisons de nous-même.

Dialoguer avec son corps

Fâché avec votre corps, vous lui faites le coup du mépris. Vous l'ignorez, ne voulez plus rien savoir de lui, déclarez que, tant qu'il sera aussi laid et repoussant, vous refuserez tout dialogue. Qu'il commence par s'améliorer, et on verra après. Mais si un couple qui s'entre-déchire peut divorcer, il n'en va pas de même entre votre corps et vous. Et faire chambre à part n'est pas une très bonne solution...

Il faut donc renouer le dialogue. Dans cette optique, je vous propose d'écrire une lettre à votre corps, et plus spécifiquement à certaines parties de votre corps envers lesquelles vous avez du ressentiment, et de leur dire leurs quatre vérités. Supposons par exemple que vous soyez une femme aux cuisses pleines de cellulite, de peau d'orange. A-t-on jamais vu des cuisses aussi peu esthétiques, leur écrivez-vous. Quelles que soient les privations que vous vous imposez, vos cuisses y restent insensibles et conservent égoïstement leur graisse envers et contre tout. Sont-elles bien conscientes du mal qu'elles vous font ? Elles gâchent votre vie, détournent de vous les hommes qui, de par votre visage avenant, avaient commencé par se montrer aimables. Ces cuisses, vous les haïssez de toutes vos forces et n'hésitez pas à le leur dire.

Êtes-vous certaine d'avoir bien dit tout ce que vous aviez sur le cœur ? C'est donc maintenant à vos cuisses de répondre. Tournez la page de votre cahier et adoptez le point de vue de vos cuisses : est-ce notre faute, disent-elles, si tu manges autant ? Est-ce encore notre faute si tu ne nous donnes jamais l'occasion de faire de l'exercice ? Tu nous hais, tu nous méprises, et tu voudrais que nous soyons fuselées et élégantes ? Et quoi encore ? Commence par prendre davantage soin de nous, sois plus gentille avec nous et nous verrons ce que nous pouvons faire pour toi.

Se contempler dans le miroir, sur des photos, au magnétoscope

Il ne s'agit plus ici d'un travail sur le corps tel qu'on l'imagine du dedans, mais d'une confrontation avec le corps tel qu'il apparaît aux autres. L'écart est énorme, parfois, entre ces deux corps. Ainsi que je l'ai dit plus haut, la plupart des personnes en surpoids fuient leur image afin de ne pas avoir à prendre conscience de leur aspect. Accepter son corps tel qu'il est, même si cela peut parfois se révéler douloureux, fournit un levier pour le changer.

Le moyen le plus simple et le moins onéreux pour se voir tel qu'on est consiste à scruter son image dans le miroir. Il faut néanmoins que ce miroir soit suffisamment grand pour qu'on puisse se voir en entier, et que la pièce dans laquelle il est situé offre le recul nécessaire. Les films vidéo et les photographies permettent, plus encore que le miroir, de se voir tel que les autres nous voient. Notre image est, là, totalement objectivée ; nous n'avons plus de possibilités de la modifier et nous sommes donc obligés de la prendre telle qu'elle est.

• Examinez votre silhouette, votre allure générale, mais passez aussi en revue les différentes parties de votre corps les unes après les autres : les jambes, les cuisses, les fesses, les hanches, le ventre, la poitrine, les bras, le cou, le visage.

• Donnez éventuellement une note à chaque partie, selon votre degré de satisfaction.

• Face au miroir, ne tentez pas de prendre des poses avantageuses en rentrant le ventre ou en recherchant le meilleur profil, car c'est tout l'inverse qu'il convient de faire : grossissez-vous, faites des grimaces, montrez-vous sous votre plus mauvais jour.

Ce type d'exercice a le plus souvent pour effet de raviver la haine envers son corps et envers soi-même. Prendre conscience de l'intensité de sa détestation est une expérience pénible, mais enrichissante. On fait ainsi apparaître au grand jour les jugements sévères qu'on porte sur soi-même, la place qu'on donne à l'apparence corporelle.

S'habiller et se mettre en valeur

Se vêtir est, pour nombre de gros, un problème de chaque jour. La grande majorité des boutiques de prêt-à-porter se cantonnent dans l'offre de tailles standard, si bien que les personnes corpulentes n'ont qu'un choix des plus restreints. Les vêtements qu'on leur destine sont le plus souvent sans fantaisie et

onéreux. Enfin, nombre de vendeurs n'ont guère de scrupules à rabrouer vertement les gros qui s'égarent dans des boutiques pour minces.
Or, soigner son apparence est d'autant plus important qu'on n'a pas un corps à la mode. S'habiller de façon satisfaisante est donc un acte d'affirmation de soi : il est nécessaire que vous ayez de la considération pour vous-même si vous désirez en obtenir de la part des autres.
Restent quelques erreurs courantes qu'il s'agit d'éviter : la première consiste à s'habiller dans des tailles trop petites. On aura grossi et acheter des vêtements de la taille supérieure obligerait à le reconnaître. Ou bien on pense qu'on ne va pas tarder à maigrir et qu'il vaut donc mieux acheter une taille plus petite. Le résultat est qu'on est boudiné dans ses vêtements, mal à son aise et qu'on paraît encore plus gros qu'on ne l'est. Voulez-vous donner l'impression que vous avez maigri ? Faites donc l'inverse et achetez des vêtements un tout petit peu trop grands...
Une autre erreur consiste à vouloir cacher son corps sous des vêtements informes, ou encore s'habiller de vêtements extensibles. Dans les deux cas, la perception de son corps devient un peu plus floue encore. Et un corps qui réussit à se faire oublier ne pourra que grossir davantage.

Affronter le regard des autres

Si le rejet social dont elles sont victimes est incontestablement une réalité, les personnes en surcharge pondérale ont souvent tendance à le considérer comme plus intense qu'il n'est, et à le vivre sur un mode dramatique. Elles évitent les temples voués à l'adoration des corps, tels les piscines et gymnases, mais aussi les lieux publics tels les transports en commun ou les avenues fréquentées. Cette stratégie d'évitement leur permet certes d'oublier plus aisément un corps insatisfaisant mais, on l'a vu, cela aboutit à une moindre conscience d'exister en tant qu'êtres incarnés et à l'utilisation de la nourriture pour pallier ce manque. La diminution des activités, le repli sur soi conduisent de plus à déprimer et, là aussi, à faire davantage appel à la nourriture.
Affronter vaillamment le regard de ses congénères est donc une nécessité. Mais les personnes inconnues n'ont d'autre critère de jugement que notre apparence. Pour elles, nous ne sommes pas telle ou telle personne, mais simplement un gros ou une grosse. C'est en cela que leur regard fonctionne un peu comme un miroir, et qu'on se voit gros dans les yeux de l'autre.

Reconquérir les lieux que vous avez abandonnés est un acte d'affirmation de soi. Il convient, pour y parvenir, de graduer son effort :
- Recensez les situations que vous évitez habituellement.
- Conférez-leur une note de difficulté.
- Commencez par affronter les situations les moins angoissantes.

Vous pourrez par exemple commencer par des promenades dans les grandes avenues, puis passer devant des terrasses de café (et affronter là le regard inquisiteur des consommateurs ayant payé pour bénéficier du spectacle de la rue), puis entrer dans des boutiques ou des grands magasins, puis prendre les transports en commun, et considérer que si vous parvenez à affronter le public d'une salle de sports ou d'une piscine, votre travail de reconquête est achevé.

Bien sûr, la tenue que vous vous serez choisie, votre aspect plus ou moins soigné, votre façon de marcher, de vous comporter seront déterminants dans le jugement que les personnes que vous serez amené à croiser porteront sur vous. Vous pourrez ainsi paraître riche ou pauvre, assuré de votre personne ou plein de reproches envers vous-même. Force est de constater que le jugement des autres à notre égard se modèle en grande partie sur le jugement que nous portons sur nous-même : si nous avons une bonne opinion de nous-même, les autres font de même, et réciproquement.

Certes, les gens que vous croiserez vous trouveront gros. Mais dites-vous qu'avoir une opinion à votre sujet est leur droit inaliénable – dans la mesure où ils la gardent pour eux, car ils n'ont en revanche aucunement le droit de vous insulter –, et que vous aussi avez le droit de les trouver laids ou beaux, petits ou grands, de leur trouver l'air stupide ou éveillé. Je vous conseille de faire largement usage de ce droit, de ne pas vous laisser enfermer dans votre image de gros, mais au contraire de regarder les autres autant qu'ils vous regardent.

QUESTIONS-RÉPONSES

« Je n'ai pas beaucoup de temps. Où trouver vingt minutes ? »

Il y a tant de choses à faire : travailler, faire ses achats, se distraire, se cultiver et, bien sûr, s'occuper et se préoccuper de sa famille, de ses amis, de ses amours. Or les journées n'ont que vingt-quatre heures et les semaines sept jours. Comment trouver du temps pour s'occuper de soi ?

Avez-vous remarqué que je n'ai énuméré ci-dessus que des activités centrées sur le monde extérieur ? Je n'ai parlé ni de se laver, ni de dormir, ni de manger ou boire, ou encore satisfaire à ses autres besoins naturels. Mais peut-être ne disposez-vous pas du temps nécessaire à cela... Il ne s'agit pas d'une boutade : bien des personnes en arrivent à cette situation absurde, où, accaparées par le monde et les autres, elles négligent leurs besoins vitaux.

Si vous n'avez pas vingt minutes par jour à vous consacrer, pour vous détendre, pour prendre soin de votre corps, c'est que quelque chose ne tourne pas rond dans votre vie. Dans ces conditions, il n'est pas étonnant que vous mangiez autant : car avaler de la nourriture est la seule façon que vous ayez trouvée de vous préoccuper de votre corps, de vous sentir exister physiquement.

Prendre soin de vous ne peut se faire qu'au détriment d'autres activités. vous devrez cesser un temps de vous occuper du monde. D'une façon générale, enfants, conjoint, parents, amis comprennent, si on prend la peine de le leur dire, qu'on désire quelques instants de solitude.

Quant à votre travail, vos études ou toute autre occupation, pensez-vous sérieusement qu'il n'est pas possible de leur consacrer un tout petit peu moins de temps ? Si vous en êtes là, il est grand temps que vous vous posiez une ou deux questions sur le sens de la vie : ajouter des activités aux activités (de même qu'ajouter des aliments aux aliments) ne peut que déboucher sur une perpétuelle insatisfaction, la nécessité d'un toujours plus jamais rassasié. L'être humain a besoin d'avoir, au moins par instants, la conscience de sa propre existence. Il y parvient par exemple dans son bain, en jouant avec la savonnette et en se brossant le dos avec un gant de crin.

« Y a-t-il un moment plus propice pour les soins corporels ? »
Bien évidemment, tout dépend de votre mode de vie, de votre emploi du temps. Toutefois, consacrer une demi-heure à des soins corporels le soir, juste au moment où on rentre chez soi, après une journée souvent harassante, s'avère pour beaucoup une bonne idée. Force est de constater que c'est là un moment de fragilité, où nombre de personnes ressentent intensément la nécessité de renouer avec elles-mêmes, ce qu'elles font trop souvent en mangeant de façon compulsive, vite et beaucoup. Prendre un bain ou une douche, passer du temps dans la salle de bains à s'occuper de soi, permet de renouer avec son être profond sur un autre mode.
Mais attention : il ne s'agit pas de partir avec l'idée que se plonger dans la baignoire est un moyen de se contraindre à ne pas rendre visite au frigo. Car, dans ces conditions, comment profiter encore du bain ? Dites-vous plutôt : « Je me détends durant vingt minutes et si, après ces vingt minutes, je ressens toujours la nécessité de manger, je ne m'empêcherai pas de le faire. Mais peut-être, peu à peu, cette nécessité de manger deviendra moins forte et je mangerai moins. »

« Selon vous, bichonner son corps est censé être un plaisir. Pour moi, c'est tout le contraire car, ce corps, je le déteste, tant il est gros et laid. M'occuper de lui ne fait que me plonger dans la déprime et le dégoût de moi-même. »
Il est effectivement fréquent que des activités censées être agréables, tels des bains ou des massages, débouchent sur la constatation qu'on est gros et gras, qu'on échoue sempiternellement dans sa quête de la minceur. On en vient alors à ruminer des pensées de dévalorisation : décidément, on n'est capable de rien, on ne vaut rien. Ces pensées déprimantes sont alors contrées par une prise alimentaire...
Mais tenter d'oublier son corps, on l'a vu, n'est pas une solution. Peut-être pourriez-vous voir les choses autrement : certes, au jour d'aujourd'hui, votre corps n'est pas tel que vous le souhaiteriez. Vous désirez qu'il se transforme, évolue, mincisse, devienne beau. Mais dites-vous que vous obtiendrez sans doute plus par la douceur et l'amour que par la brutalité et les privations. Votre corps ne fait jamais que vous rendre la monnaie de votre pièce. Témoignez-lui de l'intérêt, prenez soin de lui, soyez attentionné, et il y a de bonnes chances qu'il évolue favorablement. À vous de faire le premier pas.

« Ce que je veux, c'est maigrir, et non m'habituer à être gros. Dans

ces conditions, ne vaut-il pas mieux rendre au contraire mon surpoids le plus inconfortable possible, afin que je ne sois pas tenté de m'installer dans mon obésité ?»

Peut-être faites-vous partie de ces personnes qui conçoivent l'amaigrissement comme une forme de rédemption, le moyen d'expier ses péchés, ou encore de faire la preuve de leur volonté en s'imposant de sévères actes de contrition. Il faut souffrir pour maigrir, et plus on souffre, plus on maigrit.

Ou bien, décidément fâché avec votre corps, vous lui livrez une guerre sans merci. Vous portez des vêtements trop petits pour vous contraindre à maigrir, vieux et laids parce que vous ne méritez pas mieux. Vous n'allez pas chez le coiffeur ou l'esthéticienne car, quoi qu'il ou elle fasse, vous resterez laid ou laide. Vous ne vous maquillez pas, car à quoi bon ? Votre corps honni ne mérite pas que vous lui fassiez le moindre cadeau.

Au risque de me répéter, un corps tyrannisé devient rapidement tyrannique, un corps mal aimé se venge. De la considération, de la patience, voilà ce dont votre corps a besoin.

Christine n'est pas une princesse

(Suite de la page 239.)

Christine, boulimique-vomisseuse, avait donc décidé d'entreprendre une psychothérapie centrée sur les troubles du comportement alimentaire et c'est ainsi que je fis sa connaissance. Comme elle était mécontente à l'extrême de son apparence corporelle, très en colère contre son corps rétif, je lui proposai de commencer par là.

Nous passâmes ainsi en revue son corps : les mollets étaient trop gros, de même que les cuisses et les fesses. La taille n'était pas assez fine, le ventre trop rebondi, la poitrine acceptable, quoiqu'un peu trop développée. Les bras et les épaules ? Cela pouvait aller. Quant au visage, il était rond, alors que, selon Christine, les plus beaux étaient triangulaires.

Quel corps conviendrait à Christine ? Pour me le faire comprendre, elle m'apporta des journaux féminins et des revues de mode, me montrant des photographies de mannequins célèbres. Je ne me laissai pas faire et lui proposai de tourner quelques pages : une jeune femme faisait la démonstration de mouvements de gymnastique. Je lui fis remarquer qu'il ne s'agissait plus tout à fait du même physique : celle-là était bien plus en chair. Un peu plus loin encore, une jeune princesse en bikini jouait au ballon sur une plage : elle était certes mince, mais loin d'avoir l'allure ascétique d'un mannequin. D'ailleurs, les mannequins existaient-ils, dans la vraie vie, ou bien les photos n'étaient-elles que le produit irréel d'un instant figé pour l'éternité ? Nous parlâmes de la vie des mannequins et des princesses : mangeaient-elles, aimaient-elles, avaient-elles des boulimies et des cors aux pieds ? Que se passait-il lorsqu'elles avançaient en âge, lorsqu'elles désiraient des enfants ?

S'entendaient-elles bien avec leurs parents, quelles sortes d'amoureux avaient-elles ? Peu à peu, Christine découvrait que ce à quoi elle aspirait était de l'ordre du rêve, n'existait ni pour elle ni sans doute pour personne. Si certains individus vivaient ce rêve, il ne pouvait s'agir que d'un état éphémère.
Il fallait donc, tout en œuvrant pour l'améliorer dans la mesure du possible, se réconcilier avec le corps que l'on avait. Christine, sous relaxation, s'imagina dans toutes sortes de corps : des corps démesurément obèses, des corps filiformes, des corps porcins, des corps de guépards. Les corps les plus intéressants s'avérèrent les corps de baleines et ceux de dauphins : des corps aux formes rondes, trapues, des corps épais, avec une bonne couche de graisse pour se protéger du froid, mais en même temps pleins de grâce, de souplesse et de légèreté. Christine avait trouvé son animal-totem : elle serait un dauphin.
Peu à peu, Christine se familiarisait avec son corps, le réhabitait, cessait d'être en lutte contre lui.
(La suite des aventures de Christine page 320.)

Huguette exhibe ses rondeurs

(Suite de la page 266.)
Huguette a 23 ans, est un peu forte des hanches et mange n'importe quoi, mais alors vraiment n'importe quoi. En plus, elle est terriblement contrariante, une vraie « ni-ni ». Mais moi aussi, je puis l'être, contrariant : la psychothérapie censée être centrée sur les troubles du comportement alimentaire se décentre rapidement et s'oriente sur les difficultés relationnelles et amoureuses d'Huguette. Lorsqu'on en vient à l'idée qu'il convient de s'affirmer davantage face aux autres, d'exister plus à leurs yeux, je fais remarquer que cela passe sans doute par une réappropriation de son corps, une moindre honte de celui-ci.
Huguette est terriblement complexée. Il n'est bien entendu pas question de s'exhiber en maillot de bain, mais même des choses aussi ordinaires que déambuler dans des lieux publics lui posent problème. Elle tente alors de se faire invisible, s'habillant de la façon la plus discrète possible, marchant dans l'ombre des autres.
Je propose à Huguette de s'entraîner à affronter le regard et le jugement des autres sans se cacher, en assumant pleinement son surpoids. Elle s'habillerait « en grosse », mettant des vêtements voyants et qui souligneraient ses rondeurs. Elle ne fuirait pas les regards, mais rendrait coup pour coup, détaillant les défauts physiques des personnes rencontrées et émettant des jugements critiques en son for intérieur. Bien entendu, Huguette, toujours aussi contrariante, n'en fait rien. Mais, à la place, elle décide de se faire aussi belle que possible, et de « vamper » ses collègues, ses amis, les gens croisés dans la rue. Je ne maugrée que pour la forme : de mon point de vue, le résultat n'en est que meilleur.

Nous poursuivons ainsi cahin-caha, moi proposant des explications qu'Huguette réfute aussitôt, des exercices qu'elle modifie à son idée, elle essayant sempiternellement de me prendre en défaut, mais poursuivant malgré tout la thérapie.
(La suite des aventures d'Huguette page 323.)

AMÉLIORER SON CORPS PAR L'EXERCICE PHYSIQUE

Les différents tissus de notre corps contribuent à lui donner sa forme générale : la charpente osseuse peut être lourde et épaisse, ou au contraire plus mince et élégante. Mais elle dépend essentiellement de la génétique et nous ne pouvons guère la modifier. Viennent ensuite les organes, cœur, poumons, foie, reins, rate, estomac, intestins, que, d'une façon générale, nous ignorons superbement, en tout cas tant qu'ils ne se rappellent pas à notre souvenir par un quelconque dysfonctionnement. Leur forme, n'étant pas visible, nous importe somme toute assez peu. Ce n'est pas le cas des muscles, sur le volume et la forme desquels notre mode de vie a une influence déterminante : les activités d'endurance pratiquées régulièrement les rendent minces et secs, les activités violentes, brèves et répétées les font grossir en épaisseur, le manque d'activité les fait fondre comme neige au soleil. Enfin, reste la graisse, organe de réserve énergétique, qui se loge normalement sous la peau et dans les interstices, donnant leur arrondi aux différentes parties du corps.

Améliorer sa silhouette nécessite certes qu'on perde le gras superfétatoire, mais aussi qu'on acquière davantage de muscles, faute de quoi on passerait de l'état d'obèse à celui de maigrichon décharné, ce qui n'est guère plus esthétique. Il se trouve en outre que plus on a de muscles, et plus on consomme d'énergie, non seulement quand lesdits muscles s'activent, mais même au repos. Si faire de l'exercice en vue d'acquérir du muscle ne suffit pas à faire perdre la graisse (seule la diminution de l'apport alimentaire le peut), cela aide néanmoins à ne pas la reprendre. Si on ajoute à cela que l'activité physique avive la perception qu'on a de son corps et du monde, nous rendant plus conscient de nous-même en tant qu'être incarné, qu'en outre elle diminue les sensations de faim, on ne peut qu'encourager la personne en surpoids à bouger.
Mais bouger comment ? Tout dépend des possibilités physiques du moment, de l'effet recherché, de sa capacité à prendre des décisions et à les appliquer. Nous allons passer en revue ces différents éléments afin de vous aider à vous orienter.

On conseille habituellement à la personne en surpoids décidée à faire travailler ses muscles de choisir une activité d'endurance, où l'effort fourni est d'intensité modérée (environ la moitié de l'effort physique maximal), mais soutenu durant vingt minutes au moins. Les efforts physiques intenses et brefs font en effet appel aux sucres en tant que réserve d'énergie – on parle de travail en anaérobiose, sans oxygène –, tandis que les activités qui se prolongent mobilisent les graisses – il s'agit de travail en aérobiose, avec consommation d'oxygène – après avoir épuisé les sucres. Deux à trois séances par semaine durant plusieurs mois sont nécessaires pour obtenir des résultats perceptibles.

Rappelons encore que toute augmentation de l'activité physique nécessite un bilan médical préalable en cas d'obésité importante ou après quarante ans. C'est l'état du cœur, des vaisseaux et des articulations qui est surtout à surveiller. Le médecin peut aussi être de bon conseil pour aider à choisir une première activité. De toute façon, un début en douceur s'impose.

Vous noterez que je ne parle pas de « sport », mais d'activité physique. Certes, les jeux sportifs sont devenus aujourd'hui, pour la majorité, la seule occasion de faire travailler ses muscles. Mais les travaux physiques sont tout autant l'occasion de dépenses énergétiques et de développement musculaire, qu'il s'agisse d'activités de portage, de travaux ménagers ou de jardinage. On en recueillera les fruits pour peu qu'on en ait une pratique régulière et qu'on leur applique les règles énumérées plus haut (effort régulier, d'intensité moyenne, effectué deux à trois fois par semaine). Signalons aussi certaines activités qui, tout aussi artificielles que la pratique d'un sport, ont un côté officieux qui plaît aux réfractaires des salles de gymnastique et des combinaison fluo : par exemple monter et descendre les escaliers de son immeuble ou de la tour voisine durant vingt minutes vaut bien les *steppers* et autres *climbers* des salles de gymnastique.

Il faut enfin noter qu'une personne qui se met ou se remet à la pratique régulière d'une activité physique acquiert donc du muscle, que ce muscle, certes, se traduit dans le miroir par une silhouette plus fine, plus galbée, mais correspond sur la balance à une *prise* de poids. Il arrive fréquemment que des personnes qui se sont mises à faire plus d'exercice physique tout en réduisant leur alimentation constatent que leur poids cesse de descendre, alors que pourtant elles ont la perception d'un corps qui s'amincit. Là réside la clef du mystère : elles prennent du muscle tout en perdant de la graisse. Ce phénomène peut durer de quelques semaines à quelques mois, avant que le poids ne reprenne sa descente.

QUESTIONS-RÉPONSES

« Vous dites vous-même qu'améliorer son corps par l'exercice physique est long et difficile, voire aléatoire. N'est-il pas plus simple de consulter une chirurgien esthétique ? »

Chirurgie esthétique et exercice physique ont des effets de nature différente : le chirurgien *ôte* de la graisse en excès, par exemple de la cellulite sur les cuisses, de la graisse sur le ventre. L'exercice physique *ajoute* du muscle plus qu'il ne fait fondre de la graisse. Si bien que ce qu'on peut attendre des deux est foncièrement différent :

– La lipoaspiration et les opérations du même genre sont surtout intéressantes lorsqu'on a perdu des kilos et qu'on ne parvient pas à se consoler du fait que certaines régions du corps fassent de la résistance. Par exemple, on a maigri de partout, sauf des cuisses ou des fesses. Il faut garder à l'esprit que regrossir après une opération de ce type aboutit à des résultats souvent plus inesthétiques que la situation de départ. Il est donc conseillé de ne faire appel au chirurgien qu'après s'être prouvé à soi-même qu'on était capable de maigrir et de ne pas regrossir.

– L'exercice physique développe les muscles, ce qui améliore la silhouette. En outre, soit dit en passant, on améliore aussi son état de santé, son bien-être général. Le développement musculaire augmente encore le métabolisme de base : le corps consomme plus de calories, au repos comme lors d'exercices, ce qui aide, sinon à maigrir, du moins à ne pas regrossir une fois qu'on a maigri. L'inconvénient de l'exercice physique est que la période de démarrage est pénible et déplaisante, que les effets sont longs à se manifester, et que tout cela s'avère plutôt fatigant.

« L'idée du sport me révulse, et d'ailleurs je ne brille pas particulièrement dans ce domaine. Suis-je vraiment obligé de me couvrir de ridicule ? »

Lorsqu'on déteste l'idée même de bouger inutilement, il convient de ne pas se forcer. Je vous conseille, dans un premier temps, d'apprivoiser votre corps en mettant en pratique les techniques décrites précédemment. Si vous êtes obèse, mieux vaut aussi n'entreprendre un travail de musculation que lorsque vous vous serez déjà allégé d'une partie de votre surpoids. Il est bien évident que, plus on est gros, moins l'exercice physique est gratifiant.

« J'ai le cœur fragile, je ne dois pas me livrer à des efforts violents, et c'est justement pour ces raisons que mon cardiologue me demande de maigrir. »

Vous n'êtes plus au collège et je ne vous demande pas un certificat médical pour vous dispenser de sport. Lorsqu'on est très gros, qu'on a des douleurs articulaires ou un cœur pas très vaillant, qu'on s'essouffle en montant quelques marches, il convient d'abord de perdre une partie de son surpoids, et de ne donner de l'exercice à son corps que sous la surveillance d'un médecin, de façon douce et progressive.

SPORT OU ACTIVITÉ PHYSIQUE	EFFET MÉTABOLIQUE
Marche, randonnée	Une marche régulière de plusieurs heures est un effort aérobie, mobilisant les graisses.
Gymnastique douce ou « stretching »	Dépense énergétique insignifiante.
Danse, modern jazz	Dépense énergétique variable selon durée et intensité.
Gymnastique au sol, dite « abdo-fessiers »	Dépense énergétique faible pour une séance de 30 mn.
« Aérobic », « gymtonic », « cardiotraining »	Travail intensif et bref. Peu de mobilisation des graisses.
Musculation aux haltères et aux appareils	Travail intensif et bref. Peu de mobilisation des graisses chez l'amateur non entraîné.
Course d'endurance, « jogging », « footing » ou « running »	Mobilisation des graisses et dépense énergétique importante.
Natation pratiquée en endurance	Mobilisation des graisses et dépense énergétique importante.
Bicyclette, pratiquée en endurance	Mobilisation des graisses et dépense énergétique importante.
Golf	Faible dépense énergétique.
Tennis	Dépense énergétique importante dans la mesure où on court après les balles.
Sports d'équipe avec balle	Dépense énergétique importante dans la mesure où on court après les balles.

EFFET SUR L'IMAGE DU CORPS	COMMENTAIRE
Effet favorable	La marche dans la nature est bénéfique, la marche en milieu urbain est hachée et ne permet pas de se centrer sur le corps.
Effet favorable	L'accent est mis sur la prise de conscience des sensations corporelles. Parfait pour débuter.
Effet favorable	La prise de conscience du corps par le mouvement, complétée par la vue du corps dans le miroir, permet une meilleure perception du corps.
Effet favorable	Les gros sont peu doués.
Effet peu favorable	Les obèses sont généralement des élèves peu doués.
Effet favorable	Quelques séances ponctuelles sont sans intérêt, mais un travail régulier affine le corps en tonifiant les muscles. L'endolorissement conduit à ressentir davantage le corps, ce qui peut s'avérer une bonne chose.
Effet favorable	L'obèse s'essouffle malheureusement rapidement. Il est préférable d'avoir déjà perdu une partie de sa graisse avant de s'y mettre.
Effet favorable	Dans l'eau, l'obèse ne sent plus son poids. Le principal obstacle est souvent d'avoir à s'exhiber en maillot de bain.
Effet favorable	Les lois de la physique obligent l'obèse à un effort démesuré dans les côtes. Le terrain plat lui convient mieux.
Effet modeste	Vaut surtout par la marche qu'il occasionne.
Effet modeste	Le tennis est un jeu. Un jeu doit être amusant.
Effet modeste	L'aspect compétitif et la réprobation de l'équipe rendent ces sports peu attirants pour l'obèse.

CLEF DU CORPS

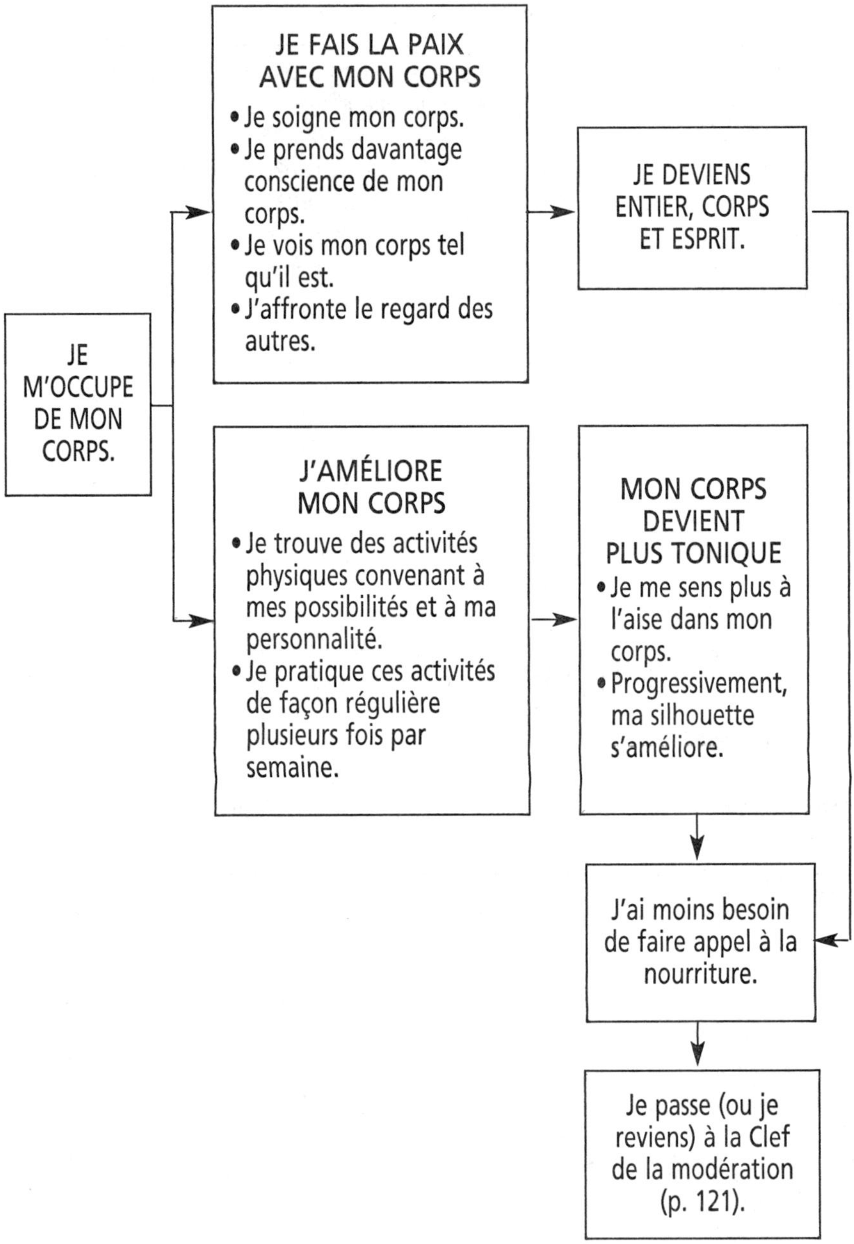

Marie-Noëlle aime son ventre

(Suite de la page 68.)

Souvenons-nous de Marie-Noëlle qui, à 38 ans, n'a qu'un rêve : peser une dizaine de kilos de moins. Le hic est qu'elle ne mange que 1 300 calories par jour en moyenne, et ce, sans perdre un gramme. Se modérer plus encore ? Certes, mais cela revient à être condamné à ne manger qu'une nourriture parcimonieuse et fonctionnelle (à de tels niveaux caloriques, plus aucune fantaisie n'est permise, si on veut conserver sa santé...) : on n'a droit qu'à un peu de viande ou de poisson cuits sans graisse, un peu de produits céréaliers, des tombereaux de légumes à l'eau, des laitages dégraissés, un fruit. Dans ces conditions, on survit plus qu'on ne vit.

À qui la faute ? À l'hérédité sans doute, mais aussi à tous ces régimes mal conduits, qui ont fait perdre à Marie-Noëlle de la bonne masse maigre (du tissu vivant, en particulier du muscle) au lieu de la vilaine masse grasse (les réserves de graisse). Quoi qu'il en soit, les choses sont ainsi, dorénavant. Que reste-t-il comme possibilité ? Aucune ne va plaire à cette pauvre Marie-Noëlle, je le sens bien.

- La plus simple, la plus sensée est de faire contre mauvaise fortune bon cœur. Comme Marie-Noëlle mange déjà fort peu, il ne serait pas raisonnable de tenter de manger moins encore ; le plus sage dans ces conditions serait donc... de rester telle qu'elle est, forte des hanches, et de faire la paix avec son corps.
- La seconde solution ? J'ose à peine l'évoquer, elle aussi : il s'agit de reconstituer la masse maigre perdue (ou qui n'a jamais été là) afin que le métabolisme de base revienne à un niveau acceptable, qu'on puisse alors consommer quelque chose comme 1 600 à 1 700 calories par jour en conservant un poids stable, au lieu des 1 300 actuelles. Et comment reconstitue-t-on de la masse maigre ? En développant ses muscles grâce à un exercice physique fréquent et intensif. Non seulement cet exercice physique entraîne une dépense de calories, mais en outre les nouveaux muscles consomment des calories même au repos complet, même la nuit. Dépenser des calories en dormant, n'est-ce pas merveilleux ? Le problème est que développer ses muscles est extrêmement fatigant, oblige à mouvoir un corps abhorré et, qui plus est, prend un temps fou.

Marie-Noëlle n'est pas de ces femmes qui renoncent. Elle espère bien vivre encore plusieurs décennies et désire profiter de la vie. Et si on panachait, un peu de chacune de ces deux solutions ? Marie-Noëlle se lancerait dans le sport, mais de façon prudente et progressive, tout en essayant de faire la paix avec son corps... De là découle le choix d'un exercice physique bien particulier et original, car Marie-Noëlle est une créative : la danse du ventre.

En fait, la danse du ventre est pour Marie-Noëlle un sport idéal : contrairement aux apparences, il ne s'agit pas d'un exercice physique pour mauviettes ; cela vous tisse des muscles abdominaux très convenables et, qui plus est, personne ne songe à regarder avec mépris vos hanches rondes. Il faut bien l'avouer, Marie-Noëlle n'a pas tellement maigri pour l'instant. Mais, quoi qu'il en soit, elle se sent mieux dans son corps, plus féminine, plus sûre d'elle. Elle ne désespère pas.

(La suite des aventures de Marie-Noëlle page 324.)

La Clef de la vie

Devenir une personne mince est une métamorphose comparable à celle de la chenille devenant papillon. L'horrible chenille, laide et vorace, une chose molle et visqueuse, dont personne n'ose s'approcher en raison de son caractère urticant, prenant conscience de sa hideur, se suicide en s'enfermant dans un cocon. À sa sortie de clinique, elle est devenue un charmant papillon à la beauté sans pareil, que tous et toutes admirent. Au lieu de boulotter sans discontinuer les feuilles des arbres, au risque de détruire la biosphère par une surconsommation effrénée, le papillon se contente de butiner quelques fleurs. Et alors que la chenille n'était qu'une machine à manger, le papillon est un être sexué, qui rencontre bientôt l'âme sœur, un autre papillon tout aussi beau que lui. En fait, le seul reproche qu'on puisse faire au papillon est qu'il procrée des chenilles...

Mais est-il vraiment honnête de raconter cette histoire ainsi ? Une vie de chenille, tout d'abord, n'est peut-être pas aussi affreuse qu'on veut bien le dire. La chenille est industrieuse et efficace, une personne solide et sur laquelle on peut compter, qui avance son bonhomme de chemin, ne se laissant décourager par rien ni personne. Elle mange et, manifestement, elle adore ça, faisant son profit de tout ce qu'elle avale. La chenille est une bonne nature, pas pimbêche, sans chichis. Manger des tas de bonnes choses suffit à faire son bonheur et à remplir son existence. En fait, la chenille redoute le moment où il lui faudra devenir papillon : adieu les bonnes bouffes, les orgies, les gueuletons « à s'en faire péter la sous-ventrière ». Pourquoi s'enfermer dans un cocon ? Elle a entendu dire que la métamorphose n'était pas une partie de plaisir, que cela était fort douloureux. Quant à se retrouver papillon, il n'y a pas là matière à réjouissance. Les papillons doivent voler, ce qui, pour ce que les chenilles en savent, ne doit pas être chose facile. Ensuite, les papillons sont des êtres fragiles, sensibles, délicats, qui ont tôt fait d'être emportés par la moindre bourrasque, qui ne supportent pas la moindre averse. Et pour affronter tout cela, à quoi a-t-on droit ? À un peu de pollen, rien de plus. Quant au sexe, parlons-en : c'est plus un problème qu'un plaisir. Dix minutes de jambes en l'air et vingt ans de problèmes et d'obligations de toutes sortes.

LES SOUFFRANCES QU'IMPLIQUE LA MINCEUR

Bien entendu, ces deux versants de la même histoire sont aussi malhonnêtes l'un que l'autre. Rester tel qu'on est présente certains avantages et certains inconvénients, de même que tenter la grande aventure de la métamorphose. Les inconvénients qu'il y a à mincir sont la plupart du temps passés pudiquement sous silence. Les médecins, faisant de l'amincissement une ardente obligation, voire un devoir social, n'aiment guère s'y appesantir. Quant à tous ceux qui prônent des méthodes amaigrissantes d'ordre magique, des pilules miracle, des régimes sans contrainte, ils ne peuvent qu'en nier l'existence : maigrir, selon eux, n'est que joie et félicité. Rien n'est plus faux. Sachez-le : si être gros est pénible, devenir mince et le rester sont d'autres formes de torture.

Nous avions déjà passé en revue les différents inconvénients qu'il y a à vouloir être mince dans la Clef de la décision de devenir mince (« Êtes-vous prêt à payer le prix de la minceur ? », page 42). Nous allons reconsidérer quelques points que nous avions développés, à la lumière du travail déjà effectué.

La modération alimentaire

Les personnes qui font des régimes draconiens et carencés en glucides, après quelques jours d'inconfort, découvrent un état fort plaisant : elles se sentent légères, dynamiques, euphoriques, et ont l'impression de ne jamais s'être senties aussi bien. Le corps et ses misères sont oubliés, la faim n'existe pas, tout semble possible et on se plaît souvent à imaginer tout ce qu'on fera lorsqu'on aura acquis le corps parfait de ses rêves. Cet état – que connaissent aussi les jeûneurs dans les débuts de leur jeûne ou les anorexiques mentaux – est dû à une modification du métabolisme : en l'absence d'apport sucré, le cerveau consomme des graisses qui, manifestement, l'enivrent.

C'est à l'issue d'un régime sévère mais efficace, lorsqu'on crie victoire, fier ou fière de ses kilos perdus, que la faim revient. Une faim qui est alors immense, dévorante, envahissante, le plus souvent incontrôlable. On a alors toutes chances de basculer dans l'excès, les repas pantagruéliques (pour fêter sa minceur recouvrée, en quelque sorte) ou les boulimies.

Si vous avez suivi mes conseils et évité le piège du régime pur et dur, si vous vous êtes contenté de manger quand vous aviez modérément faim et de vous arrêter de manger quand vous étiez modérément rassasié, alors vous n'avez pas connu les paradis artificiels du jeûne et des restrictions outrancières. Mais, malgré tout, ce comportement alimentaire modéré vous aura permis de perdre progressivement une partie de votre surpoids.

UN RÉGIME DRACONIEN rend euphorique et la faim tend à disparaître.

C'EST À L'ISSUE DU RÉGIME qu'apparaissent les problèmes : la faim revient en force et est difficilement contrôlable.

C'EST LÀ UNE DES RAISONS qui font que maigrir vite aboutit fréquemment à regrossir vite.

La période de perte des kilos ne doit pas être considérée comme une parenthèse dans l'existence, un moment désagréable durant lequel on vit cloîtré, on se prive, on fait pénitence, à la suite de quoi on reprend les choses là où elles en étaient, on remange comme on le faisait autrefois. Une telle vision des choses aboutit immanquablement à une succession de pertes et de reprises pondérales, tout aussi mauvaises pour la santé que pour le moral. Il convient au contraire de modifier sa relation à la nourriture : comme on mange pour maigrir, on mangera pour ne pas grossir. C'est bien pourquoi, tout au long de ce livre, j'ai insisté sur le fait qu'il convient de prendre son temps, de se demander, lorsqu'on modifie son alimentation, s'il est concevable de manger ainsi plusieurs dizaines d'années. Vu ainsi, éradiquer certains aliments ou certaines catégories d'aliments, refuser les invitations sous prétexte qu'on cherche à maigrir, apparaissent alors pour ce qu'elles sont : des idées nuisibles et pernicieuses.

La perte des défenses

Je ne m'appesantirai pas car, parvenu à ce point du livre, vous n'êtes pas sans savoir qu'on ne mange pas uniquement pour apporter des nutriments à son organisme. Manger est aussi un moyen de lutter contre les stress de tous ordres, d'éviter les conflits, l'émergence de pensées angoissantes ou déplaisantes. Manger permet de se recentrer sur soi, voire de renouer avec sa partie animale.
Dès lors qu'on mange avec modération, il faut trouver d'autres moyens pour faire face aux aléas de l'existence, ce que nous avons envisagé dans la Clef de l'existence de soi. Mais une telle tâche ne voit jamais de fin : exister est, pour tout individu, le labeur de toute une vie.

Devenir un ou une autre, mais qui ?

Vous qui étiez un bon gros, une bonne grosse (ou un gros, une grosse pleins de hargne, cela se voit aussi), qui vous étiez construit un personnage sur mesure, aimable sans aspérité, inoffensif en apparence, ou un personnage plus bruyant, plus exubérant, vous vous demandez maintenant qui vous allez devenir.
Vous courez tout d'abord le risque de vous banaliser, de devenir non pas le héros de vos rêves, mais un individu ordinairement mince, soumis aux mêmes règles que les autres. Après un temps

d'applaudissements, l'entourage s'habituera à vous voir ainsi. Si vous n'avez pas suffisamment progressé dans l'affirmation d'un nouveau moi, tel que nous l'avons envisagé dans la Clef de l'existence de soi, il se pourrait bien que cette banalisation de votre apparence se traduise par une moindre sensation d'exister.

Le corps se transformant, vous courez aussi le risque de perdre encore un peu plus contact avec lui. Il n'est pas rare que ce doute quant à sa propre existence conduise à l'apparition d'angoisses de mort : l'individu en voie de transformation en vient à penser que l'amaigrissement risque, d'une façon ou d'une autre, de mettre sa vie en péril. Une maladie, un accident, une catastrophe quelconque l'emporteront s'il va jusqu'au bout de son amaigrissement.

L'impression que l'on va cesser d'être soi pour devenir un autre conduit aussi à s'interroger sur cet autre : quels seront ses désirs, ses actes ? Ne va-t-il pas, par exemple, vouloir concrétiser la vie de rêve qu'il s'était construite dans un recoin de son esprit ? Va-t-il être saisi de nouveaux désirs, actuellement inimaginables ? Ne va-t-il pas vouloir détruire tout ce qu'il avait construit jusque-là : vie de famille, vie professionnelle, relations sociales ? Le mince en devenir apparaît alors comme monstrueux et inquiétant. Il est d'ailleurs courant que l'entourage s'en préoccupe : sa joie et ses félicitations peuvent fort bien n'être que de façade, car il n'est pas certain que les proches aient intérêt à ce que vous soyez plus beau, plus belle, plus fort ou plus forte. Ne risquez-vous pas de remettre en question le statu quo existant ?

> Vouloir croire qu'on résout son problème de surpoids en perdant simplement des kilos, c'est risquer d'être dérouté lorsque débute cette profonde métamorphose :
>
> – On perd ses repères, on ne sait plus qui on est.
>
> – On est pris de court face à de nouveaux désirs, de nouvelles possibilités.
>
> – On ne sait plus comment se comporter face aux autres.

S'ajoutent encore à cela les conséquences de la resexualisation du corps : dans notre culture, un corps de femme mince semble plus féminin, un corps d'homme svelte apparaît plus viril. Certes, il est bien agréable de constater qu'on plaît davantage, à condition toutefois qu'on sache assumer les jeux de la séduction. J'ai développé dans la Clef de l'existence de soi l'antinomie existant entre relation de séduction, à base d'agressivité, et relation hyperempathique, qui consiste à se mettre à la place de l'autre, et qui débouche plutôt sur une sorte de camaraderie asexuée. Non seulement l'obèse qui maigrit se sent incapable de séduire, mais, de plus, il supporte mal d'être séduit : toute entreprise dans ce sens est vue comme une agression, ou une insupportable tentative de manipulation. Ayant en outre pour habitude de refuser de confondre son ego et son enveloppe corporelle, il s'irrite de l'intérêt que l'autre porte à cette dernière, au détriment, pense-t-il, de son moi véritable. Pourquoi, s'interroge-t-il, s'intéresse-t-on dorénavant plus à lui sous prétexte qu'il donne à voir un corps aminci ? Tel le prince du conte, il veut avoir été aimé sous son apparence de crapaud avant de l'être paré de tous ses atours.

QUELQUES FORMES D'ÉCHEC

Les trois quarts environ des personnes qui voudraient perdre des kilos n'y parviennent pas ou reprennent du poids plus ou moins rapidement. Nous allons passer en revue les formes d'échec les plus habituelles :

Le poids en yoyo

La vie en mince n'étant pas chose facile, on conçoit que la tentation soit forte de baisser les bras et de se laisser regrossir. On pourra manger tout son soûl, oublier les souffrances endurées, les problèmes de toutes sortes.

Bien souvent, s'ajoute à la difficulté d'être mince celle, typique des personnes hyperempathiques en opposition décrites dans la Clef de l'existence de soi, d'aller jusqu'au bout des choses, de persister. Les limites qu'on doit imposer à sa consommation d'aliments apparaissent comme des contraintes génératrices de révolte. Même la minceur finit par faire figure de piège : mince on est devenu, mince on est obligé de rester. On est en quelque sorte devenu prisonnier, prisonnière de son état de mince. Les autres épient notre façon de manger, guettent les faux pas. On a contracté une obligation envers soi-même qui, chaque jour, devient plus étouffante.

Alors on s'empiffre et on regrossit. Jusqu'au jour où, à nouveau, on n'en peut plus d'être gros. Il ne reste plus alors qu'à tout recommencer depuis le départ.

D'un certain point de vue, ce jeu avec le poids se révèle une solution à ce problème insoluble : on ne se supporte pas gros, mais on est incapable de vivre une vie de mince. Maigrir permet de se valoriser aux yeux des autres ainsi qu'aux siens en faisant la preuve de sa volonté, et l'amincissement permet de porter sur son ego des jugements plus favorables. À l'inverse, regrossir est l'occasion d'assouvir ses pulsions alimentaires, de se plonger à corps perdu dans des délices orgiaques. Une fois gros à nouveau, on retrouve ses rêves, les projets irréels qu'on réalisera un jour, lorsqu'on aura minci. C'est là une existence à deux temps, binaire, partagée entre deux états mentaux opposés et, finalement, complémentaires.

Le cauchemar de l'obèse maigre

Vous croyez sans doute que le pire qui puisse arriver à un gros, une grosse, est de ne pas parvenir à maigrir ? Détrompez-vous, il existe un sort plus pénible encore : y arriver un peu trop bien. On nomme « obèses maigres » ces personnes qui ont maigri, se maintiennent à un poids satisfaisant, voire plus bas que la moyenne, mais qui n'y parviennent qu'en faisant de la nourriture et du poids le centre de leur existence, l'objet exclusif de leur attention. Leur alimentation confine à un ascétisme rigide dans lequel manger en excès est considéré comme un péché mortel. Il arrive qu'elles soient la proie de boulimies, dont elles annulent les effets pondéraux par une période de jeûne ou de quasi-jeûne, par le vomissement ou d'autres subterfuges encore. Le corps, enfin mince, devenu un objet de fierté, désormais aisément exhibé, paré de vêtements voyants, est considéré comme une machine à entretenir avec le plus grand soin. Il faut le muscler, le tonifier, le maintenir en état de marche. Dans cette optique, l'acte sexuel devient une occasion supplémentaire d'utiliser un corps dont on a désormais tout lieu d'être enfin satisfait.
L'obèse maigre apparaît comme un individu qui se serait trop bien défendu contre ses tendances hyperempathiques et, les ayant totalement étouffées, serait devenu exclusivement centré sur lui-même, égocentrique, « hypernarcissique ». Vis-à-vis des autres, il se montre le plus souvent manipulateur, sans considération pour leur désir propre. S'il a des enfants, il n'est pas rare que ceux-ci aient des troubles du comportement alimentaire et présentent une obésité.

Le laisser-aller

Face à un tel tableau, on peut se demander s'il ne convient pas de considérer l'abandon de toute idée d'amaigrissement comme une solution possible, un moindre mal.
Certes, mais à condition qu'il ne s'agisse pas d'un abandon par K.-O. Certains, constatant leur échec à maigrir, y renoncent, mais renoncent aussi à s'occuper de leur corps, n'en prenant plus soin, le négligeant, l'affublant de vêtements sales et laids. Le laisser-aller et le sentiment d'impuissance sont souvent généraux, accompagnés d'un état de dépression ou de plainte revendicative. Ce sont des gros malheureux, aigris, prisonniers de leur échec.

Le triomphe de l'obésité

Et que penser de ces obèses triomphants, qui semblent assumer leur corps gros, qu'ils ne cherchent nullement à cacher, bien au contraire. Actifs, apparemment heureux, ils semblent vivre une vie normale, comme tout un chacun. Si, dans certains cas, il n'est pas impossible que la réalité corresponde effectivement aux apparences, le plus souvent il ne s'agit là que d'un masque supplémentaire, habile camouflage d'une souffrance et d'une révolte intérieures.

Qu'on le veuille ou non, l'obésité n'est pas à la mode et les gros sont les victimes d'une réprobation sociale sans pareil. Dans un tel monde, il est déjà bien difficile d'être heureux malgré son surpoids. En faire un motif de satisfaction ou de fierté paraît quelque peu suspect.

LES DIFFÉRENTES FAÇONS DE RÉUSSIR

S'il existe plusieurs façons d'échouer, pourquoi n'existerait-il pas plusieurs façons de réussir ? Certaines sont classiques, tandis que d'autres le sont sans doute moins.

Rester gros et s'assumer en tant que tel

Alors que l'obèse triomphant mettait son surpoids en avant, l'obèse qui s'assume n'en fait pas un objet de fierté. Comparant les avantages et les inconvénients de l'amincissement, non pas sur un plan général, ainsi que le font les médecins et les statisticiens, mais pour lui-même, il a conclu – le plus souvent après divers essais avortés d'amaigrissement – que, dans son cas particulier, mincir durablement lui apporterait plus de nuisances que d'avantages.

Devenir capable de faire ce choix (ne pas maigrir et rester gros) est assurément une forme de réussite. Il faut pour cela pouvoir renoncer aux avantages de la minceur, parvenir à assumer son corps gros, face aux autres, face à soi-même. Dans le monde dans lequel nous vivons, c'est loin d'être chose facile et cela demande assurément une certaine force de caractère. Mais on met ainsi fin aux restrictions outrancières, à la guerre permanente contre les kilos.

Renoncer à maigrir, ce peut être aussi renoncer à courir après ce mythe : un état de santé parfait, une espérance de vie qui n'en finit pas de s'allonger. Mais si le gros qui s'assume accepte sa condition de mortel, il ne sombre pas dans le laisser-aller pour autant. Il se fera donc suivre sur le plan médical, soignera son diabète, son hypertension,

ses problèmes cardio-vasculaires, ainsi que les autres désagréments liés au surpoids.
En paix avec lui-même, en toute sérénité, le gros qui a su renoncer à maigrir vit sa vie de gros.

Maigrir à moitié

Ainsi que l'auront constaté ceux qui, un jour, ont tenté de perdre du poids, les premiers kilos sont les plus faciles à perdre. Lorsqu'on maigrit, vient un moment où, pour perdre du poids, pour ne pas le reprendre, on doit se modérer (se priver) davantage. Le sage, face à une telle situation, peut décider d'arrêter là, de se stabiliser à un poids qui ne lui demande que des efforts de modération… modérés. N'est-ce pas d'ailleurs là le signe qu'on a parfaitement intégré l'idée de modération ?
Cette attitude est d'autant plus justifiée que, d'un strict point de vue médical, l'important, lorsqu'on a par exemple une obésité massive, n'est pas d'atteindre un poids « normal », mais de diminuer les proportions de son obésité, et revenir par exemple à une obésité modérée. Maigrir davantage est dans la majorité des cas sans grande incidence sur l'état de santé et l'espérance de vie.
Cette politique du « mieux vaut tenir que courir » implique qu'on renonce à une certaine perfection esthétique, qu'on accepte de garder certains stigmates du surpoids. Là encore, il s'agit d'un difficile renoncement, demandant bien du courage.

LE JUSTE POIDS

DANS LA PLUPART DES CAS, le poids auquel on se stabilise est le fruit d'un compromis :

– Le poids, le corps dont on rêve.

– Les difficultés à maigrir, les privations qui s'ensuivent.

CONSERVEZ À L'ESPRIT les points suivants :

– Il ne s'agit pas d'atteindre un poids idéal théorique, mais de trouver un poids auquel on se sent confortable et que l'on pourra conserver de longues années.

– Le mieux est l'ennemi du bien. Mieux vaut un poids un peu plus élevé, auquel on se maintient sans privations majeures, qu'un poids plus bas, mais qui nécessite des restrictions qu'on ne pourrait s'imposer longtemps.

– Notre vie ne saurait en aucun cas se résumer à un nombre, le poids que nous pesons.

Devenir une personne mince et s'assumer en tant que telle

Il arrive (tout de même !) que certains gros deviennent minces et s'en trouvent bien. Examinons d'un peu plus près la situation dans laquelle ils se trouvent, en tant qu'anciens gros :

Manger, bouger, s'aimer

Le gros devenu mince retrouve un confort physique indéniable. S'il était très gros et s'il a beaucoup maigri, il peut à nouveau croiser les jambes, les bras, s'accroupir, se baisser pour enfiler ses bas ou ses chaussettes, lacer ses souliers. Se pencher à droite ou à gauche, se baisser, marcher, monter un escalier cessent de demander des efforts disproportionnés.

Il est scientifiquement démontré que les personnes qui font régulièrement de l'exercice physique ont moins tendance à rechuter dans l'obésité que celles qui mènent une vie statique. Cela se conçoit aisément : c'est en courant, en nageant, en jouant au tennis ou au frisbee sur la plage, qu'on goûte dans toute sa plénitude la joie d'être mince et en bonne forme physique. Lorsqu'on pratique un exercice physique régulier, une période de laisser-aller sur le plan alimentaire se traduit par une désagréable méforme, qui joue le rôle d'un signal d'alarme. D'un point de vue psychologique, le mouvement, le travail des muscles permettent une conscience plus aiguë de son existence en tant qu'être incarné. On est ainsi davantage vivant, et on a donc plus à perdre en regrossissant.

Manger fait aussi partie des joies de la vie. Devenir une personne mince, et non pas seulement une personne ayant perdu (temporairement) des kilos, c'est aussi pouvoir goûter aux plaisirs de la table. Le message des Clefs de la modération et de la nutrition est clair : on peut manger de tout, mais pas tout, ni tout le temps. Ceux qui restent prisonniers de comportements alimentaires rigides, de systèmes en tout ou rien, dans lesquels tout écart signifie qu'on a perdu la partie et qu'il ne reste plus qu'à baisser les bras, qu'à se laisser aller à une débauche sans frein, ne parviennent que rarement à rester minces très longtemps, ou bien deviennent des « obèses maigres ». Inversement, ce sont généralement ceux qui parviennent à instituer un comportement alimentaire souple qui, se modérant la plupart du temps, ne craignent pas de succomber aux tentations lorsqu'elles se présentent, quitte à rectifier le tir un peu plus tard, et qui sont les plus à même de rester minces.

Enfin, ce sont ceux qui ont de l'estime pour eux-mêmes qui ont les meilleures chances de rester minces. Se sentir plus beau ou plus belle, être en meilleure condition physique aident incontestablement à être davantage satisfait de sa personne. Mais ce qui, je crois, est décisif, est le sentiment que c'est à soi-même qu'on le doit. On a pu agir sur son corps, sur sa vie, prendre les rênes de son destin en main : c'est la raison d'une fierté bien légitime.

L'ancien gros et les autres

Le gros qui mincit est certes fêté, mais une fois qu'il s'installe dans la minceur, il devient un individu ordinaire. Seuls ceux qui ont acquis une autonomie suffisante du point de vue psychologique, qui ont appris à penser par eux-mêmes, à ne plus vivre par et pour les autres, peuvent supporter qu'on les considère comme tout un chacun.

On a vu que cette banalisation s'accompagnait aussi d'une resexualisation. Il s'ensuit une recomposition de son personnage social, de ses comportements et attitudes vis-à-vis de ses proches, de ses collègues et amis, ou vis-à-vis des inconnus. Cette transformation s'accompagne d'une modification du caractère : le nouveau mince, plus sûr de lui, moins hyperempathique, s'avère moins complaisant, plus exigeant. Prenant désormais ses intérêts, ses désirs en considération, il demande ou exige.

Mais, débutant dans le maniement de l'agressivité, il n'est pas rare qu'il se montre maladroit et, dans un premier temps, quelque peu difficile à vivre. Il n'est pas rare non plus qu'il se livre à quelques règlements de comptes envers ceux qui, selon lui, sont responsables de son obésité (en règle générale ses parents), ou, sans en être responsables, ont lâchement profité de ses faiblesses (le conjoint, certains employeurs ou employés, des amis). Il arrive souvent que le nouveau mince ne voie d'autre solution pour contenir la colère et la violence qui l'habitent que cesser de mincir ou reprendre du poids. Il est bien évident qu'entreprendre une psychothérapie centrée sur le poids et les troubles du comportement alimentaire est particulièrement indiqué dans de telles situations.

Les renoncements qu'implique la minceur.

Malgré tous ces éléments positifs, nombre de nouveaux minces sont habités par la désillusion : les choses ne sont pas vraiment telles qu'ils pensaient qu'elles seraient. On a vu qu'effectivement devenir une personne mince impliquait toute une série de renoncements. Le renoncement à certains aliments qu'on pourrait consommer, mais qu'il faut se résoudre à abandonner, puisque, certes, on peut manger de tout, mais pas tout, ni tout le temps. L'amaigrissement n'apporte pas, on l'a vu, jeunesse et beauté, et le corps conserve ces petites imperfections qui sont le lot de tout un chacun, mince ou gros, tels des hanches un peu larges, un peu de cellulite sur les cuisses, des mollets trop ronds, des seins trop ou pas assez gros, ou n'ayant pas la forme désirée. Qui plus est, la fonte des graisses aggrave souvent les outrages du temps, rendant les rides plus apparentes. Le bonheur, l'amour ? Ils ne sont pas forcément au rendez-vous.

Ah, que la vie était simple quand on était gros ! Le présent était sordide, mais l'avenir radieux. On pouvait rêver tout son soûl, imaginer la vie merveilleuse qui serait la sienne le jour lointain où on aurait enfin le physique nécessaire à l'accomplissement de ses désirs. On menait le plus souvent une vie dédoublée, qui se partageait entre deux états mentaux antinomiques : à certaines périodes, on cherchait à maigrir, on vivait dans l'espérance. À d'autres, on s'immergeait dans l'instant présent, on faisait ripaille sans plus penser à rien.

Maintenant, on est mince et, par la force des choses, on a acquis le sens des nuances, on a cessé de voir tout en noir ou blanc. On n'est ni tout à fait heureux ni vraiment malheureux. On est un peu plus adulte, en fait : on fait mieux la distinction entre soi et le non-

soi, on accepte que le monde ait des bons et des mauvais côtés. Mais il arrive aussi qu'on ait la nostalgie d'une forme d'enfance, d'une innocence perdues.
Se restreindre et perdre le contrôle, mincir et regrossir, espérer et détruire ses rêves étaient un mode de vie, le centre des pensées, occupaient une grande partie du temps. Comme d'autres jouaient au golf ou collectionnaient les timbres-poste, on courait les amaigrisseurs, on collectionnait les livres et revues de diététique, de cuisine-minceur, ou même, ce qui est un tantinet exotique, de psychologie amaigrissante. Dans ces conditions, la vie, une fois mince, risque de paraître bien vide. Ou pis encore, elle risque d'apparaître comme dépourvue de sens.
Si être mince n'est qu'un début, et non une fin en soi, quelle suite donner à sa vie ?

QUESTIONS-RÉPONSES

« Combien de temps devrai-je poursuivre la période de stabilisation ? Quand pourrai-je manger à nouveau comme avant ? »
La réponse est claire : ce qu'on appelle bien maladroitement la « période de stabilisation » dure en fait la vie entière. Vous ne pourrez jamais manger autant que lorsque vous étiez gros, sous peine de regrossir.
Cependant, si vous faites beaucoup d'exercice physique (trois séances intensives par semaine au moins), vous gagnerez en muscles : vous pourrez alors manger davantage sans grossir, tout d'abord parce que l'exercice physique représente une dépense énergétique, ensuite parce que votre métabolisme de base aura augmenté. Si vous êtes plus musclé, vous dépensez davantage d'énergie même au repos !

« J'ai perdu 5, 10, 20, 30 kilos. Je n'arrive pas à en perdre davantage. Que faire ? »
Plusieurs cas sont possibles :
• *Vous continuez de manger de la même façon que précédemment.* Vous ne mangez pas davantage en valeur calorique, vous conservez les habitudes alimentaires qui vous avaient permis de perdre du poids jusque-là et, pourtant, vous ne maigrissez plus. Peut-être êtes-vous parvenu à votre poids d'équilibre, c'est-à-dire le poids qui est normalement le vôtre, pour lequel vous êtes fait, en fonction de votre génétique, de votre âge, de votre mode de vie plus ou moins sédentaire et de vos précédentes erreurs diététiques.
Le mieux dans ce cas est très certainement de l'accepter. Si vous ne parvenez pas à renoncer à ce corps de rêve auquel vous aspirez, relisez « La Clef de l'existence de soi ».
Si, malgré tout, vous désirez améliorer davantage votre physique, je vous conseille de le faire au travers d'une augmentation de votre activité physique. Cela vous permettra de gagner sur deux tableaux à la fois : vous améliorerez votre silhouette en vous musclant, et vous augmenterez le niveau de votre métabolisme, ce qui vous permettra de reperdre du poids en mangeant de façon identique. Bon, facile à dire, mais plutôt fatiguant à faire, je l'admets, et ce d'autant plus qu'il vous faudra vous donner à fond pour que

vos efforts soient visibles. Comptez au moins trois séances d'exercice physique hebdomadaires.

• *Vous vous êtes insidieusement mis à manger plus que précédemment.* Insensiblement, vous vous êtes mis à manger au-delà de votre niveau de rassasiement modéré et votre moyenne énergétique hebdomadaire a augmenté. Il est donc bien normal que vous ayez cessé de maigrir, voire que vous ayez repris quelques kilos.

– Demandez-vous si cela est simplement dû à un relâchement de l'attention que vous portiez à votre niveau de faim et de satiété, ou bien à des événements contingents, des stress de tous ordres, qui vous ont perturbé, affaibli. Voyez à ce sujet « Les causes courantes des débordements alimentaires », page 96.

– Ou bien vous vous angoissez en constatant que vous vous rapprochez de votre but. Voyez la question suivante.

« J'ai perdu 5, 10, 20, 30 kg. Je suis à la fois fou ou folle de joie, et en même temps très angoissé(e). Est-ce normal, docteur ? »

Maigrir est, pour bien des personnes grosses, comme parvenir en vue du Graal : la quête se termine, la récompense est là, à portée de la main. Mais cette récompense, en quoi consiste-t-elle ? Une patiente qui avait maigri, puis regrossi, me confiait : « Voilà, ça y était, j'étais mince, triomphante, et j'avais la sensation que le monde m'appartenait. Le problème, c'est que je ne savais pas quoi en faire... Il me semblait que j'étais comme au bord d'un précipice, que je pouvais tout à coup me lancer dans des actions irrévocables : je pouvais dire leurs quatre vérités à mes parents, à certains de mes amis, je pouvais séduire qui je voulais, sans doute quitter mon mari, bref, rendre tout un tas de gens malheureux. »

Un problème fréquemment rencontré par les personnes devenues minces consiste en l'ardente obligation de concrétiser les rêves longuement mûris lorsqu'on était gros et impuissant : sur le modèle de « quand je serai grand, je serai pompier », nombre de gros ont longuement rêvé à ce qu'ils feraient lorsqu'ils auraient enfin abordé les rivages de la minceur. Vient le moment où ils se trouvent au pied du mur, mis en demeure de concrétiser d'impossibles (et grandioses) projets.

Si vous avez mis en application les Clefs de l'existence de soi et du corps, sans doute êtes-vous mieux préparé à affronter ces pièges, ainsi que ceux que j'ai décrits plus haut, que quelqu'un qui se serait contenté de suivre un régime.

Il n'en reste pas moins que l'ivresse de la minceur saisit la plupart des personnes qui perdent du poids, et qu'elle est d'autant plus forte que l'amincissement est rapide.

Il convient de vous souvenir que si le fait d'être devenu une personne mince vous permet d'être plus à même de changer ce qui, dans votre mode de vie, dans vos relations avec les autres, ne vous convient pas, ne vous convient plus, *cela ne crée pas pour autant l'obligation de le faire*, et encore moins l'obligation de procéder sur-le-champ. Être libre, c'est avoir les capacités d'agir dans le sens que l'on souhaite, avoir la possibilité, et non l'obligation de changer. Mais j'ai déjà abordé ces points précédemment.

La source de votre angoisse réside en grande partie dans le fait que vous continuez à raisonner en termes de « tout ou rien » : je change ma vie de fond en comble ou je ne change rien, je quitte mon mari ou je ne le quitte pas, je dis ce que je pense ou je ne le dis pas. Tout de suite ou jamais. Il y a peut-être mieux à faire que ces virements de bord lof pour lof : pour modifier vos comportements alimentaires, je vous avais recommandé la modération, la voie du milieu, et à présent, de même, je vous recommande de prendre votre temps, de procéder par étapes. Il n'y a nulle raison de renier vos choix passés ; durant votre vie d'obèse, vous n'avez pas fait que de mauvaises choses.

QUE SONT NOS GROS DEVENUS ?

Thérèse, Huguette, Justin et quelques autres ont collectionné les Clefs, dans l'espoir qu'un jour les portes de la minceur s'ouvriraient pour eux. Il est temps de voir ce qu'ils sont devenus :

Thérèse vit sa vie

(Suite de la page 235.)

Souvenons-nous : Thérèse est une charmante mamie de 56 ans ne songeant qu'à faire plaisir à ses proches, et qui, grâce à son carnet alimentaire, a pris conscience qu'elle mangeait plus qu'elle ne croyait. Ne se sentant pas mûre pour appliquer les principes de la Clef de la modération, elle avait décidé de se centrer en premier lieu sur la Clef de l'existence de soi. D'insidieuses questions avaient alors émergé : où en était-elle avec son mari ? Ne devait-elle pas devenir moins pesante pour sa fille et ses petits-enfants ?

Thérèse, poursuivant sa réflexion et prenant toujours des notes sur son journal de bord, commença par nourrir de plus en plus de griefs vis-à-vis de Roger : n'était-elle pas passée à côté de la vie en se consacrant corps et âme à cet homme qui ne lui donnait pas grand-chose en échange ? N'était-il pas temps de rompre les ponts ? Après tout, mieux valait tard que jamais. Ce genre de réflexions finit par l'angoisser énormément : partir, vivre seule étaient au-dessus de ses forces et elle le savait bien. Cette impasse se traduisit concrètement par quelques éclats de colère dont Roger fit les frais, et surtout par la reprise de 5 kg sur les 6 perdus précédemment : la situation n'était guère brillante.

Mais Thérèse était allée trop loin pour renoncer cette fois-ci. Avec l'aide d'un psychothérapeute, elle passa en revue l'histoire de sa vie. Sa mère avait été une femme soumise... et grosse. Son frère, de trois ans son cadet, avait toujours été mince, mais alcoolique. Quant à son père... Son père avait été un tyran, soumettant sa maisonnée à son bon plaisir. « Charbonnier est maître chez soi », se plaisait-il à répéter. Sa mort accidentelle, vingt ans auparavant, avait été vécue par Thérèse comme un soulagement, néanmoins teinté de culpabilité.

Thérèse n'en était pas totalement certaine, mais elle se demandait si elle n'avait pas été la victime d'attouchements incestueux, probablement entre 8 et 11 ans. Comment peut-on oublier de pareilles choses, se demanda-t-elle ? Elle se souvenait sans le moindre doute de regards appuyés, de commentaires déplacés, mais y avait-il eu plus que cela ? Thérèse avait quitté le foyer parental à 17 ans, dès qu'elle l'avait pu, avait fait quelques petits boulots, puis s'était mariée avec Roger, quoiqu'il ne lui ait jamais véritablement plu. Un mariage de raison, donc. Elle avait été une adolescente rondouillarde, puis avait maigri lorsqu'elle était partie de chez ses parents, avait vraiment pris de l'ampleur après son mariage, surtout à l'occasion de ses grossesses et fausses couches. Jamais elle n'avait été capable de s'astreindre à un régime assez longtemps pour perdre du poids de manière significative.

La Clef du corps lui fut des plus utiles pour comprendre l'un des motifs de sa détestation de soi : recherchant des photographies de sa jeunesse afin de retrouver à quoi elle ressemblait physiquement quand elle était jeune, elle tomba sur des photos de famille et prit conscience de la ressemblance physique qui existait entre son père et elle. Tous deux avaient les mêmes yeux, la même couleur de cheveux, la même forme de visage, la même allure un peu trapue. Ce corps, souillé par les regards lubriques de son père et peut-être ses mains, ce corps un peu trop semblable à celui de son géniteur, elle ne pouvait que le détester. Sa personne, qui avait subi tout cela, ne pouvait être aimée, ni par elle-même ni par d'autres.

Ce qui peut paraître un détour dans la perspective d'un amincissement fut en fait pour Thérèse comme la réappropriation d'un passé, d'une histoire, comme une mise en perspective de sa vie. Quoique maigrir eût quelque peu perdu de son importance aux yeux de Thérèse (l'essentiel dorénavant était de vivre une vie qui fût véritablement la sienne), elle y consacra beaucoup d'énergie. Thérèse mit en pratique les Clefs de la modération et de la nutrition : elle composa les menus familiaux en fonction de son objectif de perte de poids (et non plus dans le but de gaver mari, enfants et petits-enfants). Les repas furent organisés dans le même esprit : une fois assise, Thérèse refusait de se lever de sa chaise tant qu'elle n'avait pas fini son assiette (mangée lentement et en dégustant) ; Roger, parfois maugréant, s'en allait chercher ce qui lui manquait ; quant à Charlotte et Zazou, aider à faire le service leur parut normal dès le départ.

Dire « oui et non » à la nourriture, renoncer à manger tout ce qui était à sa disposition, et surtout jeter une nourriture en surplus encore consommable furent ce que Thérèse trouva de plus difficile. Mais elle y parvint, prit l'habitude de se défaire des restes au profit du vide-ordures plutôt que de les dévorer dans la cuisine. En fait, leur volume avait bien décru puisque Thérèse confectionnait dorénavant des plats nettement plus petits (elle avait acheté une nouvelle batterie de plats et casseroles de taille plus modeste), ou bien congelait dès le départ la moitié du plat préparé.

Thérèse pesait au départ 94 kg pour 1,64 m. Un premier enthousiasme lui avait permis de perdre quelques kilos, que les difficultés rencontrées lui avaient vite fait reprendre. Était ensuite venue une période de stagnation pondérale de six mois durant laquelle le poids était passé au second plan. Enfin, Thérèse avait réattaqué le problème dans une perspective nouvelle, avait perdu une vingtaine de kilos, décidé que ce nouveau poids de 74 kg lui convenait.

Quelques années ont passé, Thérèse vit toujours avec Roger, mais leur relation a évolué. Certes, tout n'est pas rose, mais ils se parlent davantage, ont plus d'activités en commun. La vie continue.

Justin prend ses distances

(Suite de la page 237.)

Dans la Clef de l'existence de soi, Justin, le mari de Suzie, qui avait toujours eu un bon coup de fourchette, avait pris conscience qu'il était un « ni-ni » et repéré deux problèmes à l'origine de son incapacité à se modérer suffisamment sur le plan alimentaire : le type de relation (hyperempathique) qu'il instaurait avec les autres convives lors des repas pris à l'extérieur le conduisait à manger vite et beaucoup ; à la maison, il avait mis en place un jeu pervers avec Suzie, qui aboutissait immanquablement à divers excès.

Avec Suzie, il avait de la chance : elle se moquait apparemment du poids qu'il faisait et de ce qu'il pouvait bien manger. Lorsqu'il lui demanda de ne plus le surveiller, de ne plus faire de commentaires sur ce qu'il mangeait ou ne mangeait pas, de revenir à une nourriture plus normale, moins diététiquement correcte, expliquant qu'il comptait manger plus lentement, de tout mais moins, elle lui répondit que c'était la voie de la sagesse. N'était-ce pas, après tout, ce qu'elle-même avait toujours fait ? Lorsqu'il lui déclara qu'il comptait aussi prendre quelques cacahuètes et amandes salées (ses aliments-problèmes) avant chaque repas et jeter à chaque fois le reste du paquet à la poubelle, afin de parvenir à leur dire « oui et non », elle haussa les épaules avec résignation, se disant probablement *in petto* qu'après tout, il existait des lubies plus bizarres encore.

En ce qui concernait les repas pris dans une ambiance conviviale, Justin décida de se concentrer tout particulièrement sur *ses* sentiments vis-à-vis des autres convives, plutôt que sur *leurs* sentiments. Il tenterait désormais de se forger un jugement à propos de chacun. Comment décrire un Tel, une Telle, que penser d'eux ? Quelles sortes de relations entretenait-il avec eux ? Était-ce des amis, des ennemis ?
À sa grande surprise, il s'aperçut qu'il portait des jugements sévères sur certains individus qu'il fréquentait pourtant régulièrement. Il n'en laissait rien paraître, car ces jugements faisaient partie de son domaine privé, ne regardaient que lui. Une seconde surprise fut de s'apercevoir qu'au lieu d'entraîner une détérioration de ses relations avec lesdites personnes, cette prise de conscience aboutissait à une amélioration. Il se tenait plus à distance, et c'étaient elles, maintenant, qui tentaient de se rapprocher de lui.
En outre, depuis qu'il effectuait cette mise à distance, manger lentement, en se concentrant sur la nourriture, en laissant une bonne partie de son assiette, lui devenait somme toute facile, était comme une sorte de jeu. Certes, il lui arrivait, du coup, de perdre le fil de la conversation, mais on ne lui en tenait apparemment pas rigueur. Était-il indispensable, après tout, de ne jamais perdre une miette de tout ce que les autres disaient ?
Justin passa en quelques mois de 82 à 73 kg. Sa vie avait changé, mais était-ce parce qu'il avait maigri, ou bien l'inverse ?

Christine et la vraie vie

(Suite de la page 295.)
Résumé des chapitres précédents : Christine boulimise pour un oui, pour un non. Elle décide d'entreprendre une psychothérapie centrée sur les troubles du comportement alimentaire. La première étape, décrite dans la Clef du corps, permet à Christine d'acquérir une image plus gratifiante de son corps, d'avoir à son sujet des espérances plus réalistes.
Dans une seconde étape, nous nous centrâmes sur les difficultés de relations de Christine, sa façon de vampiriser les autres, son angoisse d'être envahie à son tour, de ne plus être capable de distinguer ses pensées, ses sentiments de ceux des autres. Christine fit connaissance d'un jeune homme et, pour une fois, ne tenta pas d'instaurer d'emblée avec lui une de ces relations fusionnelles étouffantes qui font généralement fuir les mâles en couinant de terreur, mais laissa les choses se faire sur le mode du donnant, donnant : elle ne donnait pas à l'autre plus qu'il ne demandait, elle ne demandait pas plus qu'il n'était prêt à donner.
Et les boulimies, dans tout cela ? Elles s'étaient espacées, étaient devenues moins intenses, mais n'avaient pas totalement disparu. Nous convînmes d'ailleurs avec Christine que leur éradication totale ne serait pas une bonne chose : s'interdire d'avoir des boulimies était *aussi* un mode de pensée en tout

ou rien et, après tout, pourquoi se priver définitivement de cette « expérience de vie » ? Il suffisait que les boulimies soient de taille raisonnable, suffisamment espacées, par exemple hebdomadaires, pour qu'elles cessent de représenter un problème.
Le poids ? Ah oui, le poids... Christine ne l'avait pas totalement oublié, mais n'était plus aussi obsédée. De toute façon, elle n'avait jamais été vraiment grosse, puisqu'elle pesait au départ 67 kg pour 1,60 m. Elle perdit quelques kilos, mais cela n'avait plus tellement d'importance.

Julie affirme sa personnalité

(Suite de la page 257.)
Julie est cette jeune femme qui, désespérée par ses rondeurs, passe son temps à se restreindre drastiquement pour mieux craquer ensuite, Nous l'avions laissée en plein désarroi, constatant à quel point elle était incapable de faire face aux événements de la vie courante autrement qu'en ayant recours à des prises compulsives de nourriture. Ayant pris conscience de sa difficulté à s'affirmer face aux autres, elle avait décidé de participer à un groupe d'affirmation de soi.
C'est donc à cela, et non à se restreindre sur le plan alimentaire, qu'elle avait consacré son énergie durant les quatre mois qui avaient suivi. Elle était loin d'avoir perdu son temps : elle avait appris à dire non, à formuler des critiques, et aussi à les accepter quand elles étaient légitimes. Elle s'était sentie plus sûre d'elle et, de ce fait, avait été moins tentée de se réfugier dans la nourriture. Mais si elle avait perdu quelques kilos, elle n'était néanmoins pas parvenue à maigrir de façon significative.
Sur les conseils du psychologue organisateur de la session d'affirmation de soi, elle avait alors entrepris une psychothérapie centrée sur les troubles du comportement alimentaire. La question qui s'était alors posée était la suivante : en toute logique, à ce point de son parcours, Julie aurait dû être capable de faire le deuil de certaines nourritures, avoir la fierté nécessaire pour se préparer des repas convenables, pris à table, avec des couverts, même seule. Quel sorte de frein l'en empêchait ?
On revint sur ses relations familiales : Julie avait toujours considéré sa mère comme une femme faible, soumise à son mari, le genre de femme qu'elle ne voudrait surtout pas être. Elle avait aussi deux frères, plus ou moins perdus de vue. Mais le personnage important de la famille était assurément le père, autoritaire, colérique, envahissant, mais fragile aussi, somme toute attentionné et attentif à sa progéniture, ayant tendance à la rumination d'idées noires, à la dépression. Toute son enfance, Julie avait été une enfant sage, raisonnable, travaillant bien, déléguée de classe, toujours à l'écoute des autres, faisant la joie de son père. Les choses s'étaient gâtées au début de l'adolescence. Tout d'abord, elle avait grossi, ce qui avait beaucoup contrarié son père. Ses parents

l'avaient traînée de médecin en médecin durant des années, et son père était même allé jusqu'à faire des régimes avec elle, alors qu'il n'en avait nul besoin, « pour la stimuler ». La seconde source de conflit avait été le choix d'une profession : le père, pharmacien, aurait voulu qu'elle-même fît des études de pharmacie, qu'elle travaillât avec lui, puis que, le jour venu, elle reprît le flambeau, l'entreprise familiale. Mais Julie s'était, pour la première fois de sa vie, révoltée : douée pour les langues, elle souhaitait devenir traductrice interprète, voyager, voir du pays. Bien entendu, la ville de province où la famille habitait possédait une faculté de pharmacie, mais pas d'école d'interprétariat... Julie avait eu gain de cause et était partie à Paris faire ses études.

Il semblait à Julie que maigrir était en quelque sorte se conformer au désir de son père. Imaginer la satisfaction de ce dernier la découvrant amincie lui était insupportable. Ce serait comme si elle acceptait d'entrer dans le rang, de se plier à sa loi. Minceur et beauté étaient vénérées par les siens, mais il lui semblait que c'était au détriment de la vérité des êtres. Rien ne plaisait plus à son père que rassembler autour de lui femme et enfants, afin de composer le tableau d'une famille parfaite, saine, sportive, où tous réussissaient brillamment. Il semblait à Julie que rien n'était plus faux que cette image d'Épinal : tout là-dedans n'était que trucage, pourriture interne, sentiments inavouables. Pourquoi ne s'était-elle pas révoltée plus tôt ? Il semblait à Julie que c'était essentiellement en raison de la fragilité de son père, du besoin que ce dernier avait d'elle. D'une certaine façon, son père avait vécu, vivait encore au travers d'elle, par elle. Ne continuait-il pas à se montrer jaloux des garçons avec lesquels elle sortait ? Lontemps elle avait donc été prise entre deux feux : d'une part son désir d'indépendance, d'autre part la crainte que son père ne supporte pas cette rupture.

Les quelques visites que fit Julie à ses parents furent sans aucun doute une épreuve pour ces derniers : il y avait tant de comptes à régler ! Mais, somme toute, cela aurait pu être pire. Ces quelques éclats semblèrent débloquer quelque chose en Julie. Manger de tout et moins, laisser de la nourriture dans son assiette lui posèrent moins de problèmes. Elle maigrit. De combien, je ne sais trop, car Julie ne se pesait plus désormais. Tout ce qu'elle savait était qu'elle faisait du 38. Lorsqu'elle reprit du poids, quelque temps plus tard, c'était parce qu'elle était enceinte. Prise d'inquiétude à l'idée que tout, à nouveau, parte à vau-l'eau, elle s'accrocha aux prescriptions diététiques de son médecin comme à une bouée de sauvetage et ne retrouva son calme que plusieurs mois après la période d'allaitement. Cinq ans plus tard, Julie fait toujours du 38.

Huguette et sa mère, cela fait deux

(Suite de la page 296.)

Huguette, étudiante, qui mangeait n'importe quoi, qui était toujours contre tout, a fait une chose extraordinaire : une psychothérapie, théoriquement centrée sur les troubles du comportement alimentaire. Nous avons abordé ses difficultés amoureuses et relationnelles, sa haine de son corps et d'elle-même. Puis nous en sommes venus à la Clef de la modération. Les choses avaient bien changé puisque, désormais, tenir un carnet alimentaire, faire de vrais repas à la fin desquels des aliments tabous seraient consommés en petite quantité ne paraissaient plus à Huguette des idées aussi irréalisables et détestables que précédemment.

Au bout de quelques mois, Huguette perdit donc des kilos. Mais elle n'était pas tirée d'affaire pour autant, loin de là. Vint le temps des interrogations, des angoisses : à quoi bon maigrir, à quoi bon vivre ? Supposons par exemple, comme ça, pour voir, qu'elle cesse d'être obsédée par la nourriture, comme c'est le cas depuis toujours. Si son esprit n'était plus occupé par des problèmes comme maigrir ou grossir, manger ou ne pas manger, alors à quoi penserait-elle, bon sang de bois ? Ne serait-elle pas alors confrontée à un esprit vide de toute pensée, un néant absolu ? Comme on voit, la psychothérapie n'était pas encore tout à fait terminée.

Supposons encore qu'elle devienne mince et jolie. Sa mère, qui l'avait tarabustée toute son enfance pour qu'elle maigrisse, hurlerait sans doute de joie. Peut-être même irait-elle jusqu'à tenter de récupérer cette victoire, proclamant quelque chose comme : « Enfin tu m'écoutes ! Tous mes efforts pour t'inciter à maigrir portent enfin leurs fruits. Le mal que je me suis donné pour ton bien n'aura donc pas été inutile, tout compte fait ! »

Il semblait à Huguette que jamais elle ne parviendrait à endurer le contentement de sa mère. Plutôt regrossir que voir sa mère parader devant ses amies, vanter la minceur de sa fille, leur décrire par le menu (c'était le cas de le dire) les péripéties pondérales de sa fille.

C'était là sans doute pour Huguette la séparation la plus difficile, la séparation des désirs maternels et des siens. Huguette, qui avait en grande partie bâti sa vie en opposition au monde, à sa mère, devait désormais élaborer un désir autonome. Être une personne mince, vivre sa vie comme elle l'entendait, étaient ses désirs. Qu'ils se trouvent partiellement en concordance avec ceux que sa mère nourrissait à son sujet était chose secondaire. Si elle acceptait cela, elle aurait définitivement gagné son autonomie. « Être adulte, c'est pouvoir agir comme on l'entend, même si c'est ce que vos parents veulent que vous fassiez », a dit quelqu'un. Et il a bien raison.

Marie-Noëlle et les demi-portions

(Suite de la page 303.)
Marie-Noëlle veut maigrir, mais mange déjà fort peu. Elle est d'accord avec l'idée que, puisqu'elle ne peut manger beaucoup moins, il lui faut dépenser plus, mais comme la gymnastique classique n'est pas sa tasse de thé, elle s'essaie à la danse du ventre. Cela ne fait pas vraiment maigrir, mais son nombril tend à devenir le centre du monde, ce qui se révèle une excellente chose pour les personnes qui ont tendance à s'oublier plus que de raison.
En fait, depuis que Marie-Noëlle dit à qui veut l'entendre qu'elle ne se débrouille pas trop mal dans la danse des sept voiles, ses interlocuteurs la détaillent d'un œil différent : elle n'est plus une grosse qui se laisse aller, elle est une femme épanouie qui sait jouer de ses rondeurs.
Du coup, bizarrement, manger moins devient plus facile. Marie-Noëlle met en pratique la Clef de la modération et ne consomme plus que des demi-portions. Elle maigrit ! Oh, pas beaucoup : alors qu'elle pesait auparavant 73 kg pour 1,61 m, elle finit par se stabiliser aux alentours de 67-68 kg. Marie-Noëlle est toujours un peu ronde mais, dit-elle, « je suis ainsi et les autres doivent me prendre telle que je suis ».

Berthe n'est plus gentille

(Suite de la page 247.)
Nous avions laissé Berthe, notre infirmière-chef faisant nuitamment des excès, en pleine psychothérapie centrée sur les troubles du comportement alimentaire, faisant connaissance avec son côté obscur, contrainte de faire le deuil d'un univers harmonieux, sans violence, composé de personnes de bonne volonté qui communieraient toutes ensemble dans le même amour humaniste. Berthe apprenait peu à peu à s'affirmer face aux autres, à exister en tant qu'individu.
Tout cela faisait-il maigrir ? À n'en pas douter, oui. Pas de façon directe, bien sûr, mais prendre ses distances vis-à-vis des autres, faire le deuil d'une impossible unité, rendirent possible l'application des conseils développés dans la Clef de la modération. Berthe put ainsi faire lentement le deuil de certaines nourritures, dire « oui et non » à certaines, ne plus manger quand les autres mangeaient.
En fait, Berthe prit aussi conscience... qu'elle n'aimait pas son métier. Être en permanence au contact des pires souffrances, et qui plus est devoir endurer tout à la fois les mesquineries de l'administration hospitalière et les perpétuelles chamailleries de l'équipe infirmière, tout cela était trop pour elle. Jusque-là, il lui avait paru normal de ne pas penser à son bien-être, à son épanouissement personnel : ce travail, n'est-ce pas, il fallait bien que quelqu'un le fasse. Mais cette façon de se croire indispensable, et aussi de se *rendre* indispensable, elle s'en rendait compte maintenant, ne correspondait aucunement

à une forme de sacrifice de soi-même, généreux et désintéressé, une forme de sainteté laïque, mais plutôt à sa crainte de se retrouver isolée des autres, sans substance propre.
Il fallait en sortir. Berthe se mit en quête d'un autre travail. Au bout de quelques mois, on lui proposa la direction d'une maison de retraite dans le Midi de la France. Elle bénéficierait d'un meilleur salaire, serait logée et surtout aurait désormais des horaires normaux, du temps libre pour des activités personnelles. Elle se prenait à rêver : qui sait, menant une vie plus normale, peut-être rencontrerait-elle enfin un compagnon ?
Ayant perdu une dizaine de kilos, Berthe, sagement, décida de s'en tenir là. En fait, les kilos sont secondaires : l'important est ce sentiment de maîtrise qu'elle a désormais, de son comportement alimentaire, de sa vie. Son poids ne l'inquiète plus. Certes, il est toujours possible que, pour telle ou telle raison, elle regrossisse. Mais elle sait qu'il n'y a là rien de grave, puisque après tout il ne s'agit de rien d'autre que d'un peu de graisse, qu'elle reperdra si elle le veut. Non, ce qui la préoccupe dorénavant est de rencontrer un compagnon. Mais où sont donc passés les hommes ?

LA CLEF

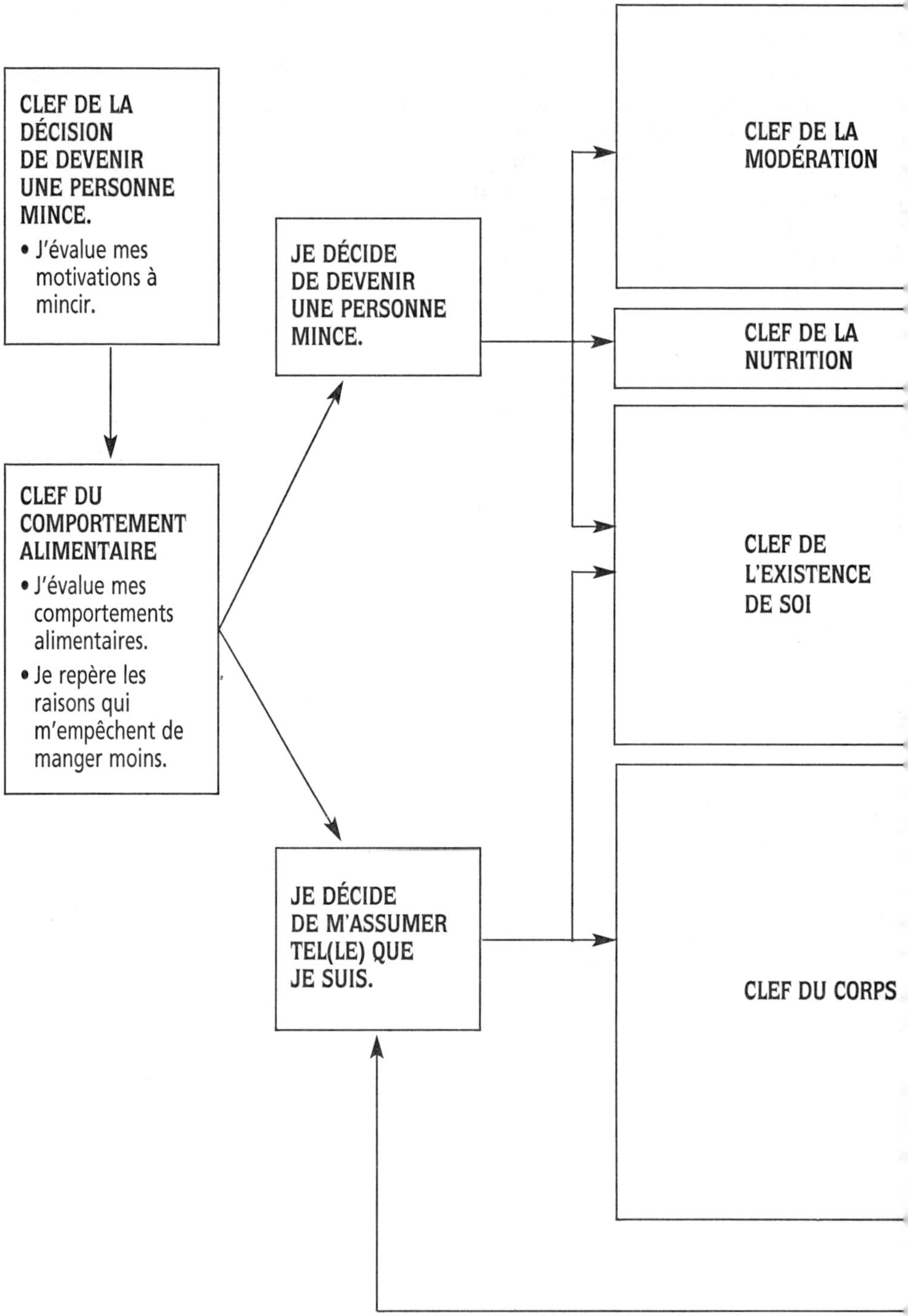

CLEF DE LA DÉCISION DE DEVENIR UNE PERSONNE MINCE.
• J'évalue mes motivations à mincir.
CLEF DU COMPORTEMENT ALIMENTAIRE
• J'évalue mes comportements alimentaires.
• Je repère les raisons qui m'empêchent de manger moins.
JE DÉCIDE DE DEVENIR UNE PERSONNE MINCE.
JE DÉCIDE DE M'ASSUMER TEL(LE) QUE JE SUIS.
CLEF DE LA MODÉRATION
CLEF DE LA NUTRITION
CLEF DE L'EXISTENCE DE SOI
CLEF DU CORPS

DE LA VIE

- Je ne mange pas quand je n'ai pas faim.
- Je mange dès que j'ai modérément faim.
- Je m'arrête quand je suis modérément rassasié.
- Je mange lentement en me concentrant sur l'acte de manger.
- Je fais moins d'excès et j'accepte de manger de moindres quantités de nourriture le restant de mes jours.
- Je m'impose moins de privations et fais la paix avec mes aliments tabous.

- Je respecte les grandes règles de la nutrition sans pour autant faire du perfectionnisme diététique.

E PENSE PAR MOI-MÊME
- Je prends conscience de mes émotions et sentiments, positifs ou négatifs.
- J'évalue chaque situation en prenant mon point de vue en considération.

E SUIS ACTEUR DE MA VIE
- J'agis en accord avec moi-même.
- Je décide de ce que je veux et prends mes intérêts légitimes en considération.

E DEVIENS PEU À PEU MOINS DÉPENDANT DES AUTRES, 'LUS DISTANCIÉ.

E FAIS LA PAIX AVEC MON CORPS, JE DEVIENS ENTIER, CORPS ET ESPRIT
- Je soigne mon corps.
- Je prends davantage conscience de mon corps.
- Je vois mon corps tel qu'il est.
- J'affronte le regard des autres.

'AMÉLIORE MON CORPS
- Je trouve des activités physiques convenant à mes possibilités et à ma personnalité.
- Je pratique ces activités de façon régulière plusieurs fois par semaine.
- Mon corps devient plus tonique, je m'y sens plus à l'aise, progressivement, ma silhouette s'améliore.

JE MANGE DE MOINDRES QUANTITÉS DE NOURRITURE.

JE PERDS LENTEMENT DU POIDS.

JE M'INSTALLE À MON JUSTE POIDS.

Je m'en tiens à un poids confortable, qui ne m'oblige pas à des privations excessives.

JE VIS MA VIE !

JE CHANGE D'AVIS EN COURS DE ROUTE.

POUR EN SAVOIR DAVANTAGE

Bien que le mieux soit l'ennemi du bien, et que dévorer des livres procède parfois du même état d'esprit que dévorer de la nourriture, je ne puis vous reprocher de vouloir vous instruire. Après tout, lire ne fait pas grossir… Voici quelques pistes afin de vous aider à faire votre choix :

Tout savoir sur la nutrition :

• Jacques FRICKER. *Le nouveau Guide du bien maigrir*, Éditions Odile Jacob, 1993, 1997.

Un bon panorama, clair et attrayant, de ce que l'on sait aujourd'hui en matière de surpoids et de nutrition.

Tout savoir sur les régimes amaigrissants :

• Jean-Philippe ZERMATI. *La fin des régimes*. Éditions Hachette, 1998.

• Gérard APFELDORFER. *Maigrir, c'est fou*, Éditions Odile Jacob, 1999.

Faire des régimes n'est assurément pas la bonne façon de maigrir durablement. Sans compter toutes les autres méthodes folles qu'on aura inventé au cours des siècles…

Tout savoir sur notre relation à la nourriture :

• BRILLAT-SAVARIN. *Physiologie du goût*, Flammarion, 1982.

Où l'on comprend que manger est, ou devrait être, un acte fondamental, qui nécessite un engagement de l'être tout entier, ainsi qu'une parfaite concentration. Zen, Brillat-Savarin ?

• Jean-François REVEL. *Un festin en paroles*, Éditions Jean-Jacques Pauvert, 1979.

Voilà un homme qui, assurément, aime manger. J'en profite pour rappeler : de tout, mais pas tout.

• Claude FISCHLER. *L'homnivore*, Éditions Odile Jacob, 1990.

L'ambivalence face à la nourriture y est traitée sous un éclairage passionnant.

Tout savoir sur les boulimies :

• Pierre AIMEZ et Judith RAVAR. *Boulimiques, origines et traitements de la boulimie*, Éditions Ramsay, 1988.

• Richard A. GORDON. *Anorexie et boulimie, anatomie d'une épidémie sociale*, Éditions Stock-Laurence Pernoud, 1992.

• Sous la direction de Jean-Luc VENISSE. *Les nouvelles addictions*, Éditions Masson, 1991.

• Michel SANCHEZ-CARDENAS. *Le comportement boulimique*, Éditions Masson, 1990.

J'ai un faible pour le livre de Richard Gordon, un psychologue américain : comme tout paraît simple !

Tout savoir sur l'approche psychanalytique des problèmes pondéraux :

- Hilde BRUCH. *Les yeux et le ventre, l'obèse et l'anorexique*, Éditions Payot, 1984.
- Sous la direction de Bernard BRUSSET et Catherine COUVREUR. *La boulimie*, Presses Universitaires de France, 1991.
- Laurence IGOIN. *La boulimie et son infortune*, Presses Universitaires de France, 1979.
- Ginette RAIMBAULT et Caroline ELIACHEFF. *Les indomptables*, figures de l'anorexie. Éditions Odile Jacob, 1989.

À l'exception de la regrettée Hilde Bruch, on remarquera que les psychanalystes sont nettement plus fascinés par les anorexiques et les boulimiques que par les personnes souffrant de leur surpoids. Malgré cette réserve, ces ouvrages n'en sont pas moins passionnants.

Tout savoir sur les thérapies cognitives et comportementales :

- Robert LADOUCEUR, Ovide FONTAINE, Jean COTTRAUX. *Thérapie comportementale et cognitive*, Éditions Masson, 1993.
- Jean COTTRAUX. *Les thérapies comportementales et cognitives*, Éditions Masson, 1990.

Quelques pages sont consacrées aux problèmes alimentaires et pondéraux. Réservés au professionnel ou au fanatique.

Tout savoir sur tout :

- Sous la direction de Gérard APFELDORFER. *Traité de l'alimentation et du corps*, Éditions Flammarion, 1994.

Quoique cet ouvrage se soit fait sous ma direction, je dois reconnaître qu'il est de bonne facture. Tout ce qui a trait, de près ou de loin, à la nourriture et aux problèmes pondéraux y est développé.

Comprendre et se distraire :

- Amélie NOTHOMB. *Hygiène de l'assassin*, Éditions Albin Michel, 1992.

Comprendre certains ressorts de l'obésité et de l'anorexie mentale en 240 pages, tout en se distrayant. Un rêve.

TABLE DES CALORIES

Quoiqu'il ne faille pas devenir obsédé par les valeurs caloriques (on mange des aliments, et non des calories), prendre conscience de la valeur calorique des aliments ainsi que gérer ses calories constituent pour beaucoup une aide appréciable.

• La première colonne donne la valeur calorique des aliments pour 100 g, ou, pour les boissons, pour 100 ml. Les valeurs caloriques ont été systématiquement arrondies. Des valeurs trop précises ne font que conférer une précision illusoire : comment, en effet, peser ce que l'on mange au gramme près, ou même à la dizaine de grammes près ? Comment déterminer si 100 g de bœuf valent 130, 160 ou 170 calories ? Était-ce là une viande d'hiver ou d'été, un bœuf un peu gras ou bien un peu maigre, et de quelle partie précise de notre bœuf parlons-nous ? À quoi rime, dans ces conditions, d'indiquer que sa valeur calorique est de 152 calories aux 100 g ?

• Les colonnes suivantes indiquent le type de portion considéré, la valeur (en grammes ou en millilitres) d'une portion standard, sa valeur calorique. Là encore, les chiffres ont été arrondis.

• Enfin, la dernière colonne indique la valeur calorique d'une portion diminuée d'un tiers. On constate que ces deux tiers de portion représentent en valeur calorique notablement moins (un tiers de moins, pour être précis) que la portion entière.

TABLEAU D'ORIENTATION DE LA TABLE DES CALORIES*

- 1 Petit déjeuner
- 2 Desserts, en-cas et amuse-gueule sucrés
- 3 Amuse-gueule salés
- 4 et 5 Œufs, laitages produits frais
- 6 Fruits
- 7 Légumes
- 8 Plats cuisinés
- 9 et 10 Produits de base (huiles, sauces, pâtes, riz, légumes secs)
- 11 Boulangerie
- 12 Viandes et volailles
- 13 Charcuterie et produits de terroir
- 14 Poissonnerie
- 15 Restauration rapide
- 16 Boissons

* Les numéros en bas et à gauche de chaque encadré renvoient aux parties successives de la table des calories.

VALEURS ÉNERGÉTIQUES DES PRINCIPAUX ALIMENTS

	Valeur cal. pour 100 g		Poids (en grammes) d'une portion	Valeur cal. par portion standard	Valeur cal. de 2/3 de portion
1 PETIT DÉJEUNER					
Blé soufflé avec sucre et miel	400	*1 portion*	*40*	*160*	110
Blé soufflé avec sucre et miel	400	*1 petite portion*	*25*	*100*	70
Céréales « extra », fruits ou chocolat	470	*1 portion*	*40*	*190*	130
Céréales « extra », fruits ou chocolat	470	*1 petite portion*	*25*	*120*	80
Corn flakes (pétales de maïs, sucrés ou non)	380	*1 portion*	*40*	*150*	100
Corn flakes (pétales de maïs, sucrés ou non)	380	*1 petite portion*	*25*	*100*	70
Flocons d'avoine (pesés crus)	380	*1 portion*	*40*	*150*	100
Germe de blé	330	*1 portion*	*40*	*130*	90
Muesli	380	*1 portion*	*40*	*150*	100
Confiture	280	*1 cuiller*	*20*	*60*	40
Miel	310	*1 cuiller*	*20*	*60*	40
Sucre	400	*1 sucre, 1 cuiller à café*	*6*	*20*	10
2 DESSERTS, EN-CAS ET AMUSE-GUEULE					
Baba au rhum		*1 pièce*		*190*	130
Banana split	210	*1 coupe*	*200*	*420*	280
Barres (pâtissières, biscuitées, avec ou sans chocolat, aux céréales, pour sportifs...)					
Barre à 20 g	490	*1 pièce*	*20*	*100*	65
Barre à 25 g	490	*1 pièce*	*25*	*120*	100
Barre à 50 g	490	*1 pièce*	*50*	*240*	150

	Valeur cal. pour 100 g		Poids (en grammes) d'une portion	Valeur cal. par portion standard	Valeur cal. de 2/3 de portion
Beignet	390	*1 unité*	*50*	*200*	130
Beurre de cacahuètes	610	*1 cuiller à soupe*	*20*	*120*	80
Biscuit (au chocolat)	500	*1 paquet*	*200*	*1000*	670
Biscuit (sucré)	440	*1 paquet*	*200*	*880*	590
Biscuit à la cuiller	260	*1 unité*	*10*	*30*	20
Biscuit moyen (petite taille)	480	*1 pièce*	*10*	*50*	30
Biscuit moyen (grande taille)	480	*1 pièce*	*30*	*150*	100
Bonbons (tous types)	400	*1 pièce*	*5*	*20*	10
Boudoir	320	*1 pièce*	*6*	*20*	10
Brioche	300	*1 tranche*	*40*	*120*	80
Brioche	300	*1 pièce*	*70*	*210*	140
Café Liégois	140	*1 portion*	*120*	*170*	110
Cake	360	*1 tranche*	*40*	*140*	90
Chewing-gum	160	*1 tablette*	*3*	*5*	
Chocolat (noir, au lait)	530	*1 barre*	*30*	*160*	110
Clafoutis	140	*1 portion*	*200*	*280*	190
Compote (conserve, tous fruits)	100	*2 cuillers à soupe*	*50*	*50*	30
Cookies (chocolat, fourrés)	470	*1 pièce*	*18*	*80*	50
Crème anglaise	130	*1 portion*	*50*	*70*	50
Crème de marrons	250	*1 cuiller à soupe*	*80*	*200*	130
Crème dessert « minceur »	80	*1 portion*	*125*	*100*	70
Crème dessert (chocolat, vanille...)	135	*4 cuillers à soupe*	*100*	*140*	90
Crème glacée avec particules entières (amandes, cacahuètes, caramel, chocolat, raisin...)	240	*2 boules*	*125*	*300*	200

	Valeur cal. pour 100 g		Poids (en grammes) d'une portion	Valeur cal. par portion standard	Valeur cal. de 2/3 de portion
Crème glacée tous parfums	120	*2 boules*	*125*	*150*	100
Crêpe	230	*1 pièce*	*20*	*50*	30
Croissant	410	*1 pièce*	*45*	*180*	120
Éclair au chocolat		*1 pièce*		*220*	150
Flan allégé		*1 pièce*		*50*	30
Flan ou crème renversée		*1 pièce*		*110*	70
Flan pâtissier		*1 pièce*		*160*	110
Galette bretonne	260	*1 pièce*	*25*	*70*	50
Galette des rois	500	*1 part moyenne*	*80*	*400*	270
Gaufre	300	*1 pièce*	*65*	*200*	130
Glace : voir crème glacée					
Glaces au yaourt ou frozen yogourt	80	*2 boules*	*125*	*100*	70
Macaron	450	*1 pièce*	*25*	*120*	80
Macaron fourré		*1 pièce*		*300*	200
Madeleine	400	*1 pièce*	*20*	*80*	50
Millefeuille		*1 pièce*		*450*	300
Mousse au chocolat	400	*1 ramequin*	*100*	*400*	270
Mousse au chocolat industrielle	165	*1 portion*	*120*	*200*	130
Mousse au chocolat industrielle « minceur »	80	*1 portion*	*120*	*100*	70
Pâte d'amande	460	*1 portion*	*30*	*140*	90
Pâte d'arachide	610	*1 portion*	*30*	*180*	120
Pâte de fruits	230	*1 portion*	*40*	*90*	60
Pop-corn (maïs)	530	*1 poignée*	*10*	*50*	30
Quatre-quarts	410	*1 tranche*	*30*	*120*	80

	Valeur cal. pour 100 g		Poids (en grammes) d'une portion	Valeur cal. par portion standard	Valeur cal. de 2/3 de portion
Tarte aux fruits	290	*1 portion*	*120*	*350*	230
3 AMUSE-GUEULE SALÉS					
Pommes de terre chips	540	*1 petit paquet*	*45*	*240*	160
Biscuit salé apéritif	420	*2 à 3*	*10*	*40*	30
Cacahuète grillée salée	600	*1 poignée*	*35*	*210*	140
4 ŒUFS					
Œuf, entier	160	*1 unité*	*55*	*90*	60
Œuf, blanc	50	*1 unité*	*35*	*20*	10
Œuf, jaune	360	*1 unité*	*20*	*70*	50
Œufs (2, avec beurre, poêlés)		*1 portion*		*280*	190
Œufs mayonnaise		*1 portion*		*190*	130
5 LAITAGES ET PRODUITS FRAIS					
Beurre allégé (41% MG)	410	*1 noisette*	*10*	*40*	30
Beurre ordinaire (82% MG)	750	*1 noisette*	*10*	*80*	50
Fromage à pâte molle (type brie, camembert, munster)	310	*1 portion*	*40*	*120*	80
Fromage à pâte persillée (type bleu, roquefort)	360	*1 portion*	*25*	*90*	60
Fromage à pâte pressée non cuite (type cantal, gouda, reblochon, port-salut)	325	*1 portion*	*40*	*130*	90
Fromage de chèvre, à pâte molle	200	*1 portion*	*40*	*80*	50
Fromage fondu (type « Vache qui Rit »)	290	*1 portion*	*25*	*70*	50
Fromage frais	190	*1 portion*	*50*	*100*	70
Fromage pâte pressée cuite (type beaufort, comté, emmenthal)	380	*1 portion*	*30*	*110*	70

	Valeur cal. pour 100 g		Poids (en grammes) d'une portion	Valeur cal. par portion standard	Valeur cal. de 2/3 de portion
Fromage râpé, type gruyère	360	*1 sachet*	*100*	*360*	240
Lait 1/2 écrémé	45	*1 verre*	*150*	*70*	50
Lait de soja	40	*1 portion*	*150*	*60*	40
Lait écrémé	30	*1 verre*	*150*	*50*	30
Lait entier	60	*1 verre*	*150*	*90*	60
Petit suisse (40 % MG)	140	*1 portion*	*30*	*40*	30
Petit suisse (60 % MG)	210	*1 portion*	*30*	*60*	40
Yaourt (type aromatisé, brassé aux fruits, maigre aux fruits, sucré ou non)	85	*1 portion*	*125*	*110*	70
Yaourt (type nature, lait entier, brassé ou non)	50	*1 portion*	*125*	*60*	40
Yaourt aux fruits	120	*1 portion*	*125*	*150*	100
Yaourt maigre	40	*1 portion*	*125*	*50*	30
6 FRUITS					
Abricot en conserve sucré	90	*1 portion*	*140*	*130*	90
Abricot frais	50	*1 unité*	*30*	*20*	10
Abricot sec	280	*1 unité*	*8*	*20*	10
Amande	580	*1 unité*	*10*	*60*	40
Ananas en conserve, sucré	100	*1 portion*	*140*	*140*	90
Ananas frais	60	*1 portion*	*150*	*90*	60
Avocat	220	*1 portion*	*100*	*220*	150
Banane	100	*1 unité*	*150*	*150*	100
Banane séchée	290	*1 unité*	*50*	*150*	100
Brugnon	60	*1 portion*	*150*	*90*	60
Cassis	60	*pour 100 g*	*100*	*60*	40

	Valeur cal. pour 100 g		Poids (en grammes) d'une portion	Valeur cal. par portion standard	Valeur cal. de 2/3 de portion
Cerise	70	*1 poignée*	*100*	*70*	50
Cerise en conserve	50	*pour 100 g*	*100*	*50*	30
Châtaigne	200	*1 unité*	*25*	*50*	30
Citron	40	*1 unité*	*50*	*20*	10
Datte	310	*1 unité*	*8*	*20*	10
Figue fraîche	50	*1 unité*	*80*	*40*	30
Figue sèche	270	*1 unité*	*15*	*40*	30
Fraise	40	*pour 100 g*	*100*	*40*	30
Fraise, congelée, sucrée	110	*pour 100 g*	*100*	*110*	70
Framboise	40	*pour 100 g*	*100*	*40*	30
Grenade	30	*1 unité*	*200*	*60*	40
Groseille blanche	40	*pour 100 g*	*100*	*40*	30
Kiwi	40	*1 unité*	*70*	*30*	20
Litchi (frais ou conserve)	70	*1 portion*	*140*	*100*	70
Mandarine-clémentine	50	*1 unité*	*50*	*30*	20
Mangue, fraîche	60	*1 unité*	*200*	*120*	80
Melon	30	*1 portion*	*150*	*50*	30
Myrtille	60	*pour 100 g*	*100*	*60*	40
Noisette	600	*1 noisette*	*10*	*60*	40
Noix (de Grenoble, de cajou, du Brésil)	600	*1 noix*	*20*	*120*	80
Noix de coco	360	*1 portion*	*50*	*180*	120
Orange	50	*1 unité*	*150*	*80*	50
Pamplemousse	40	*1 unité*	*300*	*120*	80
Pastèque	30	*1 portion*	*200*	*60*	40

	Valeur cal. pour 100 g		Poids (en grammes) d'une portion	Valeur cal. par portion standard	Valeur cal. de 2/3 de portion
Pêche	50	*1 unité*	*150*	*80*	50
Pistache	590	*1 pistache*	*1,7*	*10*	1
Poire	60	*1 unité*	*150*	*90*	60
Poire en conserve	90	*1 portion*	*100*	*90*	60
Pomme fruit, crue	50	*1 unité*	*150*	*80*	50
Pomme, compote en conserve	80	*1 portion*	*100*	*80*	50
Prune	60	*1 unité*	*35*	*20*	10
Pruneau sec	290	*1 unité*	*10*	*30*	20
Raisin	70	*1 portion*	*150*	*110*	70
Reine-claude	70	*pour 100 g*	*100*	*70*	50
Rhubarbe	20	*pour 100 g*	*100*	*20*	10
7 LÉGUMES					
Artichaut (fond ou cœur, frais ou conserve)	40	*3 fonds*	*100*	*40*	30
Asperge (cuite)	30	*pour 100 g*	*100*	*30*	20
Aubergine (cuite)	20	*1 portion*	*250*	*50*	30
Bette (crue ou cuite)	20	*1 portion*	*200*	*40*	30
Betterave rouge (cuite)	30	*1 portion*	*150*	*50*	30
Brocolis cuit	30	*1 portion*	*200*	*60*	40
Carotte cuite	40	*1 portion*	*200*	*80*	50
Carotte râpée vinaigrette	130	*1 portion*	*100*	*130*	90
Céleri (branche, rave)	20	*1 portion*	*150*	*30*	20
Céleri rémoulade	120	*1 portion*	*150*	*180*	120
Champignon	30	*1 plat*	*200*	*60*	40

	Valeur cal. pour 100 g		Poids (en grammes) d'une portion	Valeur cal. par portion standard	Valeur cal. de 2/3 de portion
Champignon à la grecque	100	*1 portion*	*120*	*120*	80
Chou (toutes variétés)	30	*1 portion*	*200*	*60*	40
Chou de Bruxelles	50	*1 portion*	*200*	*100*	70
Choucroute nature	30	*1 portion*	*200*	*60*	40
Concombre	10	*1 portion*	*100*	*10*	10
Cornichon	10	*1 cornichon : 2 à 5 g*	*5*		
Courge et courgette	30	*1 portion*	*200*	*60*	40
Endive, crue	20	*1 portion*	*200*	*40*	30
Épinard, cuit	30	*1 portion*	*200*	*60*	40
Fenouil, cru	30	*pour 100 g*	*100*	*30*	20
Haricot vert (en conserve, cuit)	20	*1 portion*	*200*	*40*	30
Maïs (frais, en conserve)	90	*1 épi*	*200*	*180*	120
Marron	200	*1 portion*	*100*	*200*	130
Navet, cuit	20	*1 portion*	*200*	*40*	30
Oignon	30	*pour 100 g*	*100*	*30*	20
Olive noire	440	*1 olive*	*8*	*40*	30
Olive verte	150	*1 olive*	*8*	*10*	10
Petits pois (frais, surgelés, en conserve)	70	*1 portion*	*250*	*180*	120
Poireau (cuit)	30	*1 portion*	*200*	*60*	40
Poivron (cru)	20	*pour 100 g*	*100*	*20*	10
Radis (cru)	20	*pour 100 g*	*100*	*20*	10
Tomate (crue)	20	*1 portion*	*200*	*40*	30
Salade, moyenne (cresson, laitue, scarole...)	25	*1 portion*	*30*	*10*	10

	Valeur cal. pour 100 g		Poids (en grammes) d'une portion	Valeur cal. par portion standard	Valeur cal. de 2/3 de portion
8 PLATS CUISINÉS					
Repas standard (entrée, viande ou poisson, garniture, pain, dessert)		*1 portion*		*1200*	800
Avocat (1/2, garni, aux crevettes)		*1 portion*		*300*	200
Blanquette de veau	200	*1 portion*	*150*	*300*	200
Bœuf, collier, bourguignon	200	*1 portion*	*150*	*300*	200
Cassoulet (conserve ou surgelé, 1 portion)	160	*1 portion*	*350*	*560*	370
Choucroute garnie (conserve ou surgelé, 1 portion)	170	*1 portion*	*350*	*600*	400
Couscous (conserve ou surgelé, 1 portion)	100	*1 portion*	*350*	*350*	230
Endives liégoises	120	*1 portion*	*250*	*300*	200
Gratin dauphinois	150	*1 portion*	*200*	*300*	200
Hachis Parmentier	150	*1 portion*	*200*	*300*	200
Paella	160	*1 portion*	*350*	*560*	370
Petit salé aux lentilles	330	*1 portion*	*150*	*500*	330
Pot-au-feu (viande seule, pesée cuite)	220	*1 portion*	*140*	*310*	210
Poulet basquaise	150	*1 portion*	*200*	*300*	200
Quenelle de volaille	200	*1 unité*	*50*	*100*	70
Quiche lorraine	390	*1 portion*	*150*	*590*	390
Ratatouille niçoise	100	*1 portion*	*200*	*200*	130
Soufflé au fromage	250	*1 portion*	*100*	*250*	170
Soupe (légumes tous types)		*1 assiette*		*100*	70
Soupe (lentilles, pois)		*1 assiette*		*200*	130
Soupe légère		*1 assiette*		*60*	40
Tarte à l'oignon	240	*1 portion*	*100*	*240*	160

	Valeur cal. pour 100 g		Poids (en grammes) d'une portion	Valeur cal. par portion standard	Valeur cal. de 2/3 de portion
Tomate farcie	160	*1 portion*	*100*	*160*	110
Veau, collier, blanquette	200	*1 portion*	*140*	*280*	190
Veau, jarret, osso bucco	160	*1 portion*	*140*	*220*	150
Vol-au-vent	180	*1 portion*	*150*	*270*	180

9 PRODUITS DE BASE, GRAISSES, SAUCES ET CONDIMENTS

	Valeur cal. pour 100 g		Poids (en grammes) d'une portion	Valeur cal. par portion standard	Valeur cal. de 2/3 de portion
Chantilly, crème	330	*4 cuillers à soupe*	*20*	*70*	50
Farine blanche	370	*1 cuiller à soupe*	*20*	*70*	50
Fromage râpé, type gruyère	360	*1 portion*	*40*	*140*	90
Graisse d'oie	900	*1 cuiller à soupe*	*20*	*180*	120
Huile	900	*1 cuiller à soupe*	*10*	*90*	60
Huile de paraffine	0			*0*	0
Ketchup	110	*1 cuiller à soupe*	*15*	*20*	10
Lard fumé	670	*1 tranche*	*30*	*200*	130
Lardons	300	*1 barquette*	*100*	*300*	200
Levure de bière	365	*1 cuiller à soupe*	*10*	*40*	30
Maïzena	390	*1 cuiller à soupe*	*20*	*80*	50
Margarine (82 % MG)	750	*1 noisette*	*10*	*80*	50
Margarine allégée (41%MG)	380	*1 noisette*	*10*	*40*	30
Mayonnaise	710	*1 cuiller à soupe*	*15*	*110*	70
Moutarde	100	*1 cuiller à café*	*5*	*10*	10
Œuf entier	160	*1 unité*	*55*	*90*	60
Œuf, blanc	50	*1 unité*	*35*	*20*	10
Œuf, jaune	360	*1 unité*	*20*	*70*	50

	Valeur cal. pour 100 g		Poids (en grammes) d'une portion	Valeur cal. par portion standard	Valeur cal. de 2/3 de portion
Pâte (fond pour pâtisserie, brisée, sablée, feuilletée, pesée cuite)	520	*1 portion*	*30*	*160*	110
Saindoux	890	*1 cuiller à soupe*	*20*	*180*	120
Sauce béarnaise	550	*1 cuiller à soupe*	*20*	*110*	70
Sauce bolognaise	120	*1 cuiller à soupe*	*20*	*20*	10
Sauce tartare	750	*1 cuiller à soupe*	*20*	*150*	100
Sauce vinaigrette	450	*1 cuiller à soupe*	*20*	*90*	60
Sucre	400	*1 sucre, 1 cuiller à café*	*6*	*20*	10
10 PÂTES, RIZ, LÉGUMES SECS, FÉCULENTS DIVERS					
Cannelloni	250	*1 portion*	*200*	*500*	330
Gnocchi	180	*1 portion*	*200*	*360*	240
Lasagne	200	*1 portion*	*200*	*400*	270
Légumes secs, cuits	110	*1 portion*	*150*	*170*	110
Pâtes bolognaise	125	*1 portion*	*200*	*250*	170
Pâtes à la carbonara	180	*1 portion*	*200*	*360*	240
Pâtes aux œufs, cuites	120	*1 portion*	*200*	*240*	160
Pâtes nature	90	*1 portion (200 g cuites) soit 50 g crues)*	*200*	*180*	120
Pomme de terre cuite à l'eau	80	*1 portion*	*150*	*120*	80
Pomme de terre frite	170	*1 portion*	*150*	*260*	170
Pomme de terre, purée	100	*1 portion*	*150*	*150*	100
Raviolis	90	*1 portion*	*200*	*180*	120
Riz	90	*1 portion*	*150*	*140*	90
Riz à l'espagnole	300	*1 portion*	*150*	*450*	300

	Valeur cal. pour 100 g		Poids (en grammes) d'une portion	Valeur cal. par portion standard	Valeur cal. de 2/3 de portion
Riz au lait	150	*1 portion*	*150*	*230*	150
Riz cantonais	150	*1 portion*	*150*	*230*	150
Semoule	90	*1 portion (40 g cru)*	*150*	*140*	90
Taboulé	150	*1 portion*	*150*	*230*	150
11 BOULANGERIE					
Baguette (250 g, soit 630 kcal)	250	*1/8*	*30*	*80*	50
Biscotte (nature, sans sel, au gluten, complète, au germe de blé)	390	*1 tranche*	*10*	*40*	30
Ficelle (150 g, soit 375 kcal)	250	*un quart*	*37,5*	*60*	40
Pain au chocolat	420	*1 unité*	*70*	*290*	190
Pain blanc tranché	210	*1 tranche*	*30*	*60*	40
Pain d'épice	320	*1 tranche*	*40*	*130*	90
Pain de mie, complet, brioché, de seigle, au son	240	*1 tranche*	*10*	*20*	10
Pain grillé	300	*1 tranche*	*20*	*60*	40
12 VIANDES ET VOLAILLES					
Agneau					
Agneau (côtelette, gigot, selle, épaule, pesé cru)	200	*1 portion*	*120*	*240*	160
Bœuf					
Bœuf (morceaux divers, préparés grillés, rôtis ou braisés, pesés crus)	150	*1 portion*	*140*	*210*	140
Bœuf, haché 5 % MG (pesé cru)	130	*1 portion*	*100*	*130*	90
Bœuf, haché 15 % MG (pesé cru)	200	*1 portion*	*100*	*200*	130

	Valeur cal. pour 100 g		Poids (en grammes) d'une portion	Valeur cal. par portion standard	Valeur cal. de 2/3 de portion
Cheval	100	*1 portion*	*140*	*140*	90
Porc					
Porc (côtelette, rôti, cuits)	320	*1 portion*	*140*	*450*	300
Chair à saucisse, crue	390	*1 portion*	*100*	*390*	260
Volailles					
Caille viande avec peau (cru)	180	*1 portion*	*80*	*140*	90
Canard, viande sans peau (cuit)	190	*1 portion*	*150*	*290*	190
Dinde, viande, rôtie	150	*1 portion*	*150*	*230*	150
Faisan, viande, rôti	210	*1 portion*	*150*	*320*	210
Lapin, ragoût	190	*1 portion*	*140*	*270*	180
Oie, viande, rôtie	290	*1 portion*	*140*	*410*	270
Pigeon, viande, rôti	180	*1 portion*	*100*	*180*	120
Pintade	150	*1 portion*	*100*	*150*	100
Poule, viande, bouillie	230	*1 portion*	*140*	*320*	210
Poulet, viande, rôti	160	*1 portion, soit 1/4*	*150*	*240*	160
Veau					
Veau (côtes, épaule, langue, rôti de)	170	*1 portion*	*140*	*240*	160
Veau, escalope, poêlée	150	*1 portion*	*140*	*210*	140
Gibier					
Chevreuil (rôti)	200	*1 portion*	*140*	*280*	190
Sanglier	100	*1 portion*	*140*	*140*	90
Abats					
Agneau (cervelle, foie, pesé cru)	120	*1 portion*	*100*	*120*	80
Bœuf (foie et rognons, poêlés)	150	*1 portion*	*140*	*210*	140

	Valeur cal. pour 100 g		Poids (en grammes) d'une portion	Valeur cal. par portion standard	Valeur cal. de 2/3 de portion
Porc, rognons, cuits	150	*1 portion*	*140*	*210*	140
Veau (abats)	150	*1 portion*	*140*	*210*	140
13 CHARCUTERIE ET PRODUITS DE TERROIR					
Andouillette	150	*1 portion*	*150*	*230*	150
Bacon (fumé)	390	*1 tranche*	*20*	*80*	50
Boudin blanc	290	*1 portion*	*150*	*440*	290
Boudin noir (cru)	350	*1 portion*	*150*	*530*	350
Corned-beef	210	*1 portion*	*150*	*320*	210
Foie gras	450	*1 tranche*	*40*	*180*	120
Galantine	250	*2 tranches*	*30*	*80*	50
Jambon cuit, de Paris	170	*1 tranche*	*50*	*90*	60
Jambon fumé	330	*1 tranche*	*30*	*100*	70
Lard fumé	670	*1 tranche*	*30*	*200*	130
Lardons	300	*1 barquette*	*100*	*300*	200
Mortadelle	330	*1 tranche*	*40*	*130*	90
Pâté (de campagne, de foie)	350	*1 tranche*	*50*	*180*	120
Rillettes	490	*1 portion*	*50*	*250*	170
Saucisse (de Francfort, de Strasbourg)	280	*2 unités*	*50*	*140*	90
Saucisse de Morteau	320	*une demi*	*140*	*450*	300
Saucisson (sec, salami, rosette, saucisse sèche)	480	*2 à 3 tranches*	*25*	*120*	80
Saucisson à l'ail	310	*2 tranches*	*20*	*60*	40
14 POISSONS ET FRUITS DE MER					
Anchois frais	160	*1 portion*	*150*	*240*	160

	Valeur cal. pour 100 g		Poids (en grammes) d'une portion	Valeur cal. par portion standard	Valeur cal. de 2/3 de portion
Anchois, filets à l'huile	210	*5 filets*	*20*	*40*	30
Anguille (cuite au four, pochée)	215	*1 portion*	*150*	*320*	210
Bar (cru)	90	*1 portion*	*150*	*140*	90
Baudroie : voir lotte					
Bigorneau cuit	140	*1 portion*	*50*	*70*	50
Calmar (cru)	80	*1 portion*	*150*	*120*	80
Calmar (frit)	170	*1 portion*	*150*	*260*	170
Carpe	130	*1 portion*	*150*	*200*	130
Carrelet (cuit vapeur)	90	*1 portion*	*150*	*140*	90
Carrelet (filet frit)	260	*1 portion*	*150*	*390*	260
Caviar	270	*1 portion*	*50*	*140*	90
Caviar (œufs de lump)	110	*1 portion*	*50*	*60*	40
Colin, cru (lieu)	80	*1 filet*	*100*	*80*	50
Colin, cru (lieu)	80	*1 darne*	*150*	*120*	80
Coquille Saint-Jacques cuite	110	*1 portion*	*180*	*200*	130
Crabe : voir crustacés					
Crevettes : voir crustacés					
Crustacés (crabe, langouste, homard)	100	*pour 100 g*	*100*	*100*	70
Églefin, frit	190	*1 portion*	*200*	*380*	250
Églefin, vapeur	100	*1 portion*	*200*	*200*	130
Grenouilles, crues	70	*1 portion*	*200*	*140*	90
Hareng (frais, fumé, au vinaigre)	200	*1 portion*	*150*	*300*	200
Homard : voir crustacés					
Huîtres, crues	70	*1 douzaine*	*150*	*110*	70

	Valeur cal. pour 100 g		Poids (en grammes) d'une portion	Valeur cal. par portion standard	Valeur cal. de 2/3 de portion
Langouste : voir crustacés					
Langoustine, frite	320	*4 pièces*	*150*	*480*	320
Lieu : voir colin					
Limande-sole	90	*1 portion*	*100*	*90*	60
Lotte (baudroie)	80	*1 portion*	*200*	*160*	100
Maquereau, au four	260	*1 portion*	*150*	*390*	260
Merlan, frit	190	*1 portion*	*200*	*380*	250
Morue, au four	100	*1 portion*	*200*	*200*	130
Moules, cuites	120	*1 portion*	*200*	*240*	160
Poisson frais, cuit frit ou pané	225	*1 portion*	*150*	*340*	230
Poisson, croquette, frit	250	*1 unité*	*50*	*130*	90
Raie au four	90	*1 portion*	*200*	*180*	120
Sardine à l'huile, conserve	200	*1 unité*	*20*	*40*	30
Sardine à la tomate, conserve	180	*1 unité*	*20*	*40*	30
Saumon frais, cru	180	*1 portion*	*200*	*360*	240
Saumon fumé	150	*1 tranche*	*40*	*60*	40
Surimi	70	*1 portion*	*100*	*70*	50
Thon à l'huile, conserve	280	*pour 100 g*	*100*	*280*	190
Thon au naturel, conserve	120	*pour 100 g*	*100*	*120*	80
Thon frais, au four	180	*1 tranche*	*200*	*360*	240
Truite	120	*1 unité*	*150*	*180*	120
Turbot, cru	90	*1 portion*	*200*	*180*	120

	Valeur cal. pour 100 g		Poids (en grammes) d'une portion	Valeur cal. par portion standard	Valeur cal. de 2/3 de portion
15 RESTAURATION RAPIDE					
Cheeseburger	260	*1 pièce*	*115*	*300*	200
Cheeseburger double avec portion de frites de 68 g		*1 pièce*		*620*	410
Cheeseburger double avec portion de frites et Coca-Cola de 25 ml		*1 pièce*		*710*	470
Crêpe fourrée	340	*1 crêpe*	*50*	*170*	110
Croissant-jambon (50 g + 50 g)	320	*1 pièce*	*100*	*320*	210
Croque-monsieur	270	*1 pièce*	*150*	*410*	270
Friand (fromage)	350	*1 pièce*	*100*	*350*	230
Hamburger simple	250	*1 pièce*	*102*	*260*	170
Hot-dog, moutarde	310	*1 pièce*	*130*	*400*	270
Pizza (boulangerie)		*1 portion*		*300*	200
Pizza (surgelée, tous types)	200	*1 pizza*	*350*	*700*	470
Pommes de terre frites	170	*1 portion*	*150*	*260*	170
Salade composée, du chef, grande		*1 portion*		*400*	270
Salade composée, petite		*1 portion*		*200*	130
Sandwich (baguette avec fromage, jambon, crudités, sans beurre)		*1 pièce*		*330*	220
Sandwich (baguette avec fromage, saucisson, pâté, viande, avec beurre)		*1 pièce*		*400*	270
Sandwich pain de mie-saumon norvégien		*1 pièce*		*280*	190
Steak haché avec frites		*1 portion*		*900*	600

16 BOISSONS	Valeur cal. pour 100 ml	Verre standard	Valeur cal. par verre	Valeur cal. pour 2/3 de verre
Apéritif alcoolisé, moyenne	200	*1 verre, soit 100 ml*	*200*	133
Apéritif anisé	250	*1 verre, soit 20 ml*	*50*	33
Armagnac	250	*1 verre, soit 40 ml*	*100*	67
Bière de luxe	45	*1 verre, soit 330 ml*	*150*	100
Bière de table, 3°	33	*1 verre, soit 330 ml*	*110*	73
Bière sans alcool	33	*1 verre, soit 330 ml*	*110*	73
Bière-bock	36	*1 verre, soit 330 ml*	*120*	80
Boisson sucrée au cacao	88	*1 verre, soit 250 ml*	*220*	147
Champagne brut	90	*1 verre, soit 100 ml*	*90*	60
Champagne doux	120	*1 verre, soit 100 ml*	*120*	80
Cidre brut	40	*1 verre, soit 150 ml*	*60*	40
Cidre doux	40	*1 verre, soit 150 ml*	*60*	40
Cocktail alcoolisé, moyenne	150	*1 verre, soit 100 ml*	*150*	100
Cognac	250	*1 verre, soit 40 ml*	*100*	67
Eau-de-vie	275	*1 verre, soit 40 ml*	*110*	73
Gin	250	*1 verre, soit 40 ml*	*100*	67
Jus de carotte	27	*1 verre, soit 150 ml*	*40*	27
Jus de fruits, abricot	60	*1 verre, soit 150 ml*	*90*	60
Jus de fruits, ananas	53	*1 verre, soit 150 ml*	*80*	53
Jus de fruits, citron	27	*1 verre, soit 150 ml*	*40*	27
Jus de fruits, orange	47	*1 verre, soit 150 ml*	*70*	47
Jus de fruits, pamplemousse	33	*1 verre, soit 150 ml*	*50*	33
Jus de fruits, pomme	47	*1 verre, soit 150 ml*	*70*	47
Jus de fruits, pruneau	73	*1 verre, soit 150 ml*	*110*	73

	Valeur cal. pour 100 ml	Verre standard	Valeur cal. par verre	Valeur cal. pour 2/3 de verre
Jus de fruits, raisin	67	1 verre, soit 150 ml	100	67
Jus de fruits, tomate	20	1 verre, soit 150 ml	30	20
Lait de coco	20	1 verre, soit 150 ml	30	20
Limonade	47	1 verre, soit 150 ml	70	47
Liqueur	275	1 verre, soit 40 ml	110	73
Martini rouge	160	1 verre, soit 50 ml	80	53
Porto	160	1 verre, soit 50 ml	80	53
Soda au Cola	42	1 verre, soit 330 ml	140	93
Soda au Cola « light »	0	1 verre, soit 330 ml	0	0
Soda aux fruits, un grand verre	45	1 verre, soit 330 ml	150	100
Soda aux fruits, une petite bouteille	44	1 verre, soit 250 ml	110	73
Soda bitter	39	1 verre, soit 330 ml	130	87
Soda bitter, une petite bouteille	40	1 verre, soit 250 ml	100	67
Spiritueux, moyenne	275	1 verre, soit 40 ml	110	73
Vin blanc 10°	62	1 verre, soit 130 ml	80	53
Vin blanc 11°	69	1 verre, soit 130 ml	90	60
Vin blanc moelleux	77	1 verre, soit 130 ml	100	67
Vin rouge 10°	54	1 verre, soit 130 ml	70	47
Vin rouge 11°	62	1 verre, soit 130 ml	80	53
Vin rouge 12°	62	1 verre, soit 130 ml	80	53
Vodka	250	1 verre, soit 40 ml	100	67
Whisky	250	1 verre, soit 40 ml	100	67
Whisky, « baby »	250	1 verre, soit 20 ml	50	33
Whisky, « double »	250	1 verre, soit 80 ml	200	133

MODÈLES DE CARNETS ALIMENTAIRES

Selon les périodes, vous êtes susceptible de vous centrer davantage sur tel ou tel aspect de votre comportement alimentaire. Il n'existe donc pas de carnet alimentaire standard, qui conviendrait à tous et en permanence. Les modèles qui suivent sont donc donnés à titre d'exemples, à adapter aux besoins de chacun. Le modèle ci-dessous, ou carnet des conduites alimentaires, conviendra tout particulièrement dans les premières semaines, puis laissera la place aux différents modèles de carnets explorateurs des pages suivantes.

OÙ ET QUAND ?	**QUOI ?**	**COMBIEN ?**

OÙ ET QUAND ?	QUOI ET COMBIEN ?	ENVIE, BESOIN DE MANGER	ÉVÉNEMENTS AYANT INFLUENCÉ LA PRISE ALIMENTAIRE, ÉTAT ÉMOTIONNEL, DISCOURS INTÉRIEUR.

OÙ ET QUAND ?	QUOI ET COMBIEN ?	VALEUR CALORIQUE	ÉVÉNEMENTS AYANT INFLUENCÉ LA PRISE ALIMENTAIRE, ÉTAT ÉMOTIONNEL, DISCOURS INTÉRIEUR.
	Total calorique du jour :		

OÙ, QUAND, QUOI, COMBIEN ?	ÉVÉNEMENT AYANT INFLUENCÉ LA PRISE ALIMENTAIRE	ÉMOTION	DIALOGUE INTÉRIEUR

NOM **DATE**

Heure :

Repas ❑
Collation ❑
Compulsion ❑

faim **satiété**

6 5 4 3 2 1 0 | 1 2 3 4 5 6

envie de manger

6 5 4 3 2 1 0

Circonstances si hors zone :

Heure :

Repas ❑
Collation ❑
Compulsion ❑

faim **satiété**

6 5 4 3 2 1 0 | 1 2 3 4 5 6

envie de manger

6 5 4 3 2 1 0

Circonstances si hors zone :

Heure :

Repas ❑
Collation ❑
Compulsion ❑

faim **satiété**

6 5 4 3 2 1 0 | 1 2 3 4 5 6

envie de manger

6 5 4 3 2 1 0

Circonstances si hors zone :

Heure :

Repas ❑
Collation ❑
Compulsion ❑

faim **satiété**

6 5 4 3 2 1 0 | 1 2 3 4 5 6

envie de manger

6 5 4 3 2 1 0

Circonstances si hors zone :

Heure :

Repas ❑
Collation ❑
Compulsion ❑

faim **satiété**

6 5 4 3 2 1 0 | 1 2 3 4 5 6

envie de manger

6 5 4 3 2 1 0

Circonstances si hors zone :

Heure :

Repas ❑
Collation ❑
Compulsion ❑

faim **satiété**

6 5 4 3 2 1 0 | 1 2 3 4 5 6

envie de manger

6 5 4 3 2 1 0

Circonstances si hors zone :

Cet ouvrage a été composé et mis en pages
chez NORD COMPO (Villeneuve d'Ascq)

Cet ouvrage a été imprimé par

FIRMIN DIDOT

GROUPE CPI

Mesnil-sur-l'Estrée

pour le compte des Éditions Odile Jacob
en avril 2005

Imprimé en France

Dépôt légal : mars 2004
N° d'édition : 7381-1463-1 - N° d'impression : 73335